Ik ben niet gekomen om je iets te leren.
Ik ben gekomen om van je te houden.
Liefde zal je alles leren.

GRATIS BONUS

Ontdek de Oude Geheimen over Genezing welke je Leven kunnen Veranderen

Heb jij, of iemand die je liefhebt een uitdaging op het gebied van:
- ✓ Fysiek
- ✓ Mentaal
- ✓ Emotioneel
- ✓ Spiritueel

Heeft iets je al jaren gekweld en wil je verlichting?
Onze GRATIS lidmaatschapswebsite bevat alle links, video's en bronnen uit dit boek, als mijn geschenk aan jou.
Je kunt je nu aanmelden op:
www.MyAncientSecrets.com/Belong

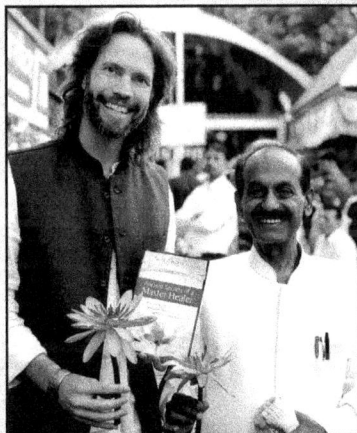

Dr. Clint G. Rogers en dokter Naram

Op jouw GRATIS LIDMAATSCHAPWEBSITE ontdek je:

- ✓ Hoe onmiddellijk angst te verminderen
- ✓ Hoe je gewicht verliest en het eraf houdt
- ✓ Hoe jij je immuniteit en energie een boost geeft
- ✓ Hoe je gewrichtspijn met voedsel verlicht
- ✓ Hoe je geheugen en concentratie kunt verbeteren
- ✓ Hoe jij het doel in je leven kunt ontdekken
- ✓ En veel meer...

Je krijgt video's die overeenkomen met elk hoofdstuk die de geheimen in dit boek demonstreren, zodat je jezelf en anderen kunt helpen.
Ook kun je een krachtig spel ervaren, genaamd *30-dagen om je Oude Geheime Kracht te ontdekken.*
Terwijl je dit spel speelt, zul je ontdekken hoe je direct de oude helende geheimen in je leven kunt toepassen.
(Ter info: dit bevat ook geavanceerde inhoud die niet in het boek voorkomt.)

Ontdek het nu op: MyAncientSecrets.com/Belong

NOTITIE VAN DE VERTALER

Door een ingeving zag ik de life video op Facebook van dr. Clint Rogers met Milo, een paar dagen na het nieuws dat dokter Naram was heen gegaan. Het jaar ervoor had ik een afspraak in Rotterdam met dokter Naram die ik door omstandigheden helaas moest missen. Ik keek al jarenlang naar dokter Naram's youtube videos, maar had er geen weet van dat dr. Clint Rogers de man achter deze filmpjes was. Wat mij vooral diep raakte was het gevoel dat ik had gekregen na het nieuws dat dokter Naram was overleden: alsof hij heel dicht bij me had gestaan. Na de eerste magical miracle Zoomcall met dr. Clint Rogers, had ik sterk het gevoel dat ik hem moest helpen om het boek wat hij had geschreven in de wereld te brengen, daarom schreef ik hem een email en hij reageerde enorm enthousiast. Binnen een week waren er veertig vertalers die het boek heel graag in hun eigen taal wilden vertalen.

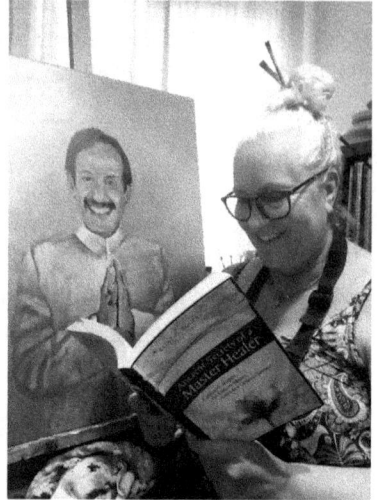

Hoewel ik dokter Pankaj Naram nooit persoonlijk heb ontmoet, voelde ik gedurende de vertaling vaak zijn aanwezigheid en in het laatste hoofdstuk kreeg ik het inzicht waarom ik me zo sterk geroepen voelde om dr. Clint te helpen, waardoor de tranen over mijn wangen liepen; ik wist nu zeker dat ik hier ben om anderen te helpen, dat is mijn doel in dit leven.

Zowel de publicatie van het boek in het Engels, als het begin van de vertaling in verschillende talen, waaronder in het Nederlands, begon in het voorjaar van 2020, een bijzonder jaar voor de mensheid. Het is de moeite waard om het succes van het boek in de speciale context te zien van ongekende gebeurtenissen in de wereld, een boek dat precies verscheen op het moment dat het het meest geschikt bleek te zijn.

Ik dank de auteur, dr. Clint G. Rogers, voor het aan mij toevertrouwen van deze nobele taak om dit diepgaande boek in het Nederlands te vertalen en de vertalingen van andere boeken vorm te geven. Mijn doel was om het originele verhaal intact te houden omdat de inhoud van onschatbare waarde is. Daar waar de engelse termen ook in het nederlands worden gebruikt zijn daarachter [....] geplaatst met de nederlandse vertaling voor diegene die niet thuis zijn in de engelse taal.

Ik ben zeer verheugd dat Nederlanders nu toegang zullen hebben tot deze oude geheimen. Ik ben dankbaar voor ieder die dit boek zal lezen en dat ik de kans heb gekregen om deel te nemen aan de verspreiding van dit belangrijke werk voor de mensheid.

Jennie Smallenbroek
Tiel, 1 mei 2021

Hulde voor Oude Geheimen van een Meester-Genezer

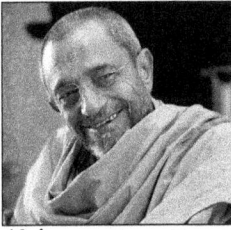

"Dr. Clint G. Rogers heeft een geweldige *seva* (dienst) bewezen met dit boek. De wereld heeft grote hulp nodig, niet alleen omdat ze vervuild is op de manier waarop de meesten denken. . . maar ook door mentale, emotionele en spirituele vervuiling. De oude geheime geneeswijzen in dit boek zijn een diepere oplossing voor die van 's werelds grootste problemen van vandaag. Ik ken en respecteer dokter Naram al meer dan 40 jaar, ontmoette persoonlijk zijn goeroe-meester, Baba Ramdas, en ken de kracht van deze ononderbroken lijn van genezers die helemaal terugleidt naar Jivaka, de lijfarts van Boeddha. Ik heb dokter Naram de oude genezingsmethoden zien gebruiken bij de mensen die ik naar hem heb gestuurd om hen te helpen met reumatoïde artritis, epilepsie, ernstige menstruatiebloedingen, leverinfectie, longinfectie, multiple sclerose, hartblokkades, kanker, onvruchtbaarheid, vleesbomen, diabetes, schildklierproblemen, complicaties tijdens de zwangerschap, hoog cholesterol, hoge bloeddruk, haaruitval, ascites, urinewegproblemen, staartbeenbreuk, ernstige hernia's, psoriasis, autisme, eczeem, cervicale spondylose en hersenproblemen, om er maar een paar te noemen. Dokter Naram heeft een *siddhi* (kracht) voor genezing gekregen door de genade van zijn meester. De geheimen van genezing uit de oudheid die in dit boek worden onthuld zijn nu meer nodig meer dan ooit."*

–Zijne Heiligheid Hariprasad Swami (hoofd van de Yogi Divine Society)

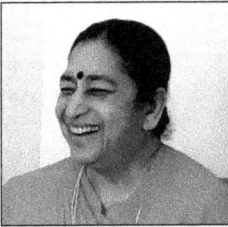

"Dokter Pankaj Naram is een wereldautoriteit op het gebied van de oude geheime geneeswijze. Dit boek is inspirerend en vertelt hoe deze oude geheime geneeswijze in het dagelijks leven kunnen worden toegepast voor het verkrijgen van veel energie, gezondheid en geluk. Ik gebruik zijn kruiden voor diabetes en cholesterol en heb buitengewone resultaten ervaren. Veel Sadhvi's [nonnen] in de Bhakti Ashram nemen zijn kruidenformules en hebben ongelooflijke resultaten behaald en sommige zijn volledig genezen. Of het nu gaat om diabetes, schildklierproblemen, artritis, gewrichtspijn, rugpijn, astma of anders, ze bereikten allen verbluffende resultaten. Ik dank dr. Clint G. Rogers voor dit prachtige boek dat ieder mens zou moeten lezen."*

–Geliefde Premben, Sadhvi Suhrad (Yogi Mahila Kendra)

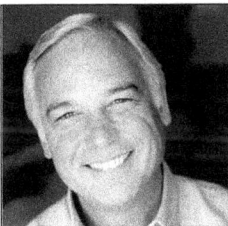

"Ik ken dokter Naram, een geweldig mens, dus toen ik hoorde dat dr. Clint G. Rogers dit boek had geschreven over zijn eeuwenoude geheime geneeswijze, werd ik meer dan enthousiast. De meeste mensen krijgen niet eens 3 minuten met dokter Naram, maar door middel van dit boek, kan iedereen bij hem zijn op een reis naar enorme vreugde, vrede, helderheid en diepe wijsheid. Het is allemaal op briljante wijze vastgelegd in dit boek als een fenomenaal geschenk aan de wereld. Doe jezelf een plezier en lees dit boek."*

–Jack Canfield (succesleider en co-auteur van Chicken Soup for the Soul)

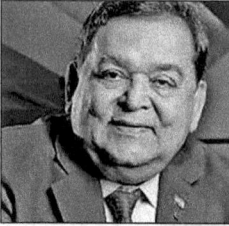

"Ik ken dokter Naram al meer dan 30 jaar en heb zijn missie, om genezing te verspreiden over de hele wereld, zien groeien. . . de belang van de oude geneeswijze in de moderne samenleving. Dokter Naram heeft oude geneeswijze naar de wereld gebracht die door de generaties heen verloren zijn gegaan. Ik ben er zeker van dat je dit waargebeurde verhaal, zoals verteld door universitair onderzoeker dr. Clint G. Rogers, werkelijk fascinerend en inspirerend zult vinden, wanneer je juweeltjes van oude wijsheid ontdekt die je in jouw dagelijks leven kunt toepassen."*

–AM Naik (groepsvoorzitter - Larsen & Toubro, een van de meest gerespecteerde CEO's in India en de wereld)

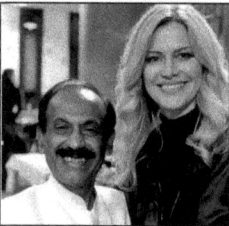

"Dit boek, *Oude Geheimen van een Meester-Genezer,* is als een lichtstraal voor de mensheid. Ik werd er gewoon verliefd op. Het is zo mooi geschreven en zal veel hoop geven aan mensen die het nodig hebben. Ik wilde niet dat het zou eindigen! Ik ontdekte dat het leren van Amrapali's geheim een must is. Dit is absoluut een van mijn favoriete boeken."*

–Arianna Novacco (Miss World Italië, 1994)

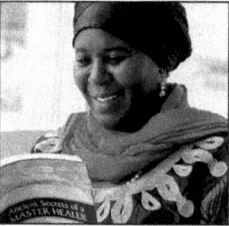

"Dit krachtige boek zal zoveel levens over de hele wereld veranderen. De Koran en de Hadith spreken over gezondheid waarbij de profeet Mohammed (vrede zij met hem) zegt: God heeft geen enkele ziekte gestuurd zonder er een remedie voor te sturen (Hadith nr. 5354). Door de oude geheimen die in dit boek worden beschreven zullen zoveel mensen genezen! Ik bid dat meer mensen hun leven toewijden aan het leren en delen van deze oude wetenschap om mensen in heel Afrika en over de gehele wereld te helpen."*

–Hare Excellentie dr. Batilda Salha Burian (voormalig Tanzaniaanse ambassadeur in Japan, Australië, Nieuw-Zeeland en Zuid-Korea)

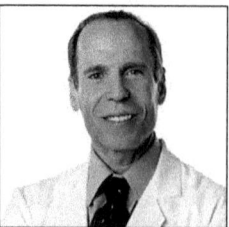

"Opmerkelijke verhalen over mensen die zijn hersteld van allerlei soorten ongemakken en ziekten zijn geen 'medische wonderen'. Deze resultaten zijn voorspelbaar wanneer je bepaalde principes volgt. Gezondheid is jouw recht. Clint is een zoeker naar waarheid met een nieuwsgierigheid die hem op een uniek pad en missie heeft geleid. Hij heeft een indrukwekkende kennis van algemeen onbekende maar bruikbare technieken van de oude geneeswijze. Ik wens hem het allerbeste toe met dit boek

en in zijn algehele missie om de mensheid te helpen."*
–Joel Fuhrman, arts (voorzitter, Nutritional Research Foundation
en 6-voudig *NY Times* Bestselling Author)

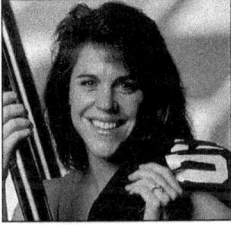

"Wauw! Dit boek, *Oude Geheimen van een Meester-Genezer* is een 'game-changer' voor het concept van leven en gezondheid van de meeste mensen. Elk verhaal heeft zo'n levensveranderende impact. Tijdens het lezen van elke pagina bleef ik nadenken hoe graag ik zou willen dat mijn zoon en alle mensen van wie ik hou dit zullen lezen."*
–Wendy Lucero-Schayes (olympisch duiker, 9-voudig nationaal kampioen)

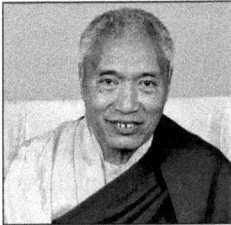

"Het opvolgen van de oude traditionele geneeswijzen in dit boek kan ik aanbevelen. Dokter Naram is als een groot professor in het beheersen van de juiste methoden voor het prepareren van authentieke remedies, met behulp van echte ingrediënten, zodat het anderen zal helpen diep te genezen zonder bijwerkingen van andere ziekten. Zelfs ik had darmproblemen, diabetes en hoge bloeddruk. Maar na dokter Naram's behandelingen drie jaar te hebben gevolgd voel ik me veel beter. Het heeft me enorm geholpen en ik voel me nu heel goed."*
–Zijn eminentie Namkha Drimed Ranjam Rinpoche (hoogste hoofd van de Ripa-lijn, Nyingma Vajrayana-boeddhisme)

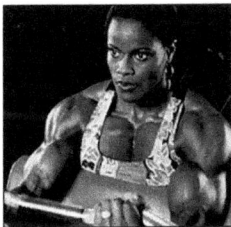

"Ik ben verheugd om deze geheimen met anderen te kunnen delen en om de rijkdom van deze oude geneeskrachtige kennis over de hele wereld te verspreiden omdat ik weet hoeveel het mij heeft geholpen. Ik had vleesbomen en verloor veel bloed, ik voelde me erg zwak. Westerse artsen wilden dat mijn baarmoeder werd verwijderd, maar ik geloofde dat als het lichaam een probleem veroorzaakt, het zichzelf ook kan genezen. Na mijn ontmoeting met dokter Naram, die mijn hele dieet veranderde, begon ik wat kruiden te nemen om te ontgiften en mijn lichaam te voeden. Nu ben ik blij om te kunnen zeggen dat ik zoveel meer van het leven geniet. Niet alleen verdwenen mijn vleesbomen, maar ook zijn mijn knieën hersteld, die na jaren van professionele bodybuilding een klap hadden gekregen! Er is geloof voor nodig en het verandert je manier van denken van wat was, naar wat is. Maar als je een brandend verlangen hebt kan dokter Naram helpen om je droom werkelijkheid te laten worden."*
–Yolanda Hughes (2-voudig winnaar van Ms. International bodybuilding wedstrijd)

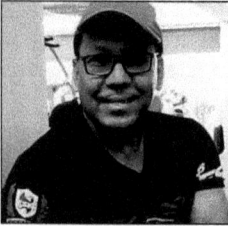

"Mensen noemen dokter Naram vele dingen, maar ik noem hem mijn genezende goeroe. Ik neem al jaren zijn kruidensupplementen om op natuurlijke wijze mijn hormoon- en testosteronniveaus te ondersteunen en ik laat mijn bloed testen om de impact ervan te zien en ik voel me geweldig. Op 73-jarige leeftijd ben ik nog steeds in de sportschool te vinden en train ik voor Mister World wedstrijden. Het gaat vooral om een positieve mindset, en ik vind het te gek dat dokter Naram me oplossingen geeft voor een goede gezondheid en voor het verwezenlijken van mijn dromen, op een volledig natuurlijke, niet-toxische manier."*

–Sadanand Gogoi (Mr. India Masters, 5-voudig winnaar)

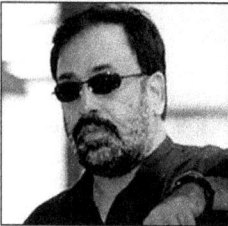

"Toen ik eenmaal begon te lezen, wilde ik het boek niet meer neerleggen! Dit boek slaat op een briljante manier een brug tussen oost en west, zoals *Autobiography of a Yogi* deed, op een oprechte, boeiende en verfrissende manier. Dit boek zal zich over de hele wereld verspreiden en miljoenen levens raken, aangezien de oude geheimen, die dokter Naram met ons deelt en onze opvattingen over gezondheid en diepere genezing veranderen."*

–Pankuj Parashar (Artiest, muzikant en Bollywood-filmregisseur)

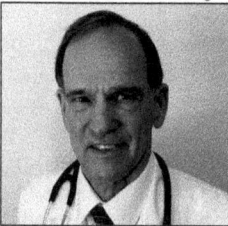

"Elke arts die is opgeleid in de westerse geneeskunde waardeert haar sterke punten, maar begrijpt tegelijkertijd haar beperkingen. Einsteins denken veranderde voor altijd ons concept van energie en fysica. Er is tevens een waarheid te ontdekken buiten ons huidige denken en conditionering binnen de geneeskunde. Onze geest openen, voor duizenden jaren opgebouwde kennis in oosterse geneeskunde, biedt de mogelijkheid om de westerse geneeskunde aan te vullen en uit te breiden met meer effectiviteit en genezing. Dit boek, *Oude Geheimen van een Meester-Genezer*, heeft mijn geest geopend zoals hopelijk de jouwe voor een universum waar er nog zoveel meer is om van te blijven leren en van te profiteren."*

–Bill Graden, arts

* Raadpleeg de medische disclaimer voor dit boek.

Meer gezaghebbende aanbevelingen voor dit boek zijn te vinden op MyAncientSecrets.com

Oude Geheimen van een
Meester-Genezer

Oude Geheimen van een Meester-Genezer

Een Westerse Scepticus,
Een Oosterse Meester,
En de Grootste Geheimen van het Leven.

CLINT G. ROGERS, PHD

Wisdom of the World Press

OUDE GEHEIMEN VAN EEN MEESTER-GENEZER
Een Westerse Scepticus, een Oosterse meester en de Grootste Geheimen van het Leven door Clint G. Rogers, PhD

Gepubliceerd door Wisdom of the World Press
www.MyAncientSecrets.com

ISBN-13: 8 978-1-952353-03-1
eISBN: 978-1-952353-11-6
Omslag ontwerp door Daniel O'Guin
Interieurontwerp door www.studioblom.eu
Vertaling door Jennie Smallenbroek
Met dank aan de proeflezers: Marie Asin, Patrick Nijssen

Gedrukt in de Verenigde Staten
Wisdom of the World Press

Opmerking over nieuwe woorden: Dit boek bevat veel woorden die waarschijnlijk nieuw voor je zijn - dat waren ze zeker voor mij. Toen ik bijvoorbeeld voor het eerst het woord *marma* hoorde, dacht ik dat het van alles kon zijn - een soort boter, een knuffeldier of hoe een dronken piraat zijn moeder zou kunnen noemen. (*"Aargh, ik hou van mijn lieve marma!"*) Het blijkt dat het geen van deze is. Sommige woorden klinken in het begin misschien vreemd. Ik zal mijn best doen om zowel hun betekenis als uitspraak te vertalen, en het belangrijkste, uit te leggen hoe ze op jou van toepassing kunnen zijn. Elk hoofdstuk bevat aantekeningen uit de notities die ik bijhield over medicijnen, citaten en vragen. Ik nodig je uit om dit boek onderzoekend te lezen met de kennis die ik hier heb gedeeld. Test ze en kijk wat er gebeurt. Er zit ook een verklarende woordenlijst achter in het boek.

*Medische vrijwaring: Dit boek is alleen bedoeld voor educatieve doeleinden. Dit boek is niet bedoeld en mag ook niet worden gebruikt om een medische of mentale aandoening te diagnosticeren of te behandelen. De auteur geeft geen medisch advies of voorschrift voor het gebruik van technieken als vorm van behandeling voor fysieke, mentale of medische problemen zonder het directe of indirecte advies van een arts. Consulteer een goede arts over deze zaken, in het bijzonder als het om medicatie gaat. Het is alleen de bedoeling van de auteur om informatie van algemene aard aan te bieden met betrekking tot het fysieke, mentale en spirituele welzijn. De casussen in dit boek zijn opmerkelijk en het is belangrijk om te onthouden dat de resultaten per persoon kunnen verschillen, afhankelijk van vele factoren, die mogelijk niet hetzelfde zijn voor ieder individu. In het geval dat je de informatie in dit boek voor jezelf gebruikt, wat jouw goed recht is, nemen de auteur en de uitgever geen verantwoordelijkheid voor jouw acties. Je bent verantwoordelijk voor jouw eigen acties en resultaten. Ontwikkel jezelf volledig, zodat je de beste keuzes kunt maken om af te stemmen op de gewenste resultaten.

INHOUD

Je leest deze woorden niet bij toeval. Jij en ik zijn verbonden en ik geloof dat je op dit punt in je leven naar dit boek werd geleid om een specifieke reden.

Van wie hou je zielsveel? En hoe graag zou je hen willen helpen op het moment dat ze het hardst nodig hebben?

Liefde is een van de krachtigste energieën in jou. Onderschat nooit wat het kan doen.

Zelfs voor een op wetenschap gebaseerde universitaire onderzoeker zoals ik, is liefde de kracht die me uit mijn comfortzone duwde om oplossingen te vinden die verder gingen dan ik dacht dat logisch of mogelijk zou kunnen zijn.

"Zoon?" De toon in de stem van mijn vader gaf aan dat er iets mis was. "Kun je naar huis komen? Ik moet met je praten."

Het was de lente van 2010. Ik was een postdoctorale student die onderzoek deed aan de Universiteit van Joensuu in Finland en ik werd gebeld terwijl ik op reis was in India. Ik had niet kunnen beseffen dat de richting van mijn leven zo drastisch zou gaan veranderen.

Ik vloog zo snel mogelijk terug naar de Verenigde Staten en ontmoette papa op zijn kantoor in Midvale, Utah. Toen hij de deur achter ons sloot zaten we naast elkaar in de stoelen voor zijn bureau. Hij keek naar de vloer en wist niet hoe hij moest beginnen. Na wat een ondraaglijk lange stilte leek, bewogen zijn ogen langzaam naar mijn verwarde blik.

"Ik weet niet hoe ik je dit moet vertellen", zei hij, "maar de pijn is zo heftig. 's Nachts lig ik wakker met zoveel pijn dat ik eerlijk gezegd niet weet of ik nog wel wil leven om de ochtend te zien. Het is heel goed mogelijk dat ik deze week niet doorkom."

Zijn woorden benamen me de adem. Ik werd meteen overspoeld door verdriet en verlamd door angst. Dit was niet zoals ik mijn vader kende. Hij was mijn held. Mijn rots aan mijn zijde in elke stap van mijn leven. De laatste keer dat ik hem zag was hij in orde, voor zover ik wist. Natuurlijk had hij problemen, zoals iedereen die ouder wordt. Maar dit? Al het andere dat mij belangrijk leek, vervaagde voor dat moment in de verte terwijl ik wanhopig probeerde uit te zoeken hoe ik hem kon helpen.

Mijn vader had al de beste medische zorg gekregen die hij kon vinden; Bij vier vooraanstaande artsen kreeg hij twaalf medicijnen tegen alles, van ernstige artritis, hoge bloeddruk en een te hoge cholesterolwaarde tot spijsverterings- en slaapproblemen, maar de problemen gingen niet weg.

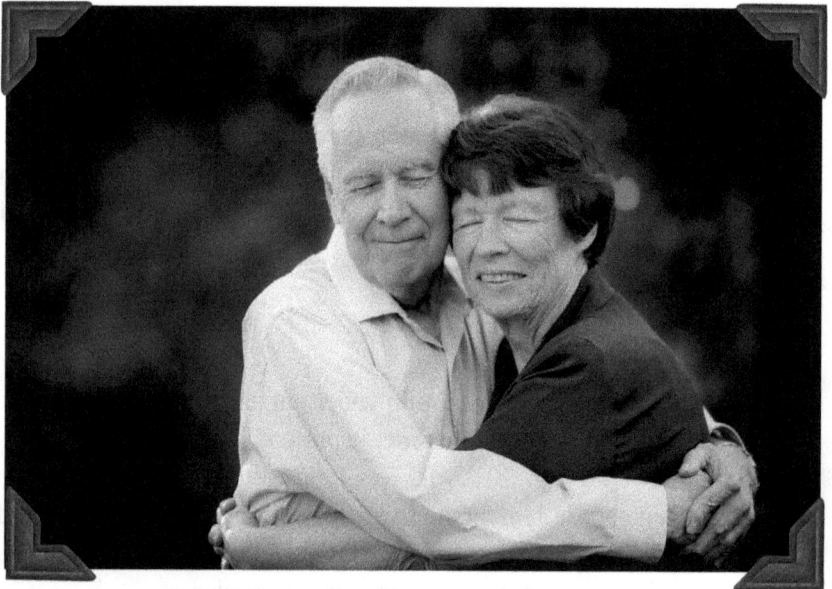

Mijn vader en moeder houden elkaar vast.

Integendeel, de pijn nam alleen maar toe. Mijn lichaam en geest waren in shock. Ik had het gevoel dat ik onverwachts in mijn buik was geslagen.

Niets in mijn leven had me op zo'n moment voorbereid. En niets dat ik tot dan toe had gedaan gaf me de kennis om te helpen. Jarenlang heb ik mensen geholpen hun pensioengeld te investeren op de beurs. Financieel lonend, maar persoonlijk onvervuld ging ik promoveren op Instructie-psychologie en Technologie. Mijn doctoraatsstudies hebben me goed opgeleid voor de ontberingen van academisch onderzoek, maar ik wist niets van genezing. Een van mijn afgestudeerde professoren vertelde me ooit: "Het behalen van geavanceerde graden betekent meestal dat je steeds meer weet over steeds minder."

Daar stonden we dan. Mijn vader zei: "Twee van mijn artsen vertelden me deze maand dat ze niet weten wat ze nog meer voor me kunnen doen."

Hij besloot dat het einde nabij was en wilde gewoon dat ik hem zou helpen de losse eindjes aan elkaar te knopen, voor het geval hij niet veel langer meer zou hebben. Toen ik zag dat hij het vertrouwen had verloren dat hij zou herstellen, zei ik: "Pap, ik heb nooit echt met je gedeeld wat ik in India heb gezien. Mag ik je een paar verhalen vertellen?"

✿

De ervaringen die ik met hem deelde, deel ik met jou in dit boek. Ik wist niet of ze hem zouden helpen of niet, maar ik was wanhopig en wist niet wat ik anders moest doen.

Misschien is dat wel wat het leven onvermijdelijk met ons allemaal doet. Het brengt ons naar een punt van wanhoop, alwaar wat we hebben en wie we ook zijn niet genoeg is. En we weten het. Op dat moment geven we het op of reiken we naar iets dat verder gaat dan wat we kennen - naar een grotere kracht. Terwijl ik dit schrijf, realiseer ik me dat jij - of iemand van wie je houdt - nu in zo'n situatie kan zijn. Ik bid dat dit boek je leven zal transformeren en zegenen door je te geven wat je het meest nodig hebt: hoop en moed. Hoop, opdat er oplossingen zijn voor elk probleem waarmee je te maken kunt krijgen, en moed, om ervoor open te staan deze te ontvangen, zelfs als ze vauit onverwachte hoek komen.

✿

Wat er met mijn vader is gebeurd heeft me geholpen te begrijpen hoe liefde ons kan leiden, zelfs in de donkerste tijden van ons leven. Ik kom later in dit boek nog terug op dat moeilijke gesprek met mijn vader, maar eerst moet ik de onverwachte reeks gebeurtenissen die eraan voorafgingen delen.

In 2009 ontmoette ik dokter Pankaj Naram (uitgesproken als *Pahnkahj Nahrahm*) in Californië. Hoewel hij relatief onbekend was in de Verenigde Staten, werd hij door meer dan een miljoen mensen erkend als een meester-genezer in landen in Europa, Afrika en Azië, waaronder India, waar hij werd geboren. Afstammend uit een eeuwenoude xx | Oude Geheimen van een Meester-Genezer

ononderbroken lijn van meester-genezers, die zijn oorsprong vond bij Jivaka, de lijfarts van Boeddha; bewaarden en gaf elke meester de oude geheimen door om een ieder te helpen om mentaal, fysiek, mentaal en spiritueel te verbeteren.

Persoonlijk voelde ik me nooit aangetrokken tot alternatieve geneeswijzen of de mensen die het promoten, ervan uitgaande dat de beste medische ontdekkingen zouden komen uit goed gefinancierd wetenschappelijk onderzoek in universiteiten en ziekenhuizen. Degenen die dokter Naram hielpen zeiden dat hij hun problemen onmiddellijk kende door alleen hun pols aan te raken. Vervolgens gaf hij remedies, gebaseerd op de krachten van de natuur die hen hielpen genezen, zelfs van 'ongeneeslijke' ziekten. Door hun beschrijvingen klonk hij als een Jedi-genezer uit een *Star Wars*-film.

Toen ik dokter Naram ontmoette was ik intens sceptisch. Hoe was het mogelijk om te kunnen wat mij werd verteld dat hij kon? Vóór de gebeurtenissen die op deze pagina's worden beschreven, was mijn houding ten opzichte van gezondheid, wat als typisch Amerikaans kan worden bestempeld. Ik consumeerde veel verwerkt voedsel en fastfood, en als ik ziek werd zocht ik op Google naar wat ik kon doen of ging ik naar een dokter. Voor de diagnose van mijn probleem verwachtte ik dat de artsen een thermometer zouden gebruiken om mijn temperatuur te meten, me met steriele naalden prikten om bloed uit mijn lichaam te zuigen en in sommige gevallen me aan elektromagnetische straling blootstelden of me vroegen om in een bekertje te plassen. Op basis van de resultaten verwachtte ik een recept, een pil of een injectie om me beter te maken, en in extreme gevallen een operatie. Ik ging ervan uit dat ze me zouden geven wat volgens het laatste onderzoek de beste oplossing was. Gezien dit alles kon ik niet begrijpen hoe dokter Naram mensen zo nauwkeurig kon diagnosticeren en effectief kon helpen met wat hij de "zes geheime sleutels van diepere genezing" noemde.

Zelfs nadat ik dokter Naram had ontmoet en de impact van zijn werk op zijn patiënten had gezien, had ik veel twijfels en worstelde ik om te begrijpen wat ik zag. Met de nieuwsgierigheid van een universitair onderzoeker, vermengd met een gezonde dosis westerse scepsis, bracht ik tijd door met het bezoeken van zijn klinieken, het ondervragen van dokter Naram en degenen die hij hielp. Zelfs terwijl ik deze woorden schrijf, realiseer ik me dat het verhaal er een is die ik zelf nauwelijks zou geloven, als ik het niet zelf had beleefd.

De reis bracht me van het Lowes Luxury Hotel in Hollywood in Californië, naar het beste pizzarestaurant van Italië; van de verwoesting van Ground Zero in New York City tot de sloppenwijken van Mumbai, India; en van mijn onderzoek aan de schone en opgeruimde universiteit van Joensuu, Finland, met helikoptervluchten naar vuurkuilen en verborgen tempels in afgelegen gebieden van het Himalaya-gebergte. Ik heb nu, samen met dokter Naram, de afgelopen tien jaar meer dan honderd steden in eenentwintig landen bezocht.

Nog verbazingwekkender dan de plaatsen waren de mensen, die met duizenden kwamen voor dokter Naram; van politieagenten, priesters en maffia tot nonnen, filmsterren en prostituees. Ik zag vrouwen komen die kleren, boerka's en bikini's droegen; mannen met werkkledij of religieuze gewaden, en zelfs een paar naakte swami's! Er kwamen miljardairs in strak geperste donkere pakken, titanen in het bedrijfsleven, de politiek en de media; en straatkinderen in vuile, gekreukelde kleding. Mensen brachten hun kinderen, buren en hun dieren. Met dokter Naram ontmoette ik krachtige met saffraankleurig beklede rinpoches en lama's in hun goudkleurige tempels; met sinaasappelkleurig geklede yogi's of swami's, aanbeden door miljoenen, in ashrams bij grote rivieren; en mystieke Aghori tantrische meesters gehuld in zwart, staande naast brandstapels. Ik was getuige van de problemen waarmee elk van hen werd geconfronteerd en zag hoe dokter Naram, gekleed in kraakhelder wit, iedereen hielp.

Tijdens clinics op locatie heb ik video's opgenomen en honderden gevallen van patiënten gedocumenteerd en met hun toestemming foto's gemaakt (sommige van hen staan in dit boek) en gevraagd of

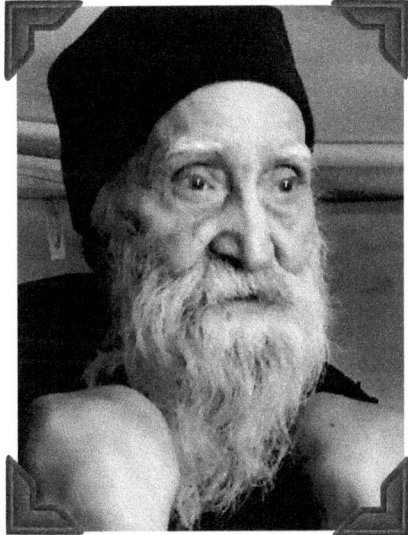

Tyaginath, een 115-jarige Aghori meester, die ik meerdere keren met dokter Naram heb ontmoet.

ik kopieën van medische rapporten en ander bewijs van hun ervaringen mocht zien. In ieder geval enkele van hun problemen (zoals angst, obstipatie, hoge bloeddruk, onvruchtbaarheid, gewichtstoename, haaruitval en autisme). Ik denk dat je sommige wel zult herkennen.

Ik sprak vaak met mensen voordat ze dokter Naram ontmoetten, en jaren later was ik getuige van de hele persoonsverandering en hun transformatie. Ik heb ook de meeste van mijn talloze gesprekken met dokter Naram opgenomen. Ze onthullen geheimen die eeuwenlang door meesters zijn doorgegeven. Tot mijn verbazing ontdekte ik dat er zoveel levensveranderende remedies voor onze gezondheidsproblemen in onze eigen huizen en keukens te vinden zijn, als we maar weten wat we moeten doen.

Gevoed door mijn liefde voor mijn vader volgt *Oude Geheimen van een Meester-Genezer* mijn reis als westerse scepticus van deze oude genezende wetenschap. . . nou, je zult het wel zien als je het boek leest. Mijn tijd met dokter Naram daagde mij en mijn opvattingen over gezondheid en leven uit op een manier zoals niets anders dat zou kunnen doen. Dit boek legt het eerste jaar van die reis vast. Tragisch genoeg stierf dokter Naram op 19 februari 2020, slechts enkele maanden voor de publicatie van dit boek. Als gevolg, is het delen van dit verhaal nu belangrijker dan ooit.

Terwijl ik deze kostbare geheimen met anderen deelde was ik geschokt hoe weinigen weten dat zo'n oude wetenschap over genezing bestaat. Dus waarom ben je naar dit boek geleid? Je hebt misschien nooit toegang en daardoor de keuze gekregen tot diepere genezing zoals dit. Ik ben enthousiast omdat ik weet dat deze kennis jouw leven en die van jouw dierbaren volledig kan veranderen, misschien is er wel meer mogelijk dan je ooit had verwacht.

Clint G. Rogers,
PhD Mumbai, India,
maart 2020

✿

Een oude geheime geneeswijze die je leven kan redden

De beste dingen in het leven gebeuren onverwacht. De beste avonturen waren nooit gepland zoals ze plaats vonden. Bevrijd jezelf van verwachtingen. Het beste komt wanneer en van wie je dat het minst verwacht.
-Auteur onbekend

Mumbai, India

Diep liefhebben is een kracht die je naar hemelse hoogten kan tillen en soms brengt het je op een pad naar de poorten van de hel.

Reshma bad voor een oplossing om haar enige dochter te redden die in een levensbedreigende coma lag, als gevolg van complicaties door behandelingen van leukemie. "Er is geen hoop", zeiden de doktoren van het ziekenhuis in Mumbai. "We hebben nog nooit iemand in zo'n ernstige toestand beter zien worden. Het is tijd om haar te laten gaan."

Wat kun je doen als iemand van wie je heel veel houdt op het punt staat te overlijden en je ze wanhopig wilt helpen, maar niet weet hoe? En hoe zou jij je voelen, als de dingen die je probeerde te doen de zaken alleen maar erger maakten?

🪷

Geleid door inspiratie of wanhoop?

Ik was in Mumbai in India, op bezoek bij de kliniek van dokter Naram, van wie mij was verteld dat hij een wereldberoemde genezer was. Het was een reeks onwaarschijnlijke omstandigheden die me daarheen hadden geleid, waarover ik later zal vertellen. Voorlopig wil ik gewoon zeggen dat het overweldigend was om in India te zijn en dat de activiteiten die rond dokter Naram circelden verwarrend waren. Op een van mijn laatste drukke dagen in de kliniek vroeg ik hem waarom mensen van over de hele wereld hiernaar toe vlogen om hem vijf minuten te zien. Hoe wisten ze van hem af?

Dokter Naram glimlachte en nodigde me uit in de studio om toe te kijken terwijl hij een tv-show opnam over de oude geneeswijze die in 169 landen werd uitgezonden. Uit nieuwsgierigheid besloot ik te gaan.

Hoewel dokter Naram tijdens de opnames voornamelijk in het Hindi sprak, fascineerde het filmproces me. Ik was nog nooit achter de schermen van een tv-programma geweest en was verbaasd hoeveel moeite er in elk detail zat.

Het duurde ongeveer veertig minuten om de belichting precies goed te krijgen voordat de regisseur uiteindelijk zei: "Klaar, stilte, actie!"

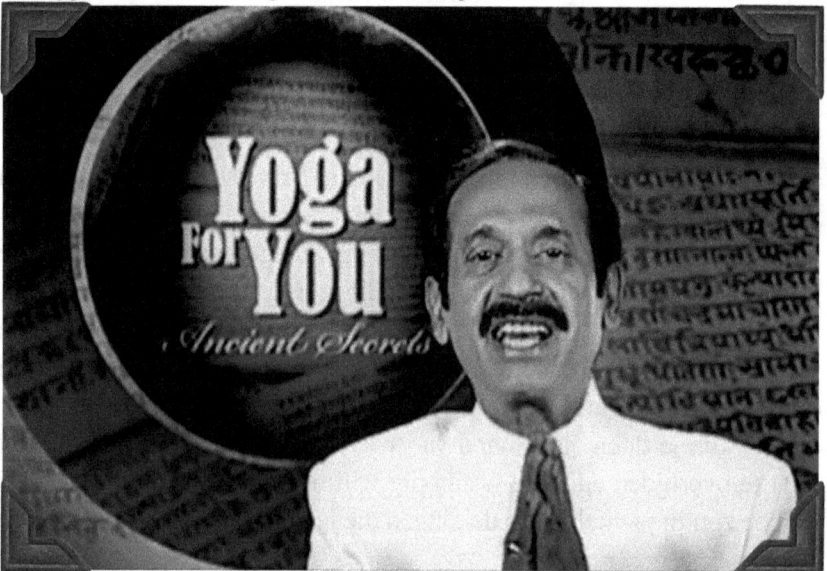

Dokter Naram wordt gefilmd voor een tv-show, uitgezonden door Zee TV in 169 landen.

Er viel een moment van stilte. Toen begon dokter Naram tegen de camera te praten alsof hij het tegen zijn beste vriend had. Iedereen was gefascineerd door zijn aanwezigheid en zijn stem. Omdat het zo lang duurde om op dit punt te komen, merkte ik dat ik geïrriteerd raakte toen ik commotie in de kamer hoorde. Een vrouw met een groene sjaal kwam de studio binnen, hard pratend, heel storend en zich totaal niet bewust van de stilte in de ruimte om haar heen.

Ook de regisseur irriteerde zich. Toen dokter Naram de vrouw zag, vroeg hij hem om te stoppen met de opname. Hij liep naar haar toe en luisterde geduldig terwijl ze smeekte: "dokter Naram, ik heb je nodig. Alsjeblieft, alsjeblieft, red het leven van mijn dochter. Ze staat op het punt te sterven. Ik smeek u." Toen ze in tranen uitbarstte, smolt ik.

"Ik kijk elke ochtend naar je tv-programma in Bangladesh", zei ze, "waar u zoveel mensen helpt. We gebruiken de huismiddeltjes die u deelt telkens wanneer we ziek worden, en ze werken. Ik heb het adres van deze tv-studio gevonden, ben in een taxi gestapt en ben hierheen gekomen om mijn dochter te redden." De naam van de vrouw was Reshma. Ze was met haar elfjarige dochter Rabbat (spreek uit *Rah-baht*) meer dan duizend mijl naar Mumbai gereisd vanuit Bangladesh, naar een van de beste in kanker gespecialiseerde ziekenhuizen ter wereld. Rabbat had leukemie en werd na aankomst in het ziekenhuis het slachtoffer van een vreselijke longinfectie, een van de ongelukkige bijwerkingen van haar behandelingen. Reshma beschreef hoe ze, voorheen lachend en speels, snel in coma raakte doordat de infectie zich in het lichaam van Rabbat vestigde. Al elf dagen lag Rabbat bewusteloos, compleet afhankelijk van een beademingsapparaat. Ondanks dat ze over de duurste medische apparatuur beschikten, werden topdokters in het ziekenhuis gedwongen om Rabbat's overlevingskans bijna op nul in te schatten en spoorden ze Reshma aan om de beademing stop te zetten.

Reshma putte alle financiële middelen van haar man en familie uit en raakte diep in de schulden toen ze probeerde hun dochter te redden. Zelfs al had ze de duizend dollar per dag die het kostte om haar dochter in leven te houden op de IC (Intensive Care) - welke ze niet had - het was al bijna te laat.

Hoe langer Rabbat geen tekenen van verbetering vertoonde, des te nadrukkelijker drongen de artsen er bij Reshma op aan om de beademing te stoppen.

"Hoe groot het probleem of de moeilijkheid ook is, geef nooit de hoop op!"
—Baba Ramdas (meester van dokter Naram)

Zoals elke toegewijde moeder was Reshma verwoed op zoek naar iets of iemand die kon helpen. De druk om de beademingsapparatuur te verwijderen nam toe tot het moment dat er een vonkje hoop binnenin haar ging gloeien toen Reshma zich plotseling herinnerde dat dokter Naram in Mumbai woonde. Reshma's wanhoop en de intuïtie van een moeder bracht haar naar de plek waar dokter Naram aan het opnemen was, slechts twaalf uur voordat hij het land weer zou verlaten. Dokter Naram was zo vaak op reis dat hij zelden in India was, laat staan in de opnamestudio, dus Reshma vatte het op als een teken van God.

"U moet hier met een reden zijn", zei Reshma. "Allah [God] heeft me naar u geleid. U bent mijn enige hoop!"

Dat leek mij veel druk op iemand uit te oefenen, en ik keek goed toe hoe dokter Naram reageerde.

Hij raakte Reshma zachtjes aan op haar arm en zei: "Mijn meester heeft me geleerd, hoe groot het probleem of de moeilijkheid ook is, geef nooit de hoop op!"

Hoewel hij spoedig het land zou verlaten, beloofde hij een van zijn beste studenten te sturen, dokter Giovanni Brincivalli, die de volgende dag naar het ziekenhuis zou gaan om haar dochter te zien. Toen wendde hij zich tot mij en zei: "Clint, waarom ga je niet met dokter Giovanni mee? Misschien leer je iets waardevols."

Ik was niet van plan om een van mijn laatste dagen in India door te brengen in een ziekenhuis, maar ik ging toch. Die beslissing bleek uiteindelijk monumentaal te zijn.

🪷

De afstand tussen leven en dood

De volgende dag begroette Reshma dokter Giovanni en mij angstig bij de ingang van het ziekenhuis. Ze had lang donker haar dat achter haar hoofd in een knoop zat en ze had een groene sjaal om haar lichaam gewikkeld.

Zonder tijd te verspillen bracht ze ons snel naar de IC, waar haar dochter Rabbat in coma lag. Net als intensive care afdelingen in andere ziekenhuizen voelde het zielloos en droevig. Vier bedden stonden in deze kamer, elk met iemand in een diepe coma. Er hing een zware lucht en ik hoopte dat ik niet lang hoefde te blijven. Familieleden stonden er met ingetogen stilte bij. Hun gefluister en zacht vallende tranen drongen door het onophoudelijke piepen van machines en monitoren heen. De sombere atmosfeer deed me denken aan een bezichtiging in een mortuarium en ik werd getroffen door de waarschijnlijkheid dat deze gezinnen, inclusief die van Reshma, binnenkort misschien boven een kist of boven een brandstapel zouden staan die hun geliefde zou omhullen. Dokter Giovanni liep naar Rabbats bed, gekleed in een witte broek en een wit dicht geknoopt overhemd. Hij had een beetje grijzend, gespikkeld haar en een zachtaardig karakter. Terwijl hij Rabbats pols voelde waren zijn ogen vol medeleven, die normaal gesproken vergezeld gingen van een brede, opgewekte glimlach, nu wazig van bezorgdheid.

Ik stond naast Reshma aan het voeteneinde van het bed van haar dochter. "Niet zo lang geleden zag ik haar terwijl ze touwtje sprong, glimlachte en ijs at in onze tuin", vertelde ze me terwijl we naar het kwetsbare lijfje van haar dochter keken, gewikkeld in een cocon van dekens.

Rabbat ademde nauwelijks. Haar ogen trilden terwijl ze met kleine reepjes plakband dicht werden gehouden. Haar jonge gezicht en lichaam waren opgezet en gezwollen door de verleiding van de dood. Een scherpe

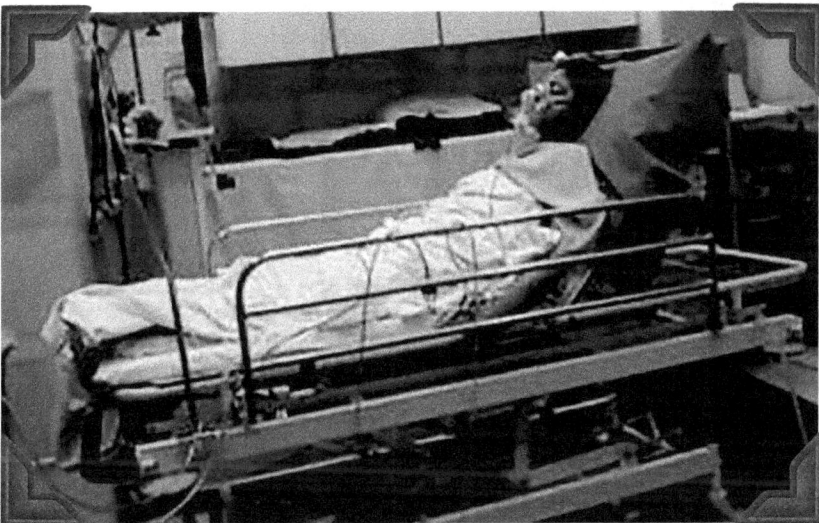

Rabbat, in coma, gefotografeerd door haar moeder.

naald doorboorde haar pols en werd verbonden met een infuus. De buis-
jes die uit haar neus en mond staken hielpen haar te ademen, terwijl de
elektrische draden die aan haar borst en hoofd waren bevestigd, haar
vitale functies volgden.

Ik wist niet wat ik moest zeggen terwijl we naar haar bewusteloze
dochter stonden te staren. Ik dacht aan de vraag die dokter Naram me
stelde toen we elkaar voor het eerst ontmoetten - dezelfde vraag die hij
iedereen stelt. Dus vroeg ik het aan Reshma: "Wat wil je?"

Terwijl de tranen over haar wangen stroomden, keek ze me recht
aan en antwoordde in gebroken Engels: "Alles wat ik wil is voor mijn
kleine meid om de ogen te openen en haar nogmaals 'Mammie' te horen
zeggen."

"Wat wil je?"
*(Een belangrijk vraag
die dokter Naram aan
iedereen stelde)*

Reshma's stem trilde terwijl ze sprak.
De enorme omvang en de pijn van haar
smeekbede drukten zwaar op mijn hart
omdat ik niet wist hoe het ooit werkelijkheid zou kunnen worden.

Toen ik rondkeek in het moderne high-
tech ziekenhuis, dacht ik dat als iemand haar dochter kon redden, zou het
dan niet deze plek zijn? Deze medische faciliteit kwam overeen met die
ik in de Verenigde Staten of Europa had gezien. Het was een van de beste
ziekenhuizen die gespecialiseerd was in de behandeling van kanker en
de behandelend arts van Rabbat was een bekende oncoloog. Als een van
de top autoriteiten in zijn vakgebied, niet alleen in India of Azië, maar
van de wereld, leek het er toch op dat hij geen oplossing had en was het
ontnuchterend duidelijk dat er waarschijnlijk nergens een oplossing te
vinden zou zijn.

Was het arrogant van dokter Naram om te denken dat zijn oude
geneeswijze die mogelijkheid kon trotseren terwijl de beste experts dat
niet konden? Of misschien wist dokter Naram dat hij niets kon doen, dus
vermeed hij zijn komst en stuurde hij zijn student. Zo ja, waarom kon
hij dan niet gewoon eerlijk zijn tegen Reshma en haar vertellen dat hij
geen oplossing had? Waarom zou je haar valse hoop geven door dokter
Giovanni te sturen? Ik maakte me zorgen dat Reshma's hoop misplaatst
was, dat ze door haar vertrouwen in de oude geneeswijze van dokter
Naram, zichzelf voorbereidde op een onvermijdelijk verdriet.

Het was ontnuchterend om naast Reshma hulpeloos op haar dochter neer te kijken. Ik begon de druk en het trauma dat Reshma ervoer nog beter te voelen en te begrijpen. Ze heeft alles opgeofferd. Ze liet haar man en twee jonge zonen achter in Bangladesh, op zoek naar de beste behandeling voor haar enige dochter. Ze hoopte dat het allemaal de moeite waard was toen Rabbat tekenen van verbetering vertoonde, tot die onheilspellende dag waarop een schimmelinfectie plotseling het hele lichaam van haar dochter binnendrong.

"Op een dag begon Rabbat haar keel vast te houden", legde Reshma rustig uit, "en zei dat het voelde alsof iemand haar verstikte. Kort daarna raakte ze in coma."

De trieste realiteit was dat de bijwerkingen van de behandelingen, waarvoor ze enorme schulden hadden gemaakt, nu het leven van Rabbat meer bedreigden dan de kanker zelf. De verpleegster vertelde Reshma dat als de zuurstofslangen uit haar mond werden verwijderd, ze het waarschijnlijk maar een paar minuten zou overleven.

Reshma's liefde voor haar dochter was zo groot en krachtig als de oceaan, dat ze hemel en aarde zou bewegen om haar te helpen. Toen Reshma op haar dochter neerkeek, kreeg ze last van martelende vragen. Was dit het eindresultaat van al haar gebeden, geld en tranen? Moest zij degene zijn die de gevreesde keuze moest maken om het leven van haar dochter te beëindigen? Hoe kan dat? Het was een beslissing waar niemand voor zou moeten staan - de ondragelijke angst van een moeder.

Getuige zijn van de wanhoop van Reshma wekte emoties op die lang in mij verborgen zaten. Ik was acht jaar oud toen ik mijn eigen zus in het ziekenhuis bezocht, niet lang voor haar onverwachte dood. Als jongen zag ik mijn zus lijden en voelde ik me machteloos. Ontsteld door deze herinnering, terwijl Reshma zachtjes huilend naast me stond, voelde ik tranen in mijn ogen opzwellen.

Op dat moment viel het me op hoe kwetsbaar het leven is; de afstand tussen leven en dood kan voor ieder van ons maar een of twee ademtochten verwijderd zijn. Ik werd me bewust van de lucht die mijn longen binnenkwam en vervolgens weer uit mijn longen ging.

Elke ademhaling, begreep ik, is een geschenk. Mijn verdriet veranderde in een zelfbewust ongemak. Op dat moment had ik het gevoel dat het misschien een vergissing was om überhaupt naar India te komen, vooral omdat ik daar stond te kijken hoe dit kleine meisje worstelde voor elke resterende hap adem, zonder enig idee te hebben of dokter Naram, of zijn oude methoden haar zouden helpen.

Plerplex door Reshma's beslissing om dokter Naram te consulteren - en in een poging mijn ongemak te omzeilen - richtte ik mijn aandacht op dokter Giovanni.

Tranen & uien

Ik zag hoe dokter Giovanni Rabbat's pols nam en dokter Naram belde om de situatie te bespreken. Dokter Giovanni is afgestudeerd met een medische graad aan de oudste en een van de meest gerespecteerde medische faculteiten in Europa alvorens hij meer dan zeventien jaar bij dokter Naram in de leer ging. Toen ik hem voor het eerst ontmoette, had ik me afgevraagd waarom deze hoogopgeleide arts van een prestigieuze medische faculteit überhaupt geïnteresseerd zou zijn in het bestuderen van deze oude geneeswijze, laat staan dit al zo lang te doen. Ondanks zijn achtergrond in zowel de westerse als de oosterse geneeskunde, vroeg ik me af hoe dokter Giovanni deze schijnbaar nare prognose zou beoordelen.

In de kliniek zag ik dokter Naram of dokter Giovanni kruidenformules of huismiddeltjes voorschrijven. Hoewel mensen me vertelden dat deze hen hielpen te genezen, vermoedde ik meer dan wat ook dat het vooral het placebo-effect was. Misschien waren zijn patiënten overtuigd dat dokter Naram hen kon helpen en zorgden deze *overtuigingen* voor het positieve resultaat en het gevoel genezen te zijn. Maar hoe kon het placebo effect hebben op Rabbat, die bewusteloos was? Zij kon niet gewoonweg *geloven* dat iets haar zou helpen en dat het daarna over zou zijn. Geloof is geloof, maar feiten zijn feiten. Dit meisje lag in coma. Ze kon niets eten, waardoor het sowieso onmogelijk was om huismiddeltjes of kruiden supplementen te slikken. Hoe kon een natuurlijk middel maar zelfs worden toegediend?

Ik luisterde aandachtig terwijl dokter Giovanni begon te spreken. "dokter Naram zegt dat er dingen zijn die we onmiddellijk moeten doen." In plaats van een mix van moderne en oude, westerse en oosterse benaderingen te adviseren, concentreerde dokter Giovanni zich uitsluitend op de oude geneeswijze.

Eerst haalde hij kruidentabletten uit zijn zak, die hij Reshma liet vermalen, vermengd met *ghee* (een geklaarde boter, gemaakt door alle melkpoeder eruit te koken) en smeerde het op Rabbat's navel. Dokter Giovanni legde uit dat "in gevallen waarin de persoon niet kan eten, dit deel van het lichaam als een tweede mond fungeert, die in de oudheid werd gebruikt om de benodigde voedingsstoffen in het lichaam te brengen."

Deze benadering leek vreemd, maar aangezien de doktoren van het ziekenhuis al hun best hadden gedaan en er niets te verliezen was, hield niemand hem tegen.

Vervolgens instrueerde dokter Giovanni Reshma waar en hoe vaak ze specifieke punten op de hand, arm en hoofd van haar dochter moest drukken.

"Volgens de lijn der genezers van dokter Naram wordt deze diepere genezingsmethode *Marma Shakti* genaamd", vertelde dokter Giovanni aan Reshma."

Het was de meest bijzondere aanblik om te zien hoe hij, een gerespecteerde Europees arts, met zoveel zelfvertrouwen bezig was met deze vreemde activiteiten. En wat hij daarna deed, was volkomen bizar.

"We hebben een ui nodig," zei hij, "en wat melk." Iemand haalde een ui uit de keuken voor hem die hij naast Rabbats gezicht op de tafel legde. Toen hij het in zes stukken sneed, leek het alsof de uiendampen haar ogenleden deed trillen en ze een beetje waterig werden. Dokter Giovanni deed de stukken in een kom en plaatste ze op een tafel links van Rabbats hoofd. Daarna liet hij Reshma melk in een tweede kom gieten die ze aan de rechterkant van het hoofd van haar dochter moest zetten.

"Je moet niets met de kommen doen", legde hij uit. "Laat ze gewoon hier achter terwijl Rabbat slaapt."

Het was onwerkelijk. We werden omringd door de duurste, modernste medische apparatuur, sneden een ui in plakjes en schonken een kom melk in. Ik zei niets, maar ik dacht: *werkelijk?* Ik deed niet mee, maar keek vanaf de zijkant van de kamer toe omdat ik niet geassocieerd wilde worden met zo'n bizarre, bijgelovig ogende benadering. Ik kon niet bevatten hoe alles wat dokter Giovanni deed een verschil zou maken. Reshma leek in ieder geval dankbaar dat ze iets anders te doen had dan haar dochter te zien vastklampen aan het leven.

Omdat er geen kans was dat Rabbat gewond zou raken, hield het ziekenhuispersoneel Reshma en dokter Giovanni niet tegen, maar de blikken in hun ogen weerspiegelen mijn eigen twijfel of er wel iets goeds van zou komen.

Toen dokter Giovanni en ik die middag het ziekenhuis verlieten, dacht ik niet dat we Rabbat weer zouden zien, tenzij we uitgenodigd zouden worden voor haar begrafenis. Terwijl onze chauffeur langzaam door de toeterende claxons van een verkeersopstopping door Mumbai reed, werd ik omhuld door een stil verdriet. Dat gevoel was maar al te bekend, een scene uit mijn leven buiten de ervaring van deze dag. Herinneringen stroomden binnen. De meeste mensen zouden zeggen dat ik vanaf jonge leeftijd gelukkig en succesvol was, maar diep van binnen voelde het anders. Ik voelde een alomtegenwoordige melancholische eenzaamheid waar ik zelden over sprak, zelfs niet met degenen die het dichtst bij me stonden. In plaats daarvan zocht ik afleiding.

Ik maak me geen zorgen over mijn eigen dood, maar de angst om iemand te verliezen van wie ik houd heeft bij mij bijzonder kwetsbare emoties opgeroepen sinds mijn zus Denise stierf toen ik een kleine jongen was. En wat het nog rauwer maakte was dat ze, na verschillende pogingen, haar eigen leven nam.

Ik herinner me die nacht dat ik uit de donkere kamer strompelde waar ik tv aan het kijken was naar de schijnbare slapstick wereld van een komische familie, en in een schok overging naar de grimmige realiteit van mijn eigen familie. Ik liep naar de woonkamer, in de war door de knipperende lichten van de ambulance buiten. Mijn vader trok me een zijkamer binnen waar mijn andere broers en zussen in tranen bijeen gedoken zaten. Door zijn eigen tranen heen zei hij dat mijn zus weg was. Ze had zelfmoord gepleegd.

Hoewel ik pas acht was, stelde ik mezelf keer op keer dezelfde vragen. *Hoe komt het dat niet dat de doktoren of mijn ouders deden werkte? Wat had ik kunnen doen om haar te helpen? Was er iets anders dat ik had kunnen zeggen of doen om het verschil te maken?* De therapeut die ons gezin consulteerde zei me dat ik me niet schuldig moest voelen, maar ik kon het niet stoppen.

In de daaropvolgende jaren, zijn de vragen die ik als kind had omgezet in een sterk verlangen om te weten waar het leven over ging. *Waarom is het leven de moeite waard? Ben ik genoeg aanwezig voor de mensen van wie ik hou? Besteed ik de tijd die ik heb aan dingen die er echt toe doen? Leef ik mijn leven op een manier die de moeite waard is?*

Met Reshma en Rabbat in het ziekenhuis raakten al die vragen en emoties weer op de voorgrond. Kortom, ik dacht na over hoe kort en kostbaar het leven werkelijk is.

☙

Het onvoorstelbare

De volgende dag belde Reshma met verbazingwekkend nieuws. Rabbat's afhankelijkheid van de beademing was afgenomen van 100 procent naar 50 procent. Ze ademde meer zelfstandig! Hoewel ze in coma bleef en haar vitale functies nog steeds kritiek waren, was haar toestand aan het stabiliseren. Dokter Giovanni was hoopvol, maar ik betwijfelde of het iets meer zou zijn dan een tijdelijk uitstel voor een moeder die wanhopig op zoek was naar tekenen van hoop.

Drie dagen na ons bezoek aan het ziekenhuis belde Reshma opnieuw.

"Ze is wakker!"

"Wat?" vroeg dokter Giovanni verbaasd.

"Ze is wakker!" Riep Reshma.

"Rabbat, mijn kleine meid, opende haar ogen!" Met een trillende stem en met de nadruk op elk woord, riep ze uit: "Ze keek me in de ogen en noemde me Mama!" Reshma's stem maakte plaats voor het geluid van zacht, dankbaar gehuil. Ik was geschokt. Mijn hersens waren in de war. Zou dit waar kunnen zijn?

Dokter Giovanni en ik reden terug naar het ziekenhuis. Hij had nu extra kruidentabletten voor haar om te slikken. Zelfs toen we door het verkeer reden moest ik helaas toegeven dat ik me afvroeg of Rabbat nog steeds

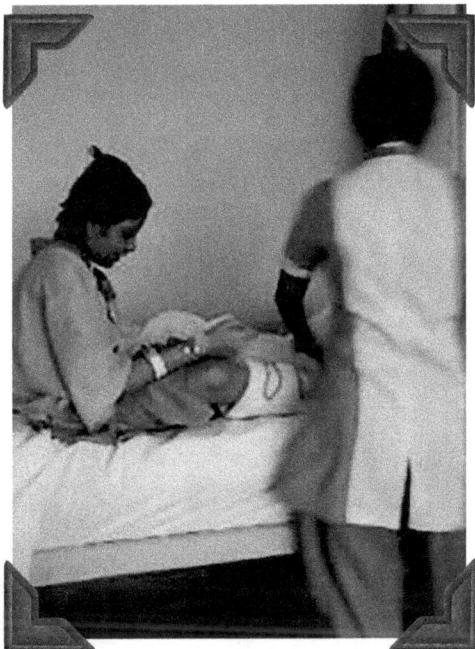

Rabbat wordt verzorgd door de verpleegster kort nadat zij uit een coma is ontwaakt.

uit de coma zou zijn als we aankwamen. Misschien was het openen van haar ogen een tijdelijke toevalstreffer?

Mijn twijfels verdwenen op het moment dat we door de deur van haar ziekenhuiskamer liepen en dit mooie meisje, nu wakker, op het bed zagen zitten!

Terwijl dokter Giovanni haar pols nam, keek Rabbat naar de vele ringen aan zijn vingers. Omdat ze dacht dat hij bijgelovig was, vroeg ze hem: "Ben je bang voor de toekomst?" We lachten verbaasd hoe alert en bewust ze was. Ik was onder de indruk van haar sterke stem en dat ze beter Engels sprak dan haar moeder. Haar ogen straalden vol van leven en verwondering.

Ik heb deze gebeurtenis opgenomen met mijn videocamera.

"Je ziet er goed uit", zei ik tegen haar.

"Niet zoals vroeger, thuis", zei ze. "Als je me eerder had gezien, deze Rabbat en die Rabbat zijn niet hetzelfde."

"Nou, je ziet er beslist beter uit dan de laatste keer dat ik je zag", zei ik vriendelijk.

Ze glimlachte. "Hoe is dit begonnen?" vroeg ik. Rabbat vertelde het verhaal van de pijn die op een dag in haar lichaam begon en de onge-rustheid waarom het erger werd. Ze deelde haar laatste herinneringen van voordat ze in coma raakte, en van haar eerste gedachten toen ze eruit kwam. Reshma vertelde Rabbat over wie haar hielp en dus zei ze niet alleen dank aan dokter Giovanni, maar ook: "Alle dank aan 'Oom Naram'. Hij is zo'n wondermens voor het redden van mijn leven."

"Is dokter Naram jouw oom?" Vroeg ik verward. Ze lachte. "Nee, maar in mijn cultuur noemen we oudere mannen 'oom' en oudere vrou-wen 'tante' als teken van genegenheid en respect."

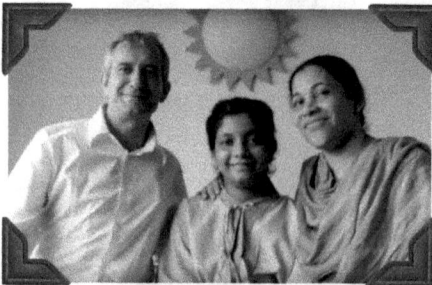

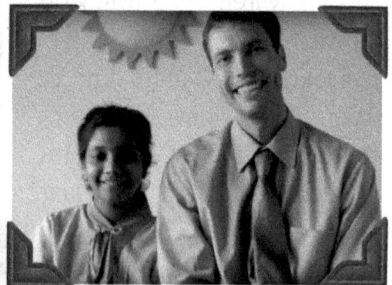

Dokter Giovanni en ik met Reshma en Rabbat in het ziekenhuis, nadat ze uit coma kwam.

Ik glimlachte om haar antwoord, maar was verbijsterd door wat ik had gezien. Ze lag in coma! Hoe was het mogelijk dat het drukken op drukpunten of een ui en melk naast haar hoofd te leggen kon helpen? Was dit resultaat echt veroorzaakt door wat dokter Giovanni deed, of werd ze wakker door een of andere ongerelatieerde factor?

Als het snelle herstel van Rabbat niet al genoeg was om te verwerken, het meest schokkende was niet alleen *haar* herstel. Het was wat we zagen gebeuren met de andere comapatiënten die zich in dezelfde IC-kamer bevonden.

❦

Besmettelijke genezing

Veel mensen die door de deuren van de IC komen, komen er niet levend uit. Zoals het lot het wilde, lag de zuster van de verpleegster, die verantwoordelijk was voor Rabbat's zorg, ook in coma in het bed tegenover haar. Ze kwam naar het ziekenhuis met een ernstig leverprobleem welke de artsen niet konden genezen. Terwijl de gifstoffen zich in haar lichaam opstapelden, raakte ze snel bewusteloos.

Net als in het geval van Rabbat, vertelden de artsen de verpleegster dat er geen hoop was voor haar zus. Toen ze het opmerkelijke herstel van Rabbat zag, vroeg ze Reshma wat ze had gedaan om dit voor elkaar te krijgen. Reshma vertelde het de verpleegster en ze implementeerde precies dezelfde procedure bij haar zus.

Na het bezoek aan Reshma en Rabbat, nam de verpleegster dokter Giovanni en mij mee naar haar zus. Haar ogen, die dagen daarvoor waren gesloten voor wat leek op de laatste keer, waren nu open en ze was volledig alert. Ze glimlachte direct toen ze ons zag.

"Het kostte wat tijd om de oude methoden toe te passen", zei de verpleegster.

"De veranderingen kwamen eerst langzaam op gang, totdat ze uiteindelijk wakker werd. En nu kunt u zelf het verbluffende resultaat zien!" Ze sprak opgetogen en met dankbaarheid.

De verpleegster vertelde me dat families van andere patiënten ook begonnen met het toepassen van de oude geneesmethoden. Van de vier comateuze patiënten in die kamer waren er drie bij bewustzijn gekomen en lagen niet meer op de IC. Eén van hen was al ontslagen uit het

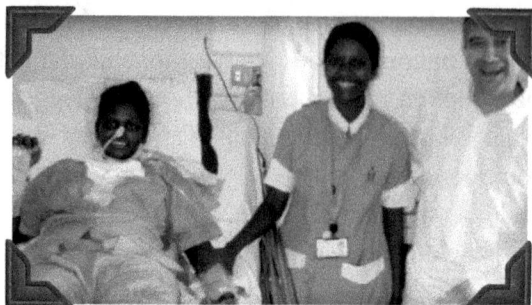

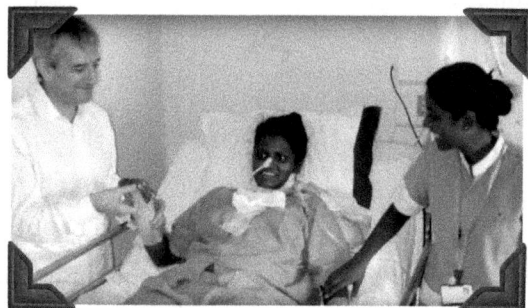

Boven: *dokter Giovanni, de verpleegster, en haar zus, de dag nadat ze uit coma kwam.*
Onder: *dokter Giovanni die een marmapunt demonstreert aan de verpleegster en haar zus.*

ziekenhuis. Ze sprak haar verbazing uit over dat deze oude methoden zo'n diepe genezing mogelijk maakten, zelfs in gevallen waarin de doktoren het al hadden opgegeven.

Ik liep met ontzag het ziekenhuis uit en vroeg me af of ze me thuis in de Verenigde Staten zouden geloven als ik zou vertellen wat ik had gezien. Ik had het gevoel dat ze misschien zouden denken dat ik iets gerookt had in India! Ik was blij dat ik mijn videocamera en dagboek had meegenomen om vast te leggen wat ik had gezien.

Mijn dagboeknotities
3 Oude geheime geneeswijzen om iemand uit een coma te krijgen. *

1) Kruidengeneesmiddelen - Maak de benodigde kruiden fijn, meng deze met ghee tot een pasta en breng aan op de navel (bijv. de kruidenformules die dokter Giovanni voor Rabbat gebruikte, waren tabletten die dokter Naram maakte om een gezonde werking van de hersenen en longen te ondersteunen*; later, voor de zus van de verpleegster, voegde hij er een toe voor de lever*).

2) Marma Shakti — Hier zijn de Marma Shaktidrukpunten die dokter Giovanni Reshma aanleerde om op Rabbat toe te passen. Grondig drukte ze 15-21 keer per dag op deze reeks punten, terwijl ze Rabbats naam zei liefdevolle dingen tegen haar:

a) Aan de rechterhand, op het bovenste kootje van de rechter wijsvinger, 6 keer indrukken en loslaten.

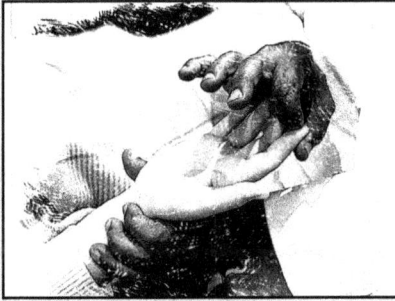

b) Op de plek net onder de neus en boven de bovenlip, zes keer indrukken en loslaten.

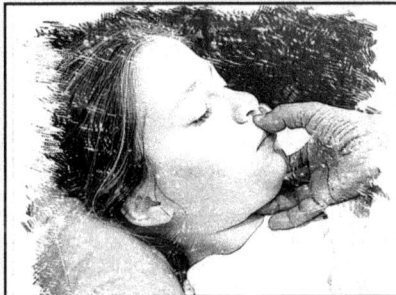

c) Druk voorzichtig zes keer op het hoofd door een handpalm op het voorhoofd te leggen en de andere handpalm op de achterkant van het hoofd, zodanig dat alle vingers plus duimen worden gekruld de hoofdhuid aanraken en samen te drukken.

d) In sommige gevallen kunnen extra punten worden toegevoegd.

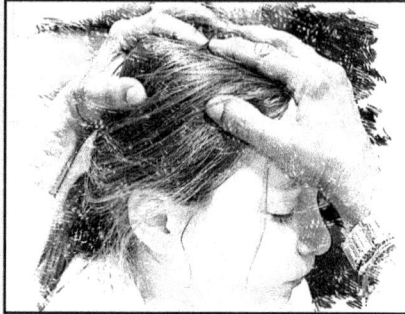

3) Huismiddeltje — Snijd een verse rauwe ui in zes stukken en zet deze in een kom aan de linkerkant van het hoofd; doe melk in een andere kom en zet het aan de rechterkant van het hoofd. Laat de kommen daar staan zolang de persoon bewusteloos is.

(Nog twee geheimen voor het helpen van een comateus persoon worden later in dit boek onthuld.)

* Informatie (inclusief de belangrijkste ingrediënten) voor alle kruidenformules en -tabletten die in dit boek worden genoemd, staan vermeld in een tabel in de bijlage. Bonusmateriaal: Om Reshma, Rabbat, haar verpleegster en dokter Giovanni te 'ontmoeten' via de video die ik heb gemaakt, en om deze methode beter te begrijpen, bezoek de gratis lidmaatschapssite www.MyAncientSecrets.com/Belong.

* Belangrijke medische disclaimer: dit boek is alleen bedoeld voor educatieve doeleinden. De informatie in dit boek en online is niet bedoeld om te worden gebruikt en mag ook niet worden gebruikt om een medische of emotionele aandoening te diagnosticeren of te behandelen. Sinds de publicatie van dit boek zijn deze oude geheime remedies niet bewezen of weerlegd door westerse medische onderzoeken, zover ik daarvan op de hoogte ben, met inbegrip van klinische onderzoeken. Ze zijn gebaseerd op oude leringen voor het algemeen welzijn. Denk er bij het lezen aan dat de auteur geen medisch advies geeft of het gebruik van welke techniek dan ook, en deze als een vorm van behandeling van medische problemen voorschrijft zonder het advies in te winnen een goede arts. Raadpleeg een zorgverlener voor medische behandeling. De gevallen die in dit boek worden vermeld, zijn ook opmerkelijk, en het is belangrijk om te onthouden dat de resultaten van persoon tot persoon kunnen verschillen, afhankelijk van vele factoren zijn, en mogelijk niet typisch zijn. In het geval dat je de informatie in dit boek voor jezelf gebruikt, wat jouw recht is, dan aanvaarden de auteur en de uitgever geen verantwoordelijkheid voor jouw daden. Jij bent verantwoordelijk voor jouw eigen acties en resultaten. Onderwijs jezelf volledig, zodat je de beste keuzes kunt maken die aansluiten bij de resultaten die je wenst.

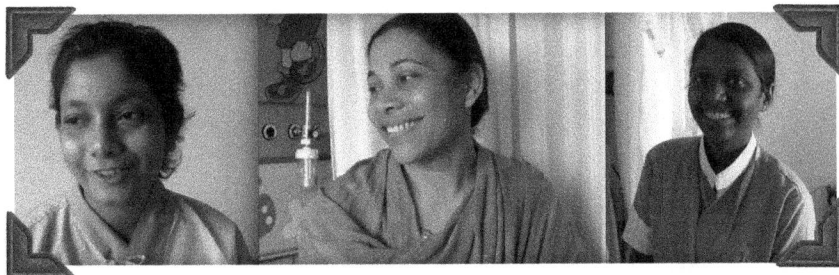

Screenshots van de video die ik heb gemaakt van Rabbat, haar moeder Reshma en de gelukkige verpleegster.

Ik vroeg me af: *hoe hebben deze oude methoden zo'n diepgaande genezing tot stand gebracht?* Als deze methoden, zelfs in extreme gevallen van leven en dood, zo effectief waren, waarom wisten dan niet meer mensen ervan dat er nog een optie was? Wat als mijn familie hiervan had geweten toen mijn zus hulp nodig had? Had het haar leven kunnen redden? Waarom uien en melk? Hoe werkte dat zelfs? Werkt het altijd? Waar kwamen deze "oude geheimen" vandaan, en hoe leerde dokter Naram ze? En boven alles: waarom was *ik* hier getuige van?

❀

Het kan nu nuttig zijn om te vertellen hoe ik dokter Naram heb ontmoet. Dat was terwijl ik in oktober 2009 Californië bezocht. Destijds had ik absoluut geen interesse in "alternatieve geneeswijzen" en had ik geen zin om naar India te reizen. Ik was in beslag genomen door iets veel belangrijkers: indruk proberen te maken op een meisje dat ik net had ontmoet.

Jouw dagboeknotities

Om de voordelen die je zult ervaren door het lezen van dit boek te verdiepen en te vergroten, neem een paar minuten de tijd en beantwoordt voor jezelf de volgende belangrijke vragen:

Van wie houd je allemaal?

_____

_____

_____

_____

_____

Wat wil je? (Voor jezelf, voor degenen van wie je houdt?)

_____

_____

_____

_____

_____

Welke andere inzichten, vragen of bewustwordingen kwamen bij je op terwijl je dit hoofdstuk las?

_____

_____

_____

_____

_____

❧

HOOFDSTUK 2

95% van de mensen weten dit belangrijke gegeven over zichzelf niet

Als je God aan het lachen wil maken,
vertel hem dan over je plannen.
–Woody Allen

Los Angeles, Californië (een paar maanden eerder)

Heb je ooit iemand ontmoet die je leven compleet zou veranderen, maar je het je veel later pas realiseerde? In het najaar van 2009 werkte ik in Finland als universitair onderzoeker. In mijn vrije tijd deed ik vrijwilligerswerk voor een organisatie in San Francisco, genaamd *Wisdom of the World*. Het project, genaamd *10 Days to Touch 10 Million*, was bedoeld om tijdens de vakantie inspirerende boodschappen te verspreiden om depressie en zelfdoding te helpen verminderen. Om de aandacht te trekken, hebben we een reeks interviews met beroemde mensen gemaakt die we tijdens het evenement elke dag konden promoten.

Een van mijn rollen was contact opnemen met beroemdheden en helpen bij het interviewen van hen. Na het bekijken van de lijst met sterren, atleten en andere potentiële geïnterviewden die we hadden samengesteld, zei mijn broer Gerald me dat ik naar Gail Kingsbury moest. Blijkbaar coördineerde ze een evenement in een luxe hotel in Hollywood. Hij zei dat er veel beroemde mensen aanwezig zouden zijn en de enige manier waarop ik toegang kon krijgen was als ik me aanmeldde. Dus dat is wat ik deed.

Gekleed in een rood shirt met korte mouwen en een donkere spijkerbroek voelde ik me niet thuis in het chique hotel, maar ik voelde me wel meteen op mijn gemak bij Gail. Ze was een efficiënte organisator van evenementen, maar ook een hartelijk persoon. In een pauze tijdens onze activiteiten, vertelde ik haar, terwijl we op de gang stonden, dat mijn voornaamste motivatie bij dit vrijwilligerswerk was om haar te ontmoeten en haar om hulp te vragen. Ons project raakte haar en ze zei dat ze zou helpen. Toen ik haar onze lijst overhandigde met de verschillende filmsterren, sportberoemdheden en muzikanten die we wilden interviewen, keek ze ernaar en wachtte een tijdje. "Ik voel het doel van je project en voel dat de meeste mensen op je lijst niet echt degene zijn die je zoekt. Veel zijn niet wie ze lijken te zijn en misschien passen ze niet bij wat je wilt vertellen", zei ze opnieuw even pauzerend. "Weet je wie ik zou aanraden?"

"Wie?"

"Je zou echt dokter Naram moeten interviewen."

"Wie is dat?"

"Hij is een meester-genezer uit India en had onder meer patiënten als Moeder Teresa en de Dalai Lama. Toevallig heeft hij vandaag een spreekuur in ditzelfde hotel."

Een meester-genezer?! Dat was niet wie we in gedachten hadden. Ik stond op het punt haar te vragen of ze zou willen overwegen mij aan iemand anders voor te stellen.

Op dat moment waren Gails ogen gericht op iemand achter me.

"Verbazingwekkend. Hier is hij", zei ze.

Ik draaide me om en zag een Indiase man in een uniek wit pak en een vrouw met een lang, decoratief, etnisch ogend jasje onze kant uit lopen. Ik glimlachte bij mezelf, denkend dat ik niet de enige was die hier misplaatst leek.

"Dokter Naram, dit is Clint", zei Gail toen ze naderden.

"Dokter Naram, je moet horen over het project dat Clint doet met Wisdom of the World. Misschien kun je een interview geven, als je tijd hebt."

Dokter Naram draaide zich om en keek me aan. Hij was ongeveer anderhalve meter, dertig centimeter korter dan ik. Hij droeg een wit pak in Nehru-stijl; hij had gitzwart haar met slechts een vleugje zilver aan de voorkant en een strak gesneden snor. Hij zag er jong uit, maar wat mijn interesse trok waren zijn oplettende ogen en zijn energieke, innemende gespreksstijl.

"Leuk je te ontmoeten", zei hij hartelijk.

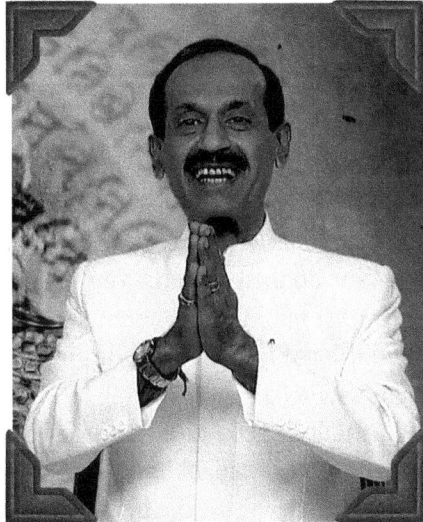

Meester-genezer Dokter Pankaj Naram.
Foto van Wikimedia.

"Wat is Wisdom of the World?"

Ik vertelde dokter Naram over de oprichter, mijn vriend Gary Malkin, een bekroonde muzikant die een passie heeft om mensen te verbinden met de beste dingen die in de wereld en in henzelf bestaan. Een van Gary's geschenken is het creëren van momenten van ontzag en inspiratie via met muziek doordrenkte media om mensen te helpen herinneren wat het belangrijkst is. Ik legde uit dat we een speciaal project aan het doen waren voor de vakantie.

"Wat wil je?" vroeg hij mij. Zijn stem was ontwapenend oprecht. Zijn nieuwsgierige donkerbruine ogen richtten zich zachtjes op mijn vermoeide en ietwat sleets blauwgroene ogen. Mijn reactie verraste me.

"Ik had een zus", begon ik. "Ze heeft zelfmoord gepleegd. Het was een van de moeilijkste dingen die ik ooit heb meegemaakt." Dit was niet iets waar ik gewoonlijk over begon, en zeker niet tegen iemand die ik net had ontmoet. Terwijl ik over haar sprak, voelde ik de pijn haar te hebben verloren.

"Ik wil iets doen om anderen te helpen die in dezelfde situatie zitten als mijn zus. Ik wil helpen om meer vrede op deze planeet te brengen."

"Ik snap het. Hoe kan ik helpen?" Vroeg hij met oprechte belangstelling.

"We doen interviews met opmerkelijke mensen die misschien een boodschap van hoop of inspiratie hebben. Gail vertelde me dat een van de interviews met u zou moeten zijn."

Dokter Naram vertrok de volgende ochtend voor zijn rondreis naar de volgende stad, dus we spraken af om het interview die avond in het hotel op te nemen als hij klaar was met zijn consulten. Nadat hij de tijd en plaats had genoemd, reikte dokter Naram in de zak van zijn witte jasje en haalde er iets uit.

"Dit is voor jou, een geschenk dat gezegend is door een grote meester die meer dan 147 jaar oud is. Je doet geweldig werk."

Zijn donkere hand, versierd met verscheidene veelbetekenende ringen, stond in schril contrast met de helderwitte mouw van zijn jasje. In zijn hand had hij een glimmende ring met een inscriptie die leek op Sanskriet.

Omdat ik geen idee had wat ik ervan moest denken dat iemand 147 jaar oud was, bedankte ik hem voor het geschenk. Toen liepen dokter Naram en de vrouw die hem vergezelde verder door de gang en ik stopte de ring in mijn zak.

Na die ongebruikelijke ontmoeting ging ik verder met mijn vrijwilligerswerk. Terwijl ik probeerde contact te maken met andere mensen die we wilden interviewen dacht ik na over hoe Los Angeles een stad van contrasten was. Terwijl televisie en films zich concentreerden op de levensstijl van de rijken en beroemdheden in Beverly Hills en Hollywood, het plezier van Disneyland en de prachtige stranden van Zuid-Californië, was ik geschokt toen ik ontdekte dat er meer dan vijftigduizend dakloze mannen, vrouwen en kinderen in de stad waren. Dat zijn meer mensen dan de hele bevolking van Eden Prairie, Minnesota, waar ik ben opgegroeid. Ik kreeg een close-up in hun leven dankzij Les Brown, een bekende motiverende spreker die zich vrijwillig aanmeldde om onze zaak te helpen en ons tiendaagse evenement begon door te spreken in een daklozen opvangcentrum in een van de moeilijkste gebieden van Los Angeles.

De hele dag gingen mijn gedachten terug naar de in het wit geklede dokter Naram. Benieuwd naar wie deze man was die ik binnenkort zou interviewen, ging ik online en zocht hem op. Er was toen weinig informatie over hem in het Engels. Ik zag foto's van hem met enkele Hollywood- en Bollywood-sterren, zoals Liv Tyler, beroemd om haar rollen in *Lord of the Rings*, *Armageddon* en *The Incredible Hulk*. Ik zag foto's, precies zoals Gail zei, van dokter Naram met de Dalai Lama en heilige Moeder Teresa. Ik vond ook een beschrijving van het werk van zijn stichting bij het helpen van daklozen, zieken en op een andere manier vergeten mensen.

Afgezien van een tourschema dat liet zien dat hij veel verschillende steden bezocht, vond ik een paar artikelen op willekeurige websites over mensen die naar India waren geweest om hem te ontmoeten. Ze spraken over zijn vermogen om een persoon te begrijpen door iemands pols aan te raken. Er stonden veel woorden in de berichten die ik niet begreep, en het hele concept van wat hij deed was me vreemd. Mensen beweerden dat hij hen hielp bij het overwinnen van grote ziekten en problemen op een manier die voor mij aanvoelde als verbeelding. Toch bleek, dat waar

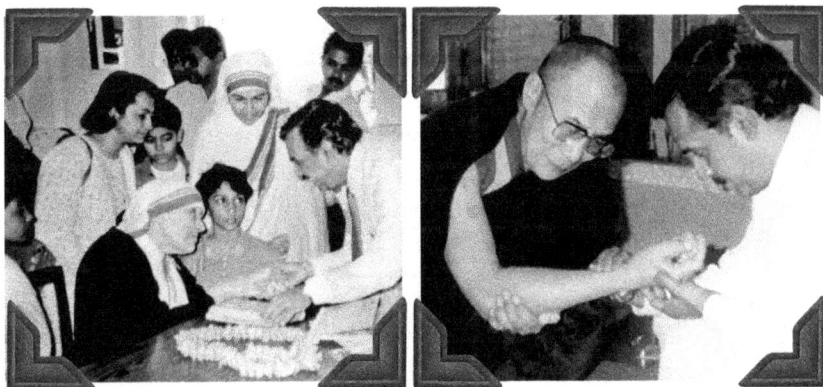

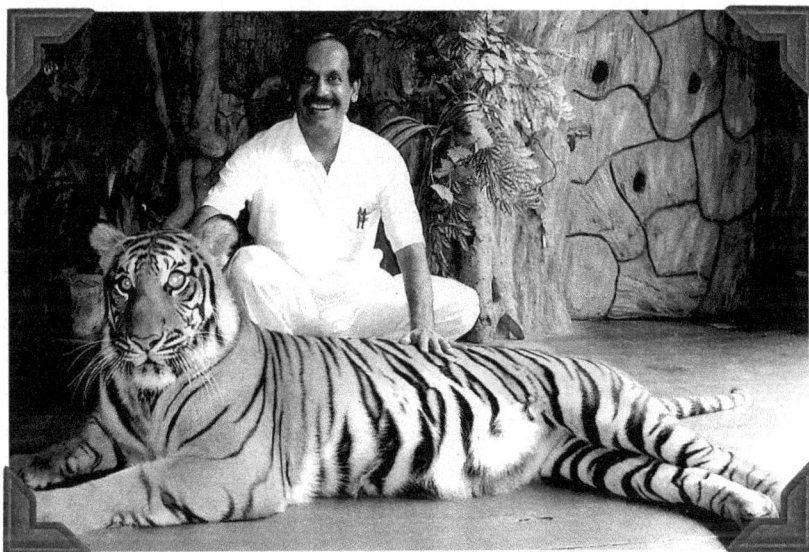

Dokter Naram genas de heilige Moeder Teresa, Zijne Heiligheid de Dalai Lama en een Bengaalse tijger.

hij ook ging, hij zowel de rijken als de behoeftigen diende. En dat is wat hij deed in Los Angeles, met beroemdheden uit Hollywood en daklozen.

Ik vroeg me af of ik het juiste deed door hem te interviewen. Hoe kunnen de verhalen die ik las waar zijn? En als wat hij deed echt effectief was, zouden dan niet meer mensen van hem weten? Zou er niet meer informatie over hem zijn? Vanaf onze eerste ontmoeting leek dokter Naram oprecht, sympathiek en benaderbaar. Ik genoot van zijn alertheid en openheid. Toch vroeg ik me af: *was dit gewoon een soort toneelstuk?*

Mijn opleiding als universitair onderzoeker dicteerde dat ik verder onderzoek moest doen, totdat ik de dingen op de een of andere manier kon bewijzen. Met dat in gedachten ging ik naar de hotelkamer die dienst deed als lounge voor de kliniek van dokter Naram.

Er stonden nog een paar mensen te wachten om door hem gezien te worden, dus ik zat te wachten. Op de tafel zag ik dezelfde foto's die ik online had gezien. Toen het eindelijk mijn beurt was om naar binnen te gaan, begroette dokter Naram me met een glimlach.

Een 125-jarige Meester?

Ik vroeg me af of dokter Naram aan het einde van zijn afspraken moe zou zijn. In plaats daarvan bruiste hij van energie en was ik verbaasd dat hij zo volledig volledig de aandacht had voor mij. Met mijn videocamera aan vroeg ik dokter Naram om zichzelf voor te stellen.

"Ik had een meester die 125 werd, die een meester had die 145 werd, in een ononderbroken lijn van meester-genezers die meer dan 2500 jaar teruggaat. Deze lijn wordt *Siddha-Veda* genoemd. In deze lijn die nog steeds actief is, zit ook de broer van mijn meester, die de ring zegende die ik je gaf. Hij is nu 147 jaar oud. Elke meester leefde meer dan 125 jaar, wist en gaf geheimen door over een lang leven, gezondheid en geluk."

Ik had geen idee hoe ik moest reageren. Als het echte mensen waren die zo lang leefden, zou het dan niet algemeen bekend zijn? Zouden de mensen die hij noemde niet in het *Guinness Book of World Records* staan?

"De eerste meester in onze lijn was Jivaka. Hij was de lijfarts van Boeddha. U kunt zich voorstellen hoe verlicht een genezer moet zijn om zo nauw met Boeddha samen te werken. Andere beroemde patiënten van Jivaka waren onder meer Amrapali, die wordt beschouwd als een van de mooiste vrouwen ter wereld, en de Indiase koning Bimbisāra. Jivaka en elk van de grote meesters van deze lijn hebben in oude manuscripten de geheime kennis vastgelegd over het bereiken van een levendige gezondheid, onbeperkte energie en gemoedsrust op elke leeftijd."

Alles wat dokter Naram zei, was vervuld van oprecht enthousiasme. "Toen ik mijn meester voor het eerst ontmoette, was hij ongeveer 115 jaar oud, of hij zou zeggen dat hij 115 jaar jong was, met nog vele jaren te gaan. En op deze hoge leeftijd hielp hij nog elke dag zestig tot tachtig mensen die bij hem kwamen met hun gezondheidsproblemen."

Toen ik dokter Naram vroeg hoe iemand zo lang kon leven en nog steeds aan het werk was, gaf hij me een "geheim recept" van zijn 125-jarige meester voor onbeperkte energie. Het betrof het 's nachts weken van venkel, amandelen en dadels en ze 's ochtends met elkaar te mengen. Ik betwijfelde of ik het ooit zou gebruiken, maar ik schreef het toch in mijn notitieboekje. "Dank u wel," zei ik. "Maar hoe doe je dingen waarvan andere mensen denken dat ze onmogelijk zijn, zoals genezing van schijnbaar ongeneeslijke omstandigheden?"

"Ik ben het niet, maar de oude geheimen van mijn afstamming. Ik geef mijn meester de eer. Ken je de term 'doorgeefluik'?"

Ik knikte. "Ik ben als een doorgeefluik die de oude geheimen aan de moderne wereld overbrengt. En hoewel wat er gebeurt vaak op magie lijkt is het echt een oude wetenschap; het is een technologie van transformatie voor diepere genezing." *Juist*, dacht ik bij mezelf.

❁

Zaadjes van hoop vinden

Terugkomend op mijn oorspronkelijke redenen voor het interview, vroeg ik hem: "Wat denkt u dat mensen kan helpen die worstelen met eenzaamheid, depressie en zelfs suïcidale gedachten hebben tijdens een vakantie?"

"Zeer goede vraag," antwoordde dokter Naram. "Ik heb gezien dat depressie en zelfmoord invloed hadden op zeer beroemde geliefde sterren en zowel op onbekenden, als op de armen en superrijken. Ik heb atheïsten gekend en zelfs spirituele leiders met miljoenen volgers die zelfmoord pleegden. Iedereen loopt het risico iemand van wie ze houden op deze manier te verliezen."

Dokter Naram vertelde hoe hij regelmatig werd benaderd door mensen die depressief en suïcidaal waren en dat hij eeuwig dankbaar was elke keer dat hij de zegen van zijn meester voelde door te weten hoe hij hen kon helpen.

"Het belangrijkste is om ze te begrijpen, niet om ze te veroordelen. Sommige kinderen proberen zelfmoord te plegen om de aandacht van hun ouders te trekken en ze te smeken hun pijn en frustratie te begrijpen. Als de ouder hen eenmaal begrijpt, kunnen ze beter worden. Mensen die met een depressie worstelen staan voor een grote uitdaging. En mijn meester heeft me geleerd hoe ik iemand kan helpen om er als winnaar uit te komen." Ik luisterde aandachtig.

"De meeste mensen weten niet hoe het is om zo depressief te zijn dat je zelfmoord wilt plegen", vervolgde dokter Naram.

"Wat maakt het zo dat iemand zichzelf pijn wil doen? Enkele redenen zijn onder meer het niet onder ogen kunnen zien van angsten, frustraties, liefdesverdriet, schuldgevoelens, woede, eenzaamheid of financiële problemen. Elk van deze kan de hersenen bijna verlammen. Mijn meester zei dat er acht verschillende soorten angsten zijn waar mensen mee te maken kunnen krijgen. Een van de grootste uitdagingen op deze planeet is de angst voor afwijzing. Zodra een jongen of meisje, vrouw of man afwijzing en liefdesverdriet voelt van een ouder of een liefdespartner, kan hun geest in een depressie terechtkomen. En kun je je voorstellen wat een homoseksuele jongen of een homoseksueel meisje in sommige landen moet voelen als ze worden afgewezen door hun samenleving, of zelfs door God? Het is eigenlijk onmogelijk voor God om hen af te wijzen, omdat God in hen is en God liefde is; maar dat is hoe ze zich kunnen voelen, door iedereen afgewezen, en het doet pijn. Het is een heel ernstig probleem. Sommige mensen hebben een chemische disbalans in hun hersenen, bipolaire aandoeningen, manische depressie of worstelen met bijwerkingen van drugs- en alcoholmisbruik. Angst uit zoveel verschillende bronnen kan de hersenen verlammen en daardoor geen mogelijkheid meer zien om eruit te komen. Mijn meester heeft me de geheimen geleerd om mensen te helpen uit een van deze problemen te komen."

Dokter Naram vertelde me een verhaal van een vader en dochter die hem vanuit Rome belden. Ze was verliefd, een euforische soort liefde. Toen zij en haar vriend uit elkaar gingen kwam ze in een zware depressie terecht. Ze zei: "dokter Naram, ik verloor mezelf, en nu haat ik mezelf. Er is een scherpe pijn in mijn hart. Ik stopte met leven en begon te sterven. Ik kan geen enkele verantwoordelijkheid nemen. Het leven voelt onmogelijk en ik denk altijd negatief over mezelf. Als iemand me waardeert, heb ik het gevoel dat ze liegen."

Het meisje verloor haar baan, kon 's nachts niet slapen, begon te zweten en was overweldigd door angst. Lichamelijke pijn voelde voor haar beter dan emotionele pijn, dus bezeerde ze zichzelf. Ze werd naar een psychiatrisch ziekenhuis gebracht en kreeg medicijnen waardoor ze zich leeg voelde, niet in staat was zich te concentreren, alsof haar hersenen leeg waren. Ze zei: "Ik voel geen vreugde, geen plezier, en niets interesseert me meer."

De vader van het meisje werd gekweld door de dringende bezorgdheid dat elke ochtend dat hij wakker werd de dag zou kunnen zijn dat ze erin zou slagen zichzelf te doden. Hij vertelde dokter Naram dat hij zich constant schuldig voelde en wilde helpen, maar alles wat hij zei of deed leek haar meer pijn te doen. Het enige wat hij kon doen, was vasthouden aan de hoop dat de dingen ooit zouden verbeteren.

Dokter Naram vertelde me: "Ik vroeg aan het meisje: "Wat wil je?" En ze zei: 'Ik wil dat mensen me begrijpen en niet oordelen! Diep van binnen ben ik ongelukkig. In mijn hart voel ik me verdrietig en boos over mijn ziekte. Ik ben bang dat ik mezelf niet kan helpen. Ik wil weten hoe ik mijn leven weer kan opbouwen, het verleden los kan laten en verder kan gaan. Ik wil weer leven en gelukkig zijn. En ik wil de betekenis van het bestaan ontdekken en begrijpen. Maar ik heb hulp nodig!'"

Het verhaal van dokter Naram deed me denken aan mijn zus en de keren dat ik haar in het ziekenhuis bezocht. Ik had geen idee welk soort liefdesverdriet haar tot een depressie leidde.

"Dus hoe help je iemand die zich zo voelt?" Vroeg ik.

Dokter Naram reageerde door een ander verhaal te vertellen.

"Er was een man in een wankel huwelijk. Zijn vrouw dreigde driemaal van hem te scheiden, en elke keer hielp dokter Naram hen te ontdekken wat ze echt wilden en om door hun verschillen heen te werken. Het probleem was deze keer ernstiger dan ooit. Deze man verloor in een paar dagen tijd meer dan honderd miljoen dollar aan andermans geld tijdens een beurscrash. Een deel van het geld kwam van vrienden en van de ouders van zijn vrouw. De vader van zijn vrouw had hem al hun spaar-geld gegeven voor zijn pensioen. De investeringen groeiden en iedereen was blij, tot de crash; nu wist hij niet hoe hij ze het hoofd moest bieden. Op een avond laat belde zijn vrouw dokter Naram in paniek. Terwijl haar baby op de achtergrond oncontroleerbaar huilde, zei ze: "Mijn man zit nu voor me op de grond. Hij heeft een pistool in zijn mond, zijn vinger aan de *trekker*!"

Dokter Naram zei: "Kun je de telefoon naast je man op de luidspreker zetten? En kun je dan de kamer uitlopen, zodat ik alleen met je man kan praten?" Ze deed het.

Dokter Naram zei: "Namaste", en zei toen zijn naam. "Wat wil je?"

Hij haalde het pistool lang genoeg uit zijn mond om te zeggen: "Ik wil een einde maken aan mijn leven."

"Heel goed", antwoordde dokter Naram.

"Hoe kan ik je helpen om te sterven?" Er viel een lange stilte. De man schrok.

"Ik wil je helpen te bereiken wat je wilt. Als je dood wilt, hoe kan ik je dan helpen?"

"Maak geen grapjes met mij, dokter Naram."

"Is dit wat je *echt* wilt?" Vroeg dokter Naram hem.

Dokter Naram legde me uit dat de vragen die hij stelde deel uitmaakten van de methode die zijn meester hem had geleerd om mensen te helpen suïcidale gedachten te overwinnen, maar dat hij anderen niet aanbeveelt om het zonder de juiste training te doen. Terwijl dokter Naram met deze man sprak, ontdekte hij dat hij echt wilde weten hoe hij uit de situatie kon komen waarin hij zich bevond. Hij wilde hoop hebben dat de dingen beter zouden worden en dat de pijn zou verdwijnen.

Dokter Naram vroeg hem om het pistool neer te leggen, zodat hij op een marmapunt kon drukken om hem te helpen bereiken wat hij wilde, en onmiddellijk voelde de man zich rustiger. Vervolgens droeg dokter Naram hem op om wat ingrediënten uit zijn keuken te mengen als onderdeel van een huismiddeltje (1/2 theelepel Ghee met een draadje saffraan en een snufje nootmuskaat, lichtjes opwarmen en twee druppels in elk neusgat doen). Hierdoor voelde hij zich nog rustiger, waardoor hij weer perspectief kreeg.

"Het was geen snelle oplossing", vervolgde dokter Naram. "Het kostte tijd. Maar deze man zette zich in om te doen wat nodig was voor een diepere genezing. Hij veranderde zijn dieet door voedsel te eten dat goede gedachten en emoties zou voeden. Hij nam regelmatig huismiddeltjes, zoals het mengen van sommige ingrediënten met ghee en nam ze tweemaal daags in.

De meesters in mijn lijn creëerden ook bepaalde kruidenformules die de uitgeputte delen van de hersenen en het lichaam helpen voeden en verjongen, zodat mensen weer verbinding kunnen maken met het geluk en het doel in hun leven.

"Nogmaals, het is geen snelle oplossing, maar het werkt wanneer mensen zich committeren aan het proces. Ik heb hem ook andere marmapunten gegeven die ook zijn creativiteit hebben gestimuleerd. Zijn creatieve kracht kwam dusdanig terug dat ik met trots kan zeggen dat hij binnen een paar jaar alles wat hij verloor weer terugverdiend had, en meer. Hij betaalde zijn schoonvader en al zijn vrienden met rente terug."

Dokter Naram benadrukte: "Mijn meester leerde me: 'Elke tegenslag - elke moeilijke situatie of liefdesverdriet - bevat de zaden van gelijk of groter voordeel'."

"Maar eerst moeten we allemaal ontdekken: wie ben ik?" Vervolgde dokter Naram.

"In het leven doen de meeste van onze problemen zich voor als er een blokkade of een onbalans is, of beide. We moeten ontdekken wat de blokkade is en waar de onbalans zit. Onbalans kan *vata, pitta, kapha* of een combinatie zijn." Ik herkende deze termen niet, maar voordat ik om opheldering kon vragen, ging hij verder. "Als je eenmaal weet wie je bent, wat je blokkades en onevenwichtigheden zijn, dan weet je welk voedsel je medicijn is. We moeten meer aandacht besteden, niet alleen aan voedsel dat we ons lichaam geven, maar ook aan de gedachten waarmee we onze geest voeden, en de houding waarmee we onze emoties voeden. Oude geheimen bieden een leidraad voor elk."

Ik luisterde en geloofde niet wat dokter Naram zei waar kon zijn. Mijn zus gebruikte zware medicijnen voor suïcidale depressie en dat hielp niet eens. Hoe kon het drukken op punten op het lichaam en veranderingen in het voedingspatroon aan

> *"Elke tegenslag - elke moeilijke situatie of elk liefdesverdriet - heeft de zaden van gelijk of groter voordeel in zich."*
> –Baba Ramdas (meester van dokter Naram)

te brengen dit soort impact op zo'n kritiek moment in iemands leven hebben? Wat dokter Naram voorstelde, leek te simpel om waar te zijn.

"Wat is er met het meisje gebeurd?" Vroeg ik.

"Aha, ja! Ze is een perfect voorbeeld. Omdat dokter Giovanni in Rome was, vroeg ik haar om hem om de vier dagen te zien, zodat hij een specifieke marma op haar kon toepassen die haar zou helpen om heel duidelijk te krijgen wat ze wilde, en die het oude vuil in haar systeem zou opruimen. Ze voelde zich snel een beetje beter en vond binnen twee maanden een nieuw vriendje met wie ze wilde trouwen. Maar dat was gewoon uit wraak op haar eerste vriendje, en dus viel de relatie uit elkaar en kreeg ze een terugslag. Ik zei tegen haar: "We moeten je sterker maken zodat je geen relatie hebt alleen maar om leegte en pijn te vermijden." Toen raakte ze echt toegewijd aan haar toekomst. Ik gaf haar huismiddeltjes en kruidensupplementen die ze regelmatig slikte, en ze bracht een grote verandering in haar dieet aan. Ik leerde haar welk voedsel ze moest vermijden die negatieve emoties veroorzaken en welk voedsel ze moet eten dat positieve emoties kan stimuleren.

> *"God is in ieder van ons, en we hebben allemaal een doel om te ontdekken."*
>
> -Baba Ramdas
> (Meester van dokter Naram)

"Nogmaals, het kostte tijd, het was geen snelle oplossing, maar ze begon meer vertrouwen in zichzelf te krijgen. En nadat we twee jaar met haar hadden samengewerkt, was ze zo vol zelfvertrouwen dat ze elke vorm van afwijzing of uitdaging aankon en dat het geen invloed op haar zou hebben. Ze ontdekte dat het haar droom was om lerares te worden en ze kreeg een baan op een school waar ze een geweldige lerares werd. Niet lang daarna ontmoette ze een man op wie ze intens verliefd werd, meer dan op wie dan ook, omdat ze ook van zichzelf hield. Het is nu bijna negen jaar geleden en ze heeft twee kinderen. Met haar beide kinderen doet ze bepaalde marma's en geeft ze specifiek voedsel zodat ze opgroeien met gezonde emoties en zelfvertrouwen."

Mijn dagboeknotities

Drie oude genezende geheimen om je geest te kalmeren, je perspectief opnieuw in evenwicht te brengen en positieve emoties te stimuleren: *

1) Marma Shakti — Heb elke dag de dagelijkse discipline om dit 6–9 keer per dag te doen. Plaats je linkerhand op de achterkant van je hoofd ter ondersteuning en druk met je rechterhand 6 keer op de Marma Shakti-punt net onder de neus en boven de bovenlip. Elke keer dat je op het punt drukt, haal diep adem. Je kunt dit bij iemand anders doen of gewoon voor jezelf.

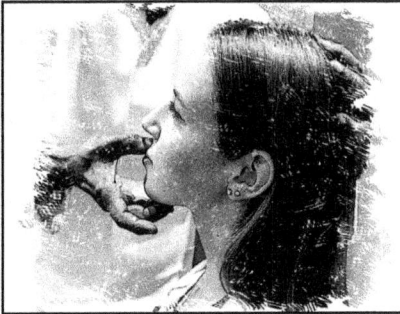

2) Huismiddel - Meng de volgende ingrediënten: 1/2 theelepel. Ghee, 1 snufje nootmuskaat en 1 draad saffraan. Verwarm het mengsel een beetje, kantel je hoofd achterover en doe twee druppels in elk neusgat. Doe dit 2 keer per dag.

3) Huismiddel - Meng en eet de volgende ingrediënten: 1/4 theelepel Brahmi poeder. 1/8 theelepel Jatamansi poeder. 1/2 theelepel Kurkumapoeder. 1 theelepel Ghee.
Meng de bovenstaande ingrediënten tot een pasta en neem twee keer per dag ('s ochtends als eerste en' s avonds voor eten).

* Bonusmateriaal: om een demonstratie te zien van het indrukken van de Marma Shakti-punten en om meer geheimen te ontdekken die op dit gebied kunnen helpen (bijv. Suggesties over welk voedsel je kunt eten om positieve emoties te stimuleren), raadpleeg de video's op de gratis lidmaatschapswebsite: MyAncientSecrets.com.

"Welk advies zou je geven aan iemand die zich nu verdrietig of depressief voelt?" Vroeg ik.

"Het belangrijkste dat iemand moet weten is wie je bent, waar je heen gaat en wat je kan helpen om daar te komen", vervolgde dokter Naram. "Mijn meester heeft me geleerd dat God in ieder van ons is en dat we allemaal ons doel moeten ontdekken. Maar dat kun je niet zien of voelen als je depressief bent. Een manier om eruit te komen is door dezelfde dingen te doen die ik aan die man en dat meisje heb gegeven."

God ontmoeten?

"Wat bedoel je met 'God is in ieder van ons?'" Vroeg ik.

"In India hebben we een concept voor als er een onverwachte gast bij je thuis komt. Het heet 'Atithi Devo Bhava' - wat betekent dat je elke gast behandelt, wie het ook is en hoe ongemakkelijk zijn bezoek ook mag zijn, alsof God zelf je huis is komen bezoeken. In mijn lijn van meester-genezers van de Siddha-Veda nemen we dat zeer ter harte."

"Dus je gelooft dat elke keer dat je iemand ontmoet, je God ontmoet?" Vroeg ik.

"In India groeten we mensen door *Namaste* (spreek uit *Nah-mah-stay*) of *Namaskar* (spreek uit *Nah-mah-skar*) te zeggen en onze handen voor ons hart samen te drukken. Deze begroeting betekent 'de goddelijke God / Godin in mij buigt voor de goddelijke God / Godin in jou, en ik eer die plaats waar jij en ik één zijn.'"

"Dus is Siddha-Veda een religie?" Vroeg ik.

"Siddha-Veda kan mensen spiritueel, fysiek, mentaal en emotioneel helpen, maar het is geen religie. Het is een gedachtegang waarvan iedereen kan profiteren. Deze oude geheimen van genezing gaan verder dan religie, politiek, ras, kaste of geloofsovertuiging. Ze werkt universeel, voor iedereen - net zoals een auto je kan brengen waar je heen moet, ongeacht religie, de kleur van je huid of je seksuele geaardheid. Degenen uit mijn afstamming zijn superspecialisten, getraind door een lijn van grote meesters in de oude geheimen om iedereen die pijn of ongemak in lichaam, geest of emoties ervaart, te helpen het los te laten. Als iemand bij ons komt om hulp te zoeken, zien we de God in hem. We hebben niet het gevoel dat we ze verplichten, maar dat ze ons een geschenk geven. We zijn vereerd dat ze naar ons toekwamen. Mijn meester leerde me dat het mijn plicht als genezer is om simpelweg de tempel te helpen schoonmaken om de God in hen gelukkig te maken.

Denk eens aan de gevallen van mensen met een ernstige depressie, zelfs tot het punt waarop ze zich suïcidaal voelen. Het zijn niet die zware gevoelens van verdriet, angst of woede. Dat zijn ze niet. Maar hun geest en lichaam zijn zo geconditioneerd dat ze dit niet beseffen. Ze voelen die emoties en weten niet hoe ze ze moeten loslaten. Ze zijn bang dat hun probleem zo groot is dat er geen ontkomen aan is. In die staat kun je helemaal geen gelukkige toekomst zien. Dus hoe helpen we degenen die zich verdrietig, boos of bang voelen? Hoe helpen we de tempel van hun lichaam, geest en emoties te reinigen, zodat de God in hen gelukkig is? Dit is wat mijn meester me heeft geleerd."

Ik wist niet wat hij daarmee bedoelde, maar voordat dokter Naram het kon uitleggen, was het tijd om het interview te beëindigen. Ik had nu veel meer vragen dan toen we begonnen waren.

🪷

Een oude technologie

Terwijl ik mijn camera inpakte, vroeg dokter Naram: "Wat is jouw werk? Wat doe je precies voor de kost, Clint?"

"Ik doe vrijwilligerswerk voor dit project met Wisdom of the World omdat ik erin geloof", zei ik. "Maar ik werk aan de Universiteit van Joensuu in Finland als postdoctoraal onderzoeker." Ik begon met de gebruikelijke uitleg van mijn werk.

"Ik geef les over computers, cultuur, technologie en innovatie. Mijn persoonlijke interesse is hoe innovatie in technologie creatief kan worden gebruikt om armoede te verminderen en vredesopbouw te bevorderen."

Dokter Naram was geïntrigeerd.

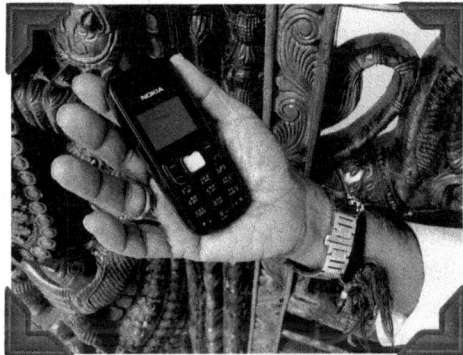

De Nokia-telefoon van dokter Naram.

*"Vijfennegentig pro-
cent van de mensen op
deze planeet weten niet
wat ze willen."*

-Dokter Naram

"Als je geïnteresseerd bent in vrede", zei hij, "moet ik je aan wat mensen voorstellen."

Hij stak zijn hand in zijn zak en haalde er een oude Nokia-telefoon met een klein LCD-scherm uit.

"Kun je mij laten zien hoe dit werkt, aangezien je verstand hebt van computers? Mensen praten over hun 'Blackberry', hun 'Appels' en ik raak zo in de war als ik denk dat ze eten bedoelen, maar nee - het is hun telefoon! Ze zeggen dat deze die ik heb geen smartphone is. Is het een domme telefoon?" Ik glimlachte. Zijn vraag hierover was vertederend en humoristisch.

Hij wilde weten hoe hij nieuwe telefoonnummers kon opslaan en hoe hij tekstberichten kon verzenden en lezen.

Terwijl ik hem stap voor stap leerde wat hij moest doen, keek hij met de verwachting en het ontzag van een kind toe. Toen hij mijn nummer met succes in zijn telefoon had opgeslagen, zei hij met triomfantelijke vreugde: "Aha, het is me gelukt! Dit is een geweldige machine, hè?"

Ik herinnerde me iets dat hij eerder had gezegd en vroeg hem: "U zei dat uw meester u de technologie of hulpmiddelen heeft gegeven. Technologie en middelen om wat te doen? Wat bedoelt u?"

"Goede vraag. Geloof het of niet, maar mijn meester leerde me een geheim van een miljard dollar. Hij zei dat 95 procent van de mensen op deze planeet niet weet wat ze willen. Ze weten gewoon niet wat ze willen! Dus besteden ze het grootste deel van hun leven aan etalages. Dit of dat ding uitproberen, deze baan of die baan, deze echtgenoot en dan een andere echtgenoot, maar ze worden nooit vervuld.

"Mijn meester zei dat drie procent van de mensen op deze planeet weet wat ze willen, maar het nooit bereiken. Ze hebben niet de juiste tools. Een procent weet wat ze willen en ze bereiken het, maar deze presteerders kunnen er niet van genieten. Tijdens het bereiken krijgen ze hoge bloeddruk, hoog cholesterol, rugklachten, gezinsproblemen, relatieproblemen en wat al niet meer. Negenennegentig procent van alle mensen valt in die eerste drie categorieën. Slechts de resterende één procent van de mensen weet wat ze willen, bereiken het en genieten er vervolgens van."

Toen ik deze cijfers hoorde, vroeg ik me af: *maak ik deel uit van de*

95 procent die niet weet wat ze willen? Ik heb veel om dankbaar voor te zijn, dus waarom ben ik vaak nog steeds ontevreden? Gaat mijn leven de goede kant op?
Dokter Naram vervolgde: "De eeuwenoude geneeswijze van *Ayurveda* die aan universiteiten in India kan worden bestudeerd, staat bekend als 'de wetenschap van het leven'. De *Siddha-Veda* (of *Siddha-Raharshayam*) van mijn afstamming gaat een stap verder. Siddha-Veda bevat de geheimen voor diepere genezing. De oude geheimen van mijn afstamming kunnen alleen rechtstreeks van een meester naar een leerling worden doorgegeven, als een super-specialiteit, een techniek voor diepere genezing. Een deel van Siddha-Veda's geheime geneeswijze of methode helpt mensen te *ontdekken* en vervolgens te *bereiken* wat ze willen, en op een dusdanige manier dat ze vervolgens kunnen genieten van wat ze hebben bereikt."

Hij zweeg even en zei tegen me: "De techniek die ik niet begrijp, is de techniek die ze *internets* noemen."

Ik lachte dat hij internet aan het eind met een "s" uitsprak.

"Vertel het me maar", zei hij. "Denk je dat de internets mij kunnen helpen om meer mensen te bereiken? Fysiek kan ik niet meer mensen per dag ontmoeten dan ik al doe."

Het bleek dat hij ongeveer honderd mensen per dag zag in Europa, de Verenigde Staten en Australië, en driehonderd per dag in India. En ik kon me niet voorstellen hoe dat zelfs maar mogelijk was.

"Ik weet dat je via internet meer mensen kunt bereiken", zei ik, de correctie benadrukkend.

"Maar eerlijk gezegd begrijp ik nog steeds niet precies wat U aan het doen bent." Ik vond het leuk om bij hem te zijn, het voelde goed. Hij had een jeugdige onschuld en speelsheid, gecombineerd met een diepe zorg die verfrissend was. Alleen wist ik niet hoe ik hem kon helpen, vooral niet toen ik niet veel begreep waar hij het over had. Dokter Naram zei iets wat ik niet had verwacht: "Waarom kom je niet naar India om het zelf te zien? Er zijn een paar mensen waarvan ik wil dat je ze ontmoet."

Verbaasd en in de war door de uitnodiging, reageerde ik niet.

"Sommige dingen zijn in het begin misschien niet logisch voor je hersenen, Clint", vervolgde dokter Naram, "omdat je door een andere lens naar het leven kijkt. Je kunt niet begrijpen wat ik aan het doen ben, maar als je er in de buurt bent, zul je een sprankje hoop gaan voelen en je zult gelukkig zijn. In het begin weet je misschien niet precies waarom, maar langzaam, langzaam, worden de dingen misschien duidelijker voor je."

Hoewel ik geraakt was door zijn uitnodiging, vond ik het moeilijk om er serieus op in te gaan en ik was niet van plan binnenkort naar India te gaan. Dus ik veranderde het onderwerp in iets dat me intrigeerde.

"Hoe begrijp je iemand door gewoon zijn pols aan te raken?"

"Zou je het willen ervaren?" Ik knikte en hij vroeg me mijn hand uit te steken. Hij legde drie vingers op mijn pols en sloot zijn ogen voordat hij sprak.

"Krijg je wel eens hoofdpijn? Soms maagproblemen? Er is een onbalans tussen pitta en sommige aam, wat gifstoffen zijn. Maar verder ben je heel gezond."

Hoewel wat hij zei over mijn hoofdpijn en spijsvertering klopte, was ik eerder in de war dan onder de indruk.

"Ik begrijp het niet. Wat is *pitta*?"

"Vuur", zei hij, "of het element vuur in je lichaam. Het is een beetje uit balans, maar maak je geen zorgen, we kunnen je helpen."

Hij schreef de namen van een aantal kruiden die ik niet kende op een vel papier. Ik kon het niet helpen, maar vroeg me af of het zijn truc was om mensen te vertellen dat er iets mis was, met behulp van concepten die ze niet begrepen, zodat hij een product kon aanbevelen dat ze moesten kopen om het vermeende 'probleem' op te lossen.

Ik stelde me voor dat ik met iemand praatte, een probleem verzon en zei: "Oh nee, niet goed. Je hebt een ernstige piep-bop-boop-onbalans, erg jammer. Maar maak je geen zorgen, je hebt geluk, want ik heb de magische piep-bop-boop-remedie hier in tabletvorm voor een lage prijs van slechts honderd dollar."

Dat is hoe ik me voelde toen dokter Naram me vertelde dat ik een "pitta-onbalans" had. Ik bedankte hem voor het interview en zei welterusten.

Dat ongemakkelijke moment

Nadat ik de kamer had verlaten, gaf ik het vel papier met de namen van de kruiden aan Marianjii, die bij dokter Naram was toen ik hem voor het eerst ontmoette in de gang. Ze vertelde meer over de aanbevolen kruiden en voeding en nam de betaling van mensen aan. Ze legde de dosha's, of elementaire typen uit en hoe bepaalde elementen in het lichaam uit balans raken en problemen veroorzaken. "*Pitta* is de vuurdosha", zei ze. "*Vata*, de luchtdosha; en *kapha* komt overeen met water / aarde. Een onbalans van de dosha's leidt tot problemen die voorspelbaar en oplosbaar zijn. Iemands hartslag voelen helpt dokter Naram, en meester-genezers zoals hij, om onevenwichtigheden en blokkades in iemands lichaam te identificeren." Marianjii vroeg me toen: "Wat voor soort voedsel eet je?"

Ik beschreef de magnetronbestendige burrito's, pizza's en andere voedingsmiddelen die gemakkelijk te eten waren voor een enkele, post-doctorale onderzoeker. Ze berispte me en zei dat ik beter voor mezelf moest zorgen. Ze beschreef de vier kruidensupplementen die dokter Naram voorstelde om mijn constitutie weer in balans te brengen en de *aam* (uitgesproken als ahhm; soms *ama* genoemd), of gifstoffen, uit mijn lichaam te verwijderen.

Dat is het moment waarop ik onrustig begon te worden, wachtend op wat ik vermoedde dat eraan zou komen - het ongemakkelijke moment waarop ze me vroeg om de kruiden te kopen en ik nee zou zeggen. Maar dat moment kwam niet.

"Ter ere van het werk dat je doet," zei ze, "sturen we je kruiden voor twee maanden."

Verbaasd bedankte ik haar. Ik vertrok zonder enig idee wat ik moest denken van een van de vreemdste bijeenkomsten die ik ooit had meegemaakt.

Een week later kwamen de kruiden bij mij thuis aan. Ik nam ze voor een paar dagen, uit nieuwsgierigheid. Een deel van mij vroeg zich af of ik plotseling een wonderbaarlijk resultaat zou opmerken, maar in plaats daarvan had ik lichte buikpijn. *Wat als ze me pijn deden in plaats van me hielpen?* Ik wist het niet en had geen idee aan wie ik het moest vragen, dus legde ik ze, samen met de ring die hij me had gegeven in een la die ik zelden opendeed. Toen ik terugkeerde naar mijn dagelijkse leven, verdween dokter Naram uit mijn gedachten.

De kracht van een vrouw

Ik had misschien nooit meer aan dokter Naram en zijn 'magische' kruiden gedacht, maar toen veranderde er iets.

Een paar weken later reisde ik weer naar Californië. Deze keer ging
ik met een van mijn beste vrienden, Joey, naar San Diego om het project
waar we aan werkten te promoten. Op een dag, toen we in een sap café
bij het strand zaten, stelde hij me voor aan een vrouw die Alicia heette.

Weet je nog dat ik aan het einde van het laatste hoofdstuk zei dat dit
begon met een meisje op wie ik indruk wilde maken? Alicia was dat
meisje.

Ze was prachtig, met sprankelende blauwe ogen, dik bruin haar en
een blanke huidskleur. Ze droeg het soort kleurrijke, loszittende kleding
die je zou dragen in een café bij een strand in San Diego. Haar stem en
houding waren speels maar oprecht. En al vroeg in het gesprek voelde
ik haar aangeboren spirituele gevoeligheid waar ik me toe aangetrokken
voelde.

Omdat ik meer over haar wilde weten, begon ik een van de dingen te
doen die ik het beste kan als ik me ongemakkelijk voel: vragen stellen.
Alicia vertelde me over haar passie voor iets dat *Ayurveda** heet. Ze beschreef het als een oeroude oosterse geneeswijze welke meer holistisch
naar een persoon kijkt dan de westerse geneeskunde.

"Het woord 'Ayurveda' kan worden vertaald als 'de wetenschap van
het leven' ", zei ze.

Wetenschap van het leven, dacht ik. *Wat is dat?* Hoewel dokter Naram
die definitie met mij deelde, en het toen ook grappig klonk, was ik op de
een of andere manier veel meer geïnteresseerd toen het van Alicia kwam.

Hoewel ik sceptisch stond tegenover het hele onderwerp, was ik
geïnteresseerd in wetenschap - en ik was erg geïnteresseerd in haar.

"Weet je", zei ik, "ik heb onlangs een man geïnterviewd die een
'meester-genezer' zou moeten zijn uit een oude Himalaya-afstamming
die hij *Siddha-Veda** noemde. Hij was een dokter voor Moeder Teresa,
de Dalai Lama, Nelson Mandela en duizenden brandweerlieden van
9/11."

Ik greep naar alles wat met haar interesse te maken had om het gesprek

---

** Zie de bijlage aan het einde van dit boek voor een overzicht van overeenkomsten
en verschillen tussen Siddha-Veda, Ayurveda en moderne geneeskunde.*

gaande te houden. En waarom zou je ook niet een naam gebruiken, voor het geval ze daardoor in mij geïnteresseerd zou raken, toch?

Ik ben nooit goed geweest met vrouwen. Op een keer ging ik uit met een meisje dat me vertelde dat ze moest bidden om zich tot me aangetrokken te voelen. Waargebeurd verhaal. Ik denk dat ik me gewoon meer op mijn gemak voelde achter een computer of een academisch onderzoeksrapport schreef dan moeite moest doen om de geest van een vrouw te begrijpen. Maar zelfs ik kon zien dat iets in dit gesprek met Alicia werkte.

Ze zag er enthousiast uit over wat ik zei, dus in mijn ongemakkelijke poging om meer met haar in contact te komen, bood ik aan haar voor te stellen aan dokter Naram.

"Zou je dat kunnen doen?" ze zei. "Dat zou een droom zijn die uitkomt!"

Tot mijn schrik glimlachte deze verbluffend mooie vrouw naar me, schreef haar telefoonnummer op en vroeg me contact te houden!

De gelukzaligheid die ik voelde, veranderde snel in angst, terwijl ik me afvroeg of ik het echt kon waarmaken wat ik haar had aangeboden. Nu ik druk voelde, belde ik het kantoor van dokter Naram in Mumbai om te vragen of zijn uitnodiging om naar India te komen nog steeds stond.

Ik had geen idee dat wat begon als een poging om indruk te maken op een mooie vrouw in een café aan het strand in Californië me zou leiden naar een reis naar India met haar, slechts een paar maanden later, op weg naar de kliniek van dokter Naram.

Jouw dagboeknotities

Om de voordelen, die je zult gaan ervaren door het lezen van dit boek, te verdiepen en te vergroten, neem je nu een paar minuten de tijd en beantwoordt je voor jezelf de volgende belangrijke vragen:

Op een schaal van 1–10 (waarbij 1 erg laag is en 10 erg hoog), hoe gelukkig ben je op dit moment in je leven? En wat zijn de dingen die je kunt bedenken die je gelukkig maken?

_____

_____

_____

_____

Dokter Narams meester zei: "Elke tegenslag - elke moeilijke situatie of liefdesverdriet - heeft de zaden van gelijk of groter voordeel in zich." Wanneer was er een tijd in je leven waarin je een verborgen voordeel zag komen van een uitdaging waarmee je te maken hebt gehad?

_____

_____

_____

_____

Welke andere inzichten, vragen of realisaties kwamen bij je op toen je dit hoofdstuk las?

_____

_____

_____

_____

HOOFDSTUK 3

❀

Mystiek India, een oude wetenschap en een meester-genezer

Wonderen gebeuren elke dag. Verander je perceptie van wat een wonder is, en je zult ze overal om je heen zien.
—Jon Bon Jovi

Mumbai, India

Mijn eerste bezoek aan India was een eyeopener. De bezienswaardigheden, geluiden, geuren en smaken lieten een onuitwisbare indruk achter.

Enorme wolkenkrabbers en appartementsgebouwen werden omringd door bescheiden handgemaakte constructies die een verrassend aantal mensen huisvestten. Diverse aroma's van streetfood verkopers vermengde zich met uitlaatgassen van voertuigen. Mensen in westerse kleding vermengd met degenen die gekleed gingen in traditionele Indiase kledij: vrouwen in prachtige sari's en af en toe een bebaarde of kale man die alleen een losjes gewikkeld oranje gewaad en sandalen draagt.

De drukke straten van Mumbai zijn gevuld met mensenstromen en voertuigen in alle soorten, maten en kleuren. Ik kwam uit zo'n andere wereld. Toen ik opgroeide in Eden Prairie, Minnesota, was ik gewend aan wijd open velden en meestal lege straten. Op de meeste plaatsen in de Verenigde Staten is toeteren zeldzaam. Als je dat doet, betekent dit dat iemand meestal boos of bang is. In Finland, waar ik destijds woonde, was toeteren nog ongebruikelijker. In India daarentegen toeteren de chauffeurs non-stop. Ze zijn echter niet boos. Ze zeggen zacht maar volhardend: "Hé daar, ik ben hier, ik probeer er doorheen te komen."

Ik zag enorme koeien - die in India als heilig werden beschouwd, als koninginnen vrij rondlopen waar ze maar wilden, op trottoirs, op kruispunten, zelfs in het midden van de drukste straten liggen waardoor ze de verkeersstroom belemmerden. Heel vaak legden die heilige koeien

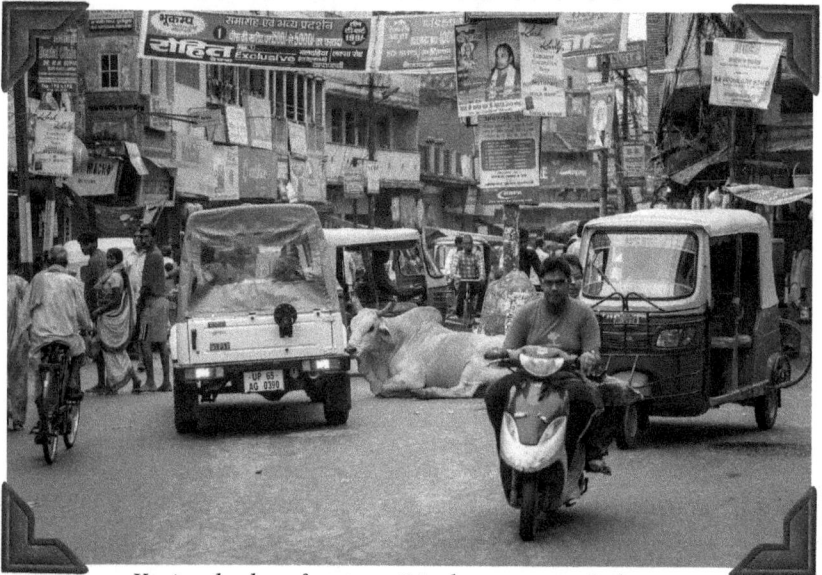

Koeien dwalen of rusten vrij in de straten van India.
Foto van Alamy.

hun heilige sh ** ook op de stoep, en niemand leek het erg te vinden.

Verrassend genoeg raken mensen niet gefrustreerd of boos als een auto (of koe) ze afsnijdt, of als de rit een uur langer duurt dan verwacht. Iedereen neemt het verkeer voor lief, in tegenstelling tot Amerika, waar ze altijd in strijd lijken te zijn. Op de achterkant van kleurrijk versierde vrachtwagens of riksja's zag ik een touwtje vastgebonden met groene pepers en citroenen voor bescherming. Was dit hun versie van een geluk brengede konijnenpoot? Het was grappig om op de achterkant van de meeste vrachtwagens met de hand beschilderde borden te zien met de tekst *Horn OK Please*. Ik denk dat het kleinere voertuigen aanmoedigt om vrachtwagenchauffeurs te laten weten dat ze proberen erdoor te komen.

Terwijl ik door de straten van Mumbai liep, met mensen en auto's die alle kanten op reden, verbaasde ik me erover dat er niet meer mensen gewond raakten of gedood werden in alle chaos. *Misschien zijn ze daarom allemaal geïnteresseerd in het ontwikkelen van hun 'derde oog'.*

Nu we het er toch over hebben, als een van de oudste aaneengesloten beschavingen heeft India een interessant spiritueel ecosysteem en een cultuur van innerlijke ontwikkeling, waar het geschreven woord is ontstaan en waar Gandhi werd geboren, die heel anders is dan wat ik in het Westen gewend was. In de Verenigde Staten creëren we doorbraken in wetenschap of techniek op universiteiten en in laboratoria. We richten ons op het beheersen van de tastbare buitenwereld. In India zijn er echter talloze rishi's, yogi's en spirituele meesters die doorbraken proberen te creëren door de innerlijke wereld te beheersen door middel van bewustzijn, ontwaakte intuïtie (het derde oog) en verkenning van metafysische ervaringen. Ze gebruiken de instrumenten van meditatie, yoga, oude geneeswijze en prana, of levenskracht. Er zijn zoveel verschillende religies: verschillende sekten van het hindoeïsme, Hare Krishna, jaïnisme, sikhisme, islam, boeddhisme, christendom, jodendom, en nog veel meer om op te noemen, met goeroes en goden waar westerlingen zoals ik nog nooit van hebben gehoord. Ik ontmoette volgelingen van allerlei methoden en leraren, waaronder Osho, Sai Baba, Yogananda, Gurumayi en Swaminarayan, allemaal toegewijd aan het onderzoeken van het ongrijpbare bovennatuurlijke bestaan buiten onze geest. Toen ik langs een straatverkoper kwam, kocht ik spontaan een boek waarvan ik nog nooit had gehoord, waarvan ik later leerde dat het bekend is, *Autobiography of a Yogi*. Ik was volledig ondergedompeld in een nieuwe wereld die mijn grenzen oversteeg.

Alle heldere en duidelijke lijnen die we in Amerika rondom dingen zetten vervaagden toen ik in India aankwam. Ik was eraan gewend een enkele God te hebben die veel op een oudere en veel wijzere versie van mij leek, alleen met een baard en in het wit gedrapeerd. In India waren duizenden tempels gewijd aan honderden goden: één had het lichaam van een mens en het hoofd van een olifant, één had een blauwe huid, één zag eruit als een aap, één godin had acht handen en reed op tijgers, en dat zijn er maar een paar. In een poging het te begrijpen, legde een vriend me uit dat hoewel hindoes in feite in slechts één God geloven, ze het gevoel hebben dat God niet kan worden omvat door één enkel beeld.

Het hebben van zoveel verschillende versies van God verplaatst mensen in de wereld van het spirituele, dat voorbij logica of redenering en buiten de geest ligt. De tempels, moskeeën en plaatsen van aanbidding voor verschillende goden waren overal, bewerkt tot drukke straathoeken en schitterden in volledig majestueuze schoonheid op grote stukken land met lange rijen mensen die wachtten om binnen te komen. Ik was gewend aan een gevoel van eerbied en rust in kerken, maar in hindoetempels betekende aanbidding vaak klokgelui, vuur en zelfs geschreeuw. Er is een gevoel van verwachting, opwinding en plezier. Zoals het festival Holi, waar je veelkleurig krijt in het rond gooit totdat iedereen van top tot teen bedekt is met een regenboog van kleuren. Het is opwindend!

Alicia en ik kwamen aan in januari 2010, toen het warm en mild was. Met zoveel te zien tijdens onze eerste reis naar India, waren we blij te ontsnappen naar het vredige groene terrein van de kliniek van dokter Naram, een toevluchtsoord voor het verkeer en de files. Het eten in het café was geweldig en combineerde smaken en texturen waarvan ik nooit had gedacht dat ze bestonden.

Het personeel was erg aardig en ik vroeg onze ober wat het betekende toen ik met Indieërs sprak en ze hun hoofd heen en weer bewogen. Hij noemde het liefkozend de 'Indian head bob' en vertelde me dat het ofwel 'ja, ik ben het ermee eens' of 'nee, ik ben het niet eens' kon betekenen. Ik vroeg: "Hoe kan ik het verschil zien?" Waarop hij antwoordde: "Ik weet het niet." We lachten allemaal. Ik besloot dat het simpelweg betekende: "Ik erken dat er woorden uit je mond komen."

Ik kwam impulsief en tegen aanzienlijke kosten naar India. Ter voorbereiding op mijn reis heb ik alle projecten waaraan ik werkte verzet. Om Alicia bij me te krijgen, heb ik alle airmiles die ik had verzameld gebruikt om haar kaartje te kopen. Ik was nerveus opgewonden dat ik tijd met haar zou doorbrengen.

Ik veronderstel dat het ook een enorm risico voor haar was om naar het buitenland te reizen met iemand die ze nauwelijks kende. In India straalde ze echter nog meer dan normaal en ik voelde me nerveus bij haar. Ik wilde indruk op haar maken, maar gezien mijn algemene sociale

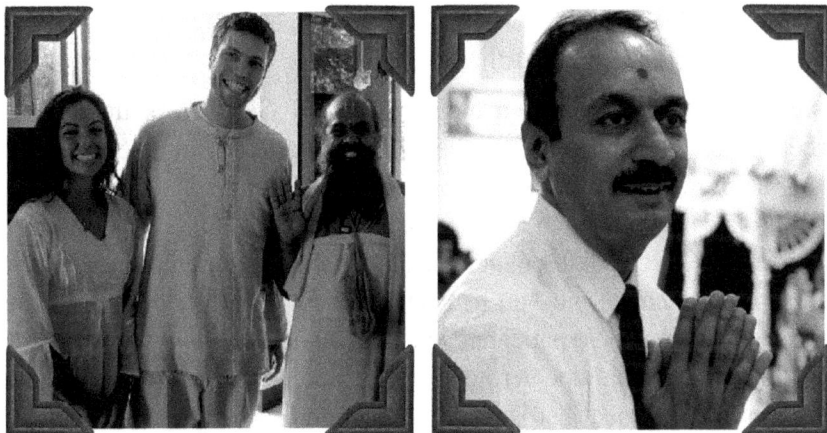

Links: Alicia, ik en Swami Omkar, die we in de kliniek hebben ontmoet.
Rechts: Vinay Soni, de goedhartige administratieve assistent van dokter Naram.

angst, kon ik alleen maar veel vragen stellen en er maar heel weinig beantwoorden. Ik troostte mezelf met de gedachte dat, zelfs als het niet lukte tussen ons, ik in ieder geval hielp om haar droomreis uit te laten komen.

Toen dokter Naram arriveerde ontstond er opwinding. Naast hem liep een lange man in een crèmekleurig overhemd met een badge op zijn borstzak die ik niet herkende. Hij had een rode stip op zijn voorhoofd, omgeven door gele vlekken. Ik ontdekte dat hij Vinay was (spreek uit als *Veh-nay*), de administratief medewerker van dokter Naram, met wie ik telefonisch had gesproken om ons bezoek te regelen. Zijn gezicht kwam overeen met de nederige en vriendelijke toon van zijn stem.

Veel van de mensen die dokter Naram verwelkomden, waren van ver gereisd om daar te zijn en velen deden dat onder erbarmelijke omstandigheden. Sommigen zagen hem voor het eerst; anderen kenden hem al tientallen jaren. Terwijl hij door de mensenmenigte liep, ontmoetten zijn ogen de mijne. Hij stopte en glimlachte terwijl hij zijn handen voor zijn hart tegen elkaar drukte in een *namaste* pose. Als antwoord deed ik hetzelfde, glimlachend omdat ik me uit ons interview herinnerde wat die begroeting betekende. Zijn vriendelijke houding was een welkome afkoeling van de nervositeit die ik voelde.

"Heel blij dat je hier bent", zei hij. Ik stelde hem voor aan Alicia, die een grote glimlach op haar gezicht had. Daarna liep hij verder naar zijn kantoor om patiënten te zien.

Als je leven als een hel is

Mep! Een elfjarig autistisch meisje genaamd Gia (spreek uit Jee-uh) heeft zojuist iemand geslagen die haar probeerde te kalmeren. Zittend voor dokter Naram, barstte haar moeder in tranen uit.

Alicia en ik stonden in het kantoor van dokter Naram, dat vol zat met mensen. Er waren doktoren uit Duitsland, Italië, het Verenigd Koninkrijk en Japan - allemaal om van hem te leren. Er waren medewerkers die assisteerden en andere patiënten wachtten op hun beurt.

"Ik wou dat mijn dochter nooit was geboren, dokter. Ik weet dat dat vreselijk klinkt, maar het is waar!" Gia's moeder had moeite om uit te leggen hoe haar leven was om een kind als Gia op te voeden. Terwijl ze sprak, legde dokter Naram stilletjes zijn vingers op Gia's pols tot ze haar hand wegtrok en een doos met pepermuntjes van het bureau gooide. Ze sprong van haar stoel en stuiterde heen en weer, van de ene kant van de kamer naar de andere.

"Mijn leven is een hel!" zei Gia's moeder. "We hebben helemaal geen sociaal leven. Elke minuut die ik wakker ben probeer ik ervoor te zorgen dat ze zichzelf, ons of anderen geen pijn doet. We kunnen haar niet in het openbaar meenemen, en ik ben uitgeput van elk greintje kracht en aandacht als ik met haar ben. Ze wil alleen vlees of junkfood eten - ze gooit alles wat we haar proberen te geven naar ons of op de grond. Mijn relatie met mijn man is gespannen. Hij heeft het erover om bij mij weg te gaan. Ik snauw naar onze andere twee kinderen, die zich verwaarloosd voelen en dan agressief worden wat het nog erger maakt. Ik voel me een vreselijke vrouw en een mislukkeling als moeder."

De tranen rolden over haar wangen terwijl ze zich in uitgeputte wanhoop voorover boog.

Dokter Naram klopte op haar arm. "Ik ben God niet", zei hij met kalme stem, "maar ik heb duizenden kinderen op deze manier geholpen. Het belangrijkste is deze vraag: "Wat wil je?"

Daar is het weer, dacht ik. *Die vraag.*

"Ik wil gewoon dat ze een normaal kind is, dat ze een normaal leven leidt." Terwijl ze aan het woord was, maakte dokter Naram aantekeningen van wat hij in Gia's hartslag vond. Hij controleerde snel een box met kaarten waarop namen van verschillende kruidenformules stonden. Hij richtte zijn heldere, intense blik weer op de moeder en zei resoluut: "Wat als we nu in staat zijn om een transformatie in Gia's leven *en* dat van jou te maken?"

De moeder stopte met huilen, maar leek ook te stoppen met ademen. Voordat ze kon antwoorden kwam dokter Naram van achter zijn bureau vandaan en zette een stoel in het midden van de kamer.

"Gia", riep dokter Naram, terwijl hij met zijn hand op de stoel klopte. Iedereen staarde hem aan, behalve Gia. Ze negeerde hem.

Hij liep naar haar toe en begon te praten. Ze schoot verwoed door de kamer en botste onderweg tegen verschillende mensen aan. Dit gebeurde meerdere keren. Het leek hopeloos en ik vroeg me af waarom hij iets probeerde te doen dat duidelijk niet zou werken. Dit meisje was te wild en veel andere mensen wachtten op hem om gezien te worden.

Dokter Naram ging weer naar haar toe en probeerde zijn handen op een bepaalde manier op haar hoofd te plaatsen om op bepaalde punten te drukken waarvan hij zei dat ze een specifiek *marma* activeerden.

"Werken met subtiele energiepunten", legde hij uit, "kan helpen blokkades te verwijderen en het lichaam weer in evenwicht te brengen."

Pas toen hij specifieke punten op haar hoofd begon aan te raken, reikte Gia omhoog en pakte zijn gezicht met haar sterke kleine handjes. Haar scherpe nagels krabden hem en kraste de huid op zijn linkerwang. Een paar druppels felrood bloed verschenen op zijn donkere huid. Dokter Naram schrok verrast terug.

"Gia!" Schreeuwde haar moeder geschokt, terwijl ze krachtig probeerde haar dochter vast te pakken toen ze weer door de kamer rende. De spanning steeg in mijn lichaam toen ik zag hoe dokter Naram het bloed van zijn gezicht veegde met een tissue. Alicia zag er doodsbang uit. Maar de schrik door de kras duurde kort. Hij begon haar naam weer te roepen.

"Gia."

Toen ze niet reageerde, riep haar moeder opnieuw haar naam en probeerde ze haar te dwingen op de stoel te gaan zitten.

"Nee!" Zei dokter Naram abrupt tegen haar moeder.

"Begrijp je het niet? Ik probeer je iets te leren."

De spanning drong door de kamer toen de verbaasde moeder haar kind liet gaan. Gia zag hoe er tegen haar moeder werd gesproken en haastte zich naar de andere kant van de kamer. Ze pakte de doos met pepermuntjes van de vloer en begon er nieuwsgierig naar te kijken.

Dokter Naram ging naar haar toe. "Heel interessant, hè?"

Ze tikte erop, dus hij tikte er ook op.

Haar moeder probeerde haar hand te grijpen om de doos weg te rukken. Opnieuw zei Dokter Naram resoluut: "Nee. Ik probeer je iets te leren. Begrijp je me niet?"

Gia keek naar dokter Naram en ging toen verder met het onderzoeken van de doos. Dokter Naram lachte en zei glimlachend: "Ze is nieuwsgierig." Toen wendde hij zich tot het kleine meisje en zei: "Ik vind je leuk, Gia. Ik vind het leuk dat je nieuwsgierig bent."

Ze verkenden samen de doos. Hij opende het, nam een munt en gaf haar er een. Na een korte uitwisseling was hij in staat om voorzichtig zijn handen op haar hoofd te leggen en de eerste marma te doen. Met de palm van zijn rechterhand op haar voorhoofd, de palm van zijn linkerhand op de achterkant van haar hoofd, en zijn vingers gekruld en lichtjes op de bovenkant van haar hoofd drukkend, kneep hij zes keer. Hij pakte haar rechterhand en drukte zes keer op het topje van haar wijsvinger. Gia keek nieuwsgierig naar hem op. Ze verzette zich niet.

Ik was verbaasd. *Was dit het belangrijkste dat een verandering teweeg moest brengen? Hoe kon het in vredesnaam helpen om in het hoofd van het meisje te knijpen en op punten op haar hand te drukken?*

Toen dokter Naram op het derde marmapunt drukte, een plek tussen de neus en de bovenlip, duwde Gia zijn hand weg en rende naar de hoek van de kamer. Hij ging geduldig naar haar toe en begon vanaf het begin, met de eerste marma, daarna de tweede, haar kalmerende met zijn stem. Toen hij dit keer probeerde de derde marma te doen, liet ze hem met tegenzin toe.

"Je bent een heel braaf meisje, Gia", zei hij.

Terwijl ze toekeek, liep hij naar de lege stoel, tikte er zes keer met zijn hand op en riep haar naam. Ze rukte haar blik van hem weg en concentreerde zich op de doos in haar handen. Hij ging er weer naartoe en herhaalde de drie marma's een paar keer achter elkaar, terwijl hij de hele tijd zacht en vriendelijk tegen haar sprak.

"Nu, Gia, als je met mij naar deze stoel komt, zal iedereen in deze kamer je erkennen en je een groot applaus geven."

Hij pakte voorzichtig haar hand en zei vastberaden: "Kom nu met me mee, Gia!"

Ze volgde hem naar de stoel en ging erop zitten.

We begonnen allemaal te klappen. Voor het eerst keek Gia door haar dikke bril naar de mensen in de kamer en glimlachte ze enorm. Dokter Naram straalde ook.

Hij tikte haar met zijn rechterhand op haar hart en zei: "Heel goed, Gia!"

Dokter Naram klopte toen op een andere stoel, maar ze liep er niet naartoe. In plaats daarvan liep ze meteen weer terug naar de doos. Hij herhaalde geduldig de marmapunten en zei: "Kom nu hier, Gia." Dit keer ging ze naar de nieuwe stoel en ging zitten. Iedereen klapte, en de glimlach van Gia werd nog groter. Nogmaals, dokter Naram klopte haar zes keer op haar hart en sprak bemoedigende woorden.

"Heel goed, Gia! Kom nu en maak kennis met dokter Giovanni en kom dan terug en ga op jouw stoel zitten." Terwijl dokter Naram sprak, demonstreerde hij aan Gia wat hij bedoelde door naar dokter Giovanni te gaan en zijn hand te schudden en keerde toen terug naar de stoel. Ze zag er verward uit. Nogmaals deed dokter Naram de drie marma's achter elkaar bij haar. Hij herhaalde de demonstratie verschillende keren en deed daarna de marma-reeks nog een keer. Deze keer hield hij haar hand vast en zij volgde hem naar dokter Giovanni, schudde hem de hand en ging toen triomfantelijk onder applaus op haar stoel zitten. Hij liet haar vervolgens hetzelfde doen en schudde de hand van een van de patiënten van de kliniek, een man genaamd Paul Suri die uit New Jersey was gekomen. Paul was erg bemoedigend voor Gia. Toen verraste dokter Naram me.

"Kom nu naar dokter Clint." Dokter Naram demonstreerde dat hij naar me toe kwam en mijn hand schudde.

Het was genoeg om het haar een keer te laten zien. Gia kwam meteen naar me toe en schudde me de hand en iets diep in me smolt. Ze glimlachte zo groots naar me dat ik niet anders kon dan terug glimlachen. Ik keek naar Alicia, die straalde van vreugde. Iedereen klapte en glimlachte, behalve Gia's moeder. Ze was in tranen. "Ik. . . Ik begrijp het niet."

Dokter Naram zei: "Het is belangrijk om te onthouden dat Gia eigenlijk niets geeft om jouw begrip, en ze geeft ook niet om je tranen. Ze zorgt voor haar begrip! Marma is een oude techniek voor transformatie. Via deze marma's kun je boodschappen overbrengen die rechtstreeks naar het onderbewustzijn gaan op een manier dat *ze zich begrepen voelt*. Als je dit combineert met een bepaald dieet, kruidengeneesmiddelen en huismiddeltjes, kunnen er verbazingwekkende dingen gebeuren. Ik heb het nu al dertig jaar bij duizenden kinderen zien werken, met geweldige

resultaten. Ze zal naar je luisteren, je gehoorzamen en gelukkig en gezond worden."

Dokter Naram vroeg dokter Giovanni om Gia en haar moeder naar
een aparte kamer te brengen om haar de marmapunten te leren, het dieet
uit te leggen en alle vragen te beantwoorden over de kruidenformules die
hij haar had voorgeschreven.

Toen dokter Giovanni de deur opendeed, zag dokter Naram een bekend gezin in de gang wachten. Hij stopte alles om hen welkom te heten
in de kamer en omhelsde de jonge vader stevig. "Elke keer dat ik deze
man zie, voel ik dat het beter is dan een Nobelprijs winnen!" Riep hij uit.

Dokter Naram keek naar Gia's moeder en zei: "Toen ik deze man ongeveer vijftien jaar geleden voor het eerst ontmoette, was hij veel slechter
af dan je dochter. Zijn moeder had alle hoop verloren." Hij gebaarde naar
de bejaarde moeder die ook de kamer binnenkwam, en legde toen zijn
hand op de schouder van de jongeman.

"Hij kon zich niet kleden of meer dan een paar gemompelde woorden
uitbrengen. En kwijlde de hele tijd op zichzelf. Het enige wat zijn moeder wilde, was dat hij een normale jongen zou worden. En na jaren van
werken kun je zien dat deze jongen uitgroeide tot een man!"

De bejaarde moeder zei: "Hij is nog steeds niet 100 procent." Dokter
Naram zei: "Ja, maar kijk nu. Na al die jaren van het volgen van de
diepere geheime geneeswijze, groeide zijn brein! En geloof het of niet,
deze jongen die ooit zijn eigen naam niet kon zeggen, is nu getrouwd en
heeft een baan. Hij onderhoudt een huis, heeft een vrouw en een briljante
dochter." Dokter Naram wees naar zijn vrouw en dochter die naast hem
stonden en voegde eraan toe: "Zijn dochter doet het nu zo goed op school
dat ze tot de top van haar klas behoort!"

"Kijk", zei dokter Naram tegen de bejaarde moeder, "uw zoon is
gelukkig getrouwd met een vrouw *en* heeft een prachtige dochter. Kijk
nu naar dokter Giovanni; het is moeilijk voor ons om zelfs hem maar te
laten trouwen." Iedereen lachte, ook dokter Giovanni.

Dokter Naram keek naar Gia's moeder en zei: "Praat alsjeblieft met
deze familie. Laat je inspireren door wat mogelijk is als je er echt voor
kiest om de oude geheimen van diepere genezing te volgen. Het kost tijd,
geduld, toewijding en moeite, maar er zijn verbazingwekkende dingen
mogelijk."

Hij wendde zich toen tot mij.

"Dr. Clint, je moet ook met ze praten om hun volledige verhaal te horen."

Ik volgde de twee families en dokter Giovanni naar een andere kamer. Ik voelde me verplicht om het ongelooflijke verhaal van deze jonge vader en zijn prachtige gezin op te nemen.

Toen ik later online onderzoek deed, was ik geschokt toen ik las dat er volgens het Amerikaanse Center for Disease Control and Prevention (CDC) de autismecijfers de afgelopen twintig jaar met 600 procent zijn gestegen! Ik ontdekte dat alleen al in de Verenigde Staten bij een op de zeventig jongens autisme wordt vastgesteld. Dat aantal omvat niet de miljoenen andere kinderen die in toenemende mate worden gediagnosticeerd met aandachtstekortstoornis (ADD / ADHD) en andere mentale of sociale stoornissen ontwikkelen. Nadat ik Gia maar een paar minuten had gezien, dacht ik na over het leven van elk van die gezinnen. Toen ik naar de oplossingen keek die voor hen beschikbaar waren, kon ik geen enkele vermelding vinden van de oude geneeswijze die dokter Naram gebruikte. Ik leerde alleen dat, hoewel de westerse geneeskunde geen remedie tegen autisme biedt, de meeste van deze kinderen een of andere vorm van voorgeschreven medicijnen krijgen waarvan er vele verontrustende bijwerkingen hebben. Bij het bekijken van de video en aantekeningen die ik had gemaakt, vroeg ik me af hoeveel mensen baat konden hebben bij de oude geneeswijze die dokter Naram gebruikte.*

Een wereldwijde attractie

Alicia en ik brachten zoveel mogelijk tijd door in de kliniek. Elke dag kwamen er honderden mensen, en dokter Naram bleef vaak tot ver na middernacht doorwerken. Terwijl ik in de kantine zat of door de gangen liep, begon ik patiënten en buitenlandse doktoren te vragen naar hun ervaringen. Ik wilde van de doktoren horen waarom ze hier naartoe waren gekomen. Ik vroeg me af waarom patiënten zo ver reisden om slechts

---

Bonusmateriaal: voor meer context over hoe Dokter Naram iemand met ADD / ADHD of autisme zou helpen, verwijzen wij u naar de video's op de gratis lidmaatschapswebsite: MyAncientSecrets.com. Denk zoals altijd aan de medische disclaimer.

vijf tot tien minuten met dokter Naram door te brengen. In één week telde ik patiënten uit vijfentachtig landen!

Halverwege de week legde ik meer en meer van mijn gesprekken vast op video, nam ik interviews met patiënten op en nam ik foto's van hun medische rapporten wanneer ze mij dat toestonden. Hoe meer ik hoorde en zag, hoe meer ik verbaasd was dat niemand deze verhalen al had vastgelegd. Ik had het gevoel dat de opnames een mooi bedankje zouden zijn voor dokter Naram omdat hij ons bij hem had laten komen. Het gaf me ook iets anders te doen dan hopen dat Alicia me aardig begon te vinden. Het scala aan aandoeningen van mensen die beweerde dat dokter Naram hen hielp was verbazingwekkend - alles, van gewrichtspijn tot onvruchtbaarheid, huidziekte, hormonale onevenwichtigheden, hart-ziekte, hydrocephalus, mentale aandoeningen, en zelfs kanker. Dit te horen bleef een vraag me maar bezig houden.

Artsen in de Verenigde Staten richten zich meestal op één specialiteit (zoals een hartspecialist of een uroloog); hoe was het mogelijk voor

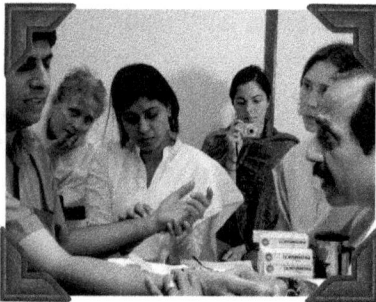

Alicia maakt een foto van de activiteit in het kantoor van dokter Naram.

dokter Naram om zulke geweldige resultaten op zoveel gebieden te bereiken? Ik vroeg me nog steeds af: *was het allemaal gewoon een placebo-effect?* Ik ontdekte dat, hoewel de omstandigheden enorm verschilden, de oplossing voor iedereen meestal het veranderen van gewoonten omvatte, te beginnen met een dieet, en het duurde even voordat patiënten resultaten zagen.

Velen bekenden dat ze andere methoden hadden geprobeerd, op zoek naar een snelle oplossing, voordat ze naar dokter Naram kwamen. Deze quick-fix-oplossingen gingen maar al te vaak gepaard met een reeks bijwerkingen op de lange termijn. Ze vertelden me dat de oude geneeswijze van dokter Naram meer tijd in beslag namen, maar echte langdurige en diepere genezingsresultaten opleverden zonder negatieve bijwerkingen.

Op de derde dag bracht een jong stel hun tienjarige dochter mee die nog nooit in haar leven had gesproken. Dokter Naram werkte ongeveer tien minuten met haar, drukte op bepaalde punten op haar lichaam terwijl hij haar vroeg om te reageren. Terwijl de hele kamer met gespannen verwachting toekeek, riep dit kleine meisje "Mama!" De kamer barstte los in applaus toen de overduidelijke vreugde te zien was op het gezicht van dit kleine meisje en in haar ogen. Ze zei weer "mama", en toen ik naar haar moeder keek, zag ik dat ze in tranen was.

Sommige mensen vertelden me dat ze dokter Naram al meer dan vijfendertig jaar kenden en het gevoel hadden dat ze deel uitmaakten van zijn familie. Anderen kenden hem meer recentelijk en brachten

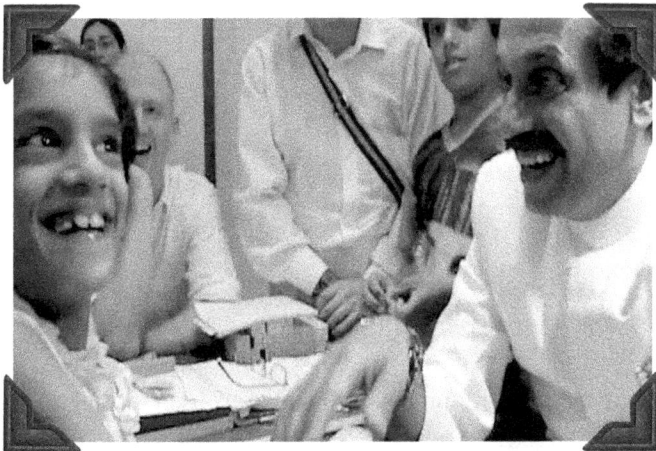

Screenshot van video - het moment direct daarna
Dit kleine meisje zei voor het eerst "mama".

slechts vijf minuten met hem door, maar hadden nog steeds diepgaande resultaten tijdens de daaropvolgende maanden door het nemen van zijn genezende kruiden, huismiddeltjes en / of het veranderen van hun dieet. Ik was verbaasd dat leraren uit zoveel verschillende spirituele tradities hun studenten en toegewijden voor hulp naar dokter Naram stuurden. Sommigen kwamen voor genezing van lichamelijke ziekten en anderen om hun lichaam te ontgiften en hun geest voor te bereiden zodat ze hun meditatiebeoefening en spirituele ervaring konden verdiepen.

Ik was geïntrigeerd, maar had geen idee wat ik er allemaal van moest denken. Ondanks de opmerkelijke dingen die ik zag, werd ik steeds prikkelbaarder. Het werd pijnlijk duidelijk dat de dingen tussen Alicia en mij niet verder zouden gaan dan vriendschap. Ik kreeg subtiele aanwijzingen dat ze, hoewel ze dankbaar was dat ze deze ervaring had, ze niet in mij geïnteresseerd was. Ik voelde een combinatie van frustratie, verdriet en berusting.

Onverwachte oplossing

Op onze laatste dag in de kliniek vroeg dokter Naram om mij te spreken nadat hij klaar was met het zien van patiënten. Hoe graag ik ook met hem wilde praten, tegen de tijd dat onze afspraak om half twee 's ochtends aanbrak, maakte een bonzende hoofdpijn het voor mij moeilijk om me te concentreren.

"Mag ik je een vraag stellen?" Zei ik toen we eindelijk gingen zitten. "Hoe kan ik van deze hoofdpijn afkomen? Ik eet gezond, sport en heb vandaag zelfs een therapeutische massage gehad. Ik weet niet eens waar het vandaan komt."

Zijn donkere, nieuwsgierige ogen waren op mij gericht. "Waar doet het pijn?" Ik concentreerde me op het bronpunt van de pijn en wees naar de basis van mijn hoofd en nek.

'Ahh. Dat is vata-hoofdpijn." Ik heb nooit geweten dat er verschillende soorten hoofdpijn waren die je kon identificeren aan de hand van waar je hoofd pijn deed.

"Voor dat soort hoofdpijn is jouw medicijn . . . uienringen."

"Wat? Uienringen?" *Hoorde ik hem goed?*

Dokter Naram glimlachte. "De oorspronkelijke meester van mijn Siddha-Veda-afstamming, Jivaka, leerde hoe alles een gif of een medicijn kan zijn, afhankelijk van hoe je het gebruikt. Water is bijvoorbeeld een medicijn voor tweeënnegentig aandoeningen en een gif voor zesentwintig. Zelfs de dingen die je doet, zoals je werk, kunnen een medicijn of een gif zijn, afhankelijk van of het in lijn is met je levensdoel of niet."

Hij legde het geduldig uit, maar met een intensiteit en enthousiasme die ik niet had verwacht van iemand die die dag meer dan driehonderd patiënten had gezien.

"Er zijn drie hoofdsoorten hoofdpijn en veel verschillende subtypes. Uienringen werken niet bij *elke* vorm van hoofdpijn. Als je ze de hele tijd eet, zullen ze ook gifstoffen in je lichaam aanmaken. Dus voor langdurige, diepere genezing kan ik je vertellen wat je nog meer moet doen. Maar voor jouw hoofdpijn op dit moment, is het eten van uienringen een tijdelijk geneesmiddel. Test het gewoon zelf."

Dokter Naram vroeg de chef die er nog was om wat verse *uienpakoda* te maken (spreek uit als *pah-koh-dah*; een Indiaas gerecht dat lijkt op uienringen). Mijn hoofd bonsde.

Toen ik de heerlijke gebakken uien in mijn mond stopte, was ik benieuwd wat er zou gebeuren. Tot mijn schrik en ontzag begon de pijn, die de hele dag in intensiteit was toegenomen, snel uit mijn lichaam weg te stromen en binnen vijf minuten volledig te verdwijnen.

> *"Alles kan een gif of een medicijn zijn, afhankelijk van hoe jij het gebruikt."*
> –Jivaka
> (lijfarts van Boeddha)

"Dat is geweldig!" Ik heb het dokter Naram verteld. Nu mijn hoofdpijn weg was en mijn hart open ging, vroeg ik hem: "Hoe werkte dat?"

"Weet je Clint, je herinnert me veel aan mezelf toen ik jonger was."

"Werkelijk? Hoezo?" Ik was geïntrigeerd om te weten hoe we hetzelfde zouden kunnen zijn.

"Ik was ook verknipt en in de war", zei hij lachend. Mijn gezicht verstarde. Dokter Naram glimlachte en legde zijn hand op mijn arm. Hij beschreef hoe zijn meester hem hielp om een grote helderheid in zijn leven te krijgen en hem oude geheimen leerde voor transformatie en diepe genezing.

"Uien zijn een van de vele krachtige medicijnen uit de natuur. Er zijn veel van dit soort geheimen die ik je kan leren. Ze kunnen je in het begin misschien choqueren, maar ze kunnen je leven voor altijd veranderen. Wat er ook nog gebeurt als je ze eenmaal kent, dan wordt je een krachtige invloed op deze planeet om anderen te helpen!"

Ik beschouwde mijn bezoek aan India als een eenmalige gebeurtenis en binnenkort zou ik weer verder gaan met mijn werk in technologisch onderzoek aan de universiteit. Ik vroeg me af waarom hij me dit vertelde. Ik dacht: *zou Alicia hier niet moeten zijn voor dit gesprek in plaats van ik?* Toen ik naar buiten liep zag ik haar bezig om polsdiagnose te leren van dokter Giovanni, dus ik voelde me gerust dat ze ook kreeg wat ze nodig had. Het was laat, maar dokter Naram zei dat hij nog een keer met me wilde praten voordat ik India verliet en Alicia en mij bij hem thuis uitnodigde voor een maaltijd.

Toen ik in mijn slaapkamer aankwam, realiseerde ik me dat samen met de hoofdpijn, ook de frustratie van de dag was weggesmolten.

Die nacht bleef ik achter met een gevoel van ontzag. Terwijl ik over alles nadacht, dwaalden mijn gedachten af naar Alicia en toen weer terug naar dokter Naram. Hij had een manier om me te helpen mijn tekortkomingen en zelfgepercipieerde beperkingen te vergeten. Hij opende een wereld van nieuwe mogelijkheden voor me. En hij leerde me zo'n coole remedie tegen het soort hoofdpijn dat ik had!

De volgende dag besloot ik de afstamming van dokter Naram te onderzoeken. Er was niet veel informatie in het Engels beschikbaar over Meester Jivaka, maar ik vond wel een goed gedocumenteerd verhaal. Het vertelde hoe Boeddha (Siddhartha Gautama) alle artsen en genezers had

Mijn dagboeknotities
Oude geheime geneeswijzen voor een Vata-hoofdpijn*

1) Bepaal het type hoofdpijn: volgens dokter Naram is het waarschijnlijk Kapha-hoofdpijn als de pijn aan de voorkant van het hoofd of de sinusgebieden zit. Als de pijn aan de bovenkant of aan één kant scherp is, is het waarschijnlijk Pitta-hoofdpijn. Als de pijn in de rug of nek zit, is het waarschijnlijk Vata-hoofdpijn.

2) Als het een Vata-hoofdpijn is, kun je deze oude remedies geven:

a) Huismiddel - Eet een paar uienringen* of ui pakoda (een Indiaas gerecht van gebakken uien)

b) Marma Shakti — Vier vingers naar beneden vanaf de oorlellen aan elke kant van de nek, 6 keer drukken.

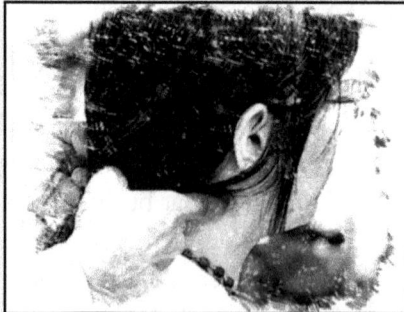

* Belangrijk: Dokter Naram raadde de bovenstaande remedie alleen aan voor een specifiek type hoofdpijn, en raadde mensen ook niet aan om elke dag uienringen te nemen om 'hoofdpijn te voorkomen', omdat het giftig kan zijn voor je lichaam.

Bonusmateriaal: Om te zien hoe dokter Naram verschillende veelvoorkomende soorten hoofdpijn zou helpen, bezoek de gratis lidmaatschapswebsite: MyAncientSecrets.com.

ontboden en ze een test had gegeven. Hij vroeg hen om het bos in te gaan en terug te komen met een zak vol met alles wat ze vonden dat niet nuttig was voor genezing. Sommigen kwamen trots terug met enorme tassen en zeiden dat ze geen enkele van deze specifieke planten konden gebruiken. Anderen kwamen terug met kleinere tassen. Slechts één kwam terug met niets. Toen hij door Boeddha werd ondervraagd, antwoordde Jivaka dat hij niets kon vinden dat niet bruikbaar was voor een gezondheidstoestand. Op dat moment zei Boeddha dat Jivaka zijn arts zou zijn.

Elke keer dat Boeddha op reis ging, reisde Jivaka met hem mee om te helpen bij de zorg voor de omgeving en al degenen die op zoek waren naar verlichting. Tijdens zijn vele reizen ontdekte Jivaka nieuwe planten en nieuwe toepassingen ervan. Hij legde zijn bevindingen vast in

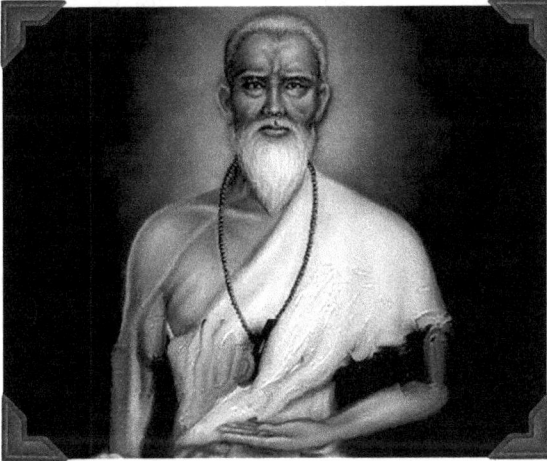

Illustratie van Master Jivaka.
Opgehaald van Google Afbeeldingen.

manuscripten die eeuwenlang bewaard zijn gebleven.

Toen ik dit verhaal las, moest ik glimlachen. Het leek erop dat dokter Naram de les ter harte nam, dat alles nuttig was bij genezing - zelfs uienringen. Terwijl ik in bed lag, vroeg ik me af of dokter Naram oude geheime geneeswijzen kende die me konden helpen afwijzing en hartzeer te overwinnen.

Jouw dagboeknotities

Om de voordelen, die je zult ervaren door het lezen van dit boek, te verdiepen en te vergroten, neem je nu een paar minuten de tijd en beantwoordt je voor jezelf de volgende vragen:

Welke gedachten, gesprekken, voedingsmiddelen en / of activiteiten voelen als vergif in jouw leven? (Je vitale energie verminderen)

Welke gedachten, gesprekken, voedingsmiddelen en / of activiteiten voelen als medicijn in jouw leven? (Verhogen van je vitale energie)

Welke andere inzichten, vragen of realisaties kwamen bij je op toen je dit hoofdstuk las?

HOOFDSTUK 4

❀

Wat is het belangrijkst?

Je zou naar bijna iedereen toe kunnen gaan en in plaats
van "Hoe gaat het?" te vragen, zou je kunnen vragen
"Waar doet het pijn?"
–Henry B. Eyring

Herinner je je dat telefoontje van mijn vader, dat ik in de inleiding van dit boek noemde? De volgende ochtend gebeurde dat. Ik kon het ingetogen, maar voelbare verdriet in zijn stem niet missen. "Zoon, kun je naar huis komen? Ik moet met je praten."

Toen ik mijn vader vroeg wat er aan de hand was, wilde hij niets zeggen. Hij benadrukte alleen dat hij persoonlijk met mij moest praten. "Hoe snel kun je naar Utah komen?" vroeg hij.

Zoals gepland zouden Alicia en ik de volgende nacht terug vliegen. Zij keerde terug naar Californië en ik ging naar New York en daarna naar Utah, waar mijn ouders woonden. De rest van de dag vulden de gedachten aan mijn vader mijn hoofd.

Ik wil iets vertellen over mijn vader en ons gezin, zodat je ons beter kunt begrijpen. Mijn ouders hebben acht kinderen grootgebracht - een huis vol. Ik was hun zesde kind, maar ik vond het leuk om mensen te vertellen dat ik hun favoriet was. Op school vroeg een vriend me eens: "Waarom zijn er zo veel kinderen in je familie - hadden je ouders geen TV?"

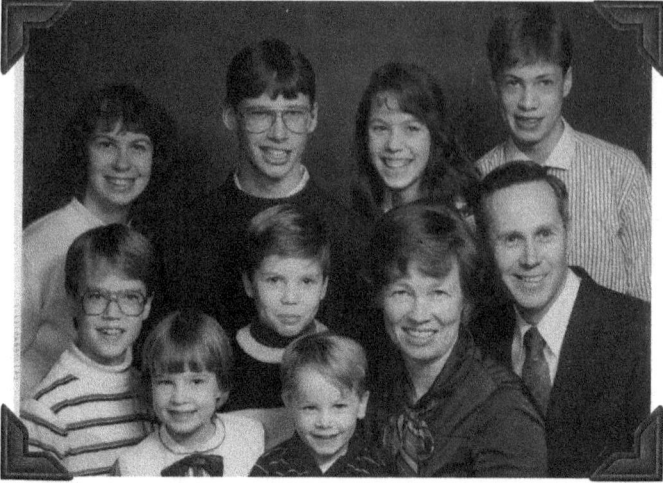

Ons gezin toen ik ongeveer 6 jaar was; Ik sta in het midden, mijn vader en moeder rechts vooraan, en mijn zus Denise linksbovenaan.

Meestal vond ik het heerlijk om zoveel broers en zussen te hebben. Natuurlijk vochten we om domme dingen, maar we lachten ook veel en wisten hoe we moesten spelen en creëren. Ik herinner me dat een van mijn oudere broers op een dag een videocamera mee naar huis nam en dat we verslaafd raakten aan het maken van grappige video's. Het verlies van mijn oudste zus Denise door zelfmoord bracht de rest van ons dichter bij elkaar. Een ding waar we niet goed in waren was praten over onze gevoelens, maar we wisten hoeveel we om elkaar gaven zonder het ooit te verwoorden.

Mijn ouders waren meer dan veertig jaar getrouwd, en trouw aan elkaar door dik en dun. Toen mijn vader mijn moeder ten huwelijk vroeg, zei hij: "Wetende wat je over mij weet, wil je dan nog steeds de moeder van mijn kinderen zijn?" Ik vond dat altijd een grappige manier om haar ten huwelijk te vragen.

Hoewel ze nooit veel geld hadden kwamen ze wel rond. Ik vond het heerlijk om een doos vol afgedragen kleren te krijgen van een buurman, of familie, of van de kerk. Ik herinner me nog dat ik erachter kwam dat de meeste mensen naar de winkel gingen en veel geld betaalden voor kleding en hoe vreemd ik dat vond. Mijn ouders leerden ons de waarde van zuinigheid, hard werken, gebed, eerlijkheid en toewijding.

Mama en papa waren heel verschillend. Mijn moeder regelde graag dingen, met een talent om mensen te activeren. Ik was verbaasd over hoe efficiënt ze was en hoeveel ze elke dag voor elkaar kreeg. Ik veronderstel dat je die vaardigheid moet ontwikkelen om acht kinderen groot te kunnen brengen. Mijn vader maakte zich daarentegen meer zorgen over hoe iedereen zich voelde dan over wat ze aan het doen waren.

De passie van mijn vader was om ouders en leraren te helpen begrijpen wat hij 'het ontbrekende stuk in het onderwijs' noemde. Het ontbrekende stuk, vond hij, was dat we kinderen op school leren *wat* ze moeten denken, maar niet *hoe* ze moeten denken. Hij had een motto dat "éé n enkel idee het leven van een kind kan veranderen". Geïnspireerd door Benjamin Franklin hield hij ervan ethiek te integreren in het onderwijs, kinderen te leren karakter te ontwikkelen en hen tegelijkertijd te helpen om elk onderwerp beter te begrijpen. Zijn droom was om de meer dan dertig jaar van zijn levenswerk samen te vatten in een boek dat hij *The Missing Piece in Education* zou noemen, als zijn erfenis voor zijn kleinkinderen. Daarvoor had papa altijd een stapel papieren op zijn bureau, waarin hij boeiende vragen, activiteiten en verhalen verzamelde die kinderen hielpen na te denken om goede keuzes te maken. Eerlijk gezegd wenste ik dat ik daar meer bedreven in was.

Papa had een grappig, zichzelf wegcijferend gevoel voor humor. Toen ik klein was en leerde hoe ik mijn schoenveters moest strikken, vroeg ik hem: "Papa, kun je mijn schoenen aantrekken?" Hij antwoordde met een glimlach: "Ja, ik kan het proberen, maar ik weet niet zeker of ze mij passen." Daarna had hij me geduldig geleerd hoe ik mijn eigen schoenen moest strikken. Toen een van ons achter hem aanliep en hem een schouder-massage gaf, zei hij: "Ik geef je precies twee uur om daarmee te stoppen."

We hebben zoveel gelachen! Mijn vader viel bijvoorbeeld eens 's avonds tijdens het gezinsgebed halverwege in slaap. Wij zaten daar maar verward te wachten. Het mooiste was dat hij, als hij dat verhaal vertelde, niet anders kon dan om zichzelf lachen. Hij lachte zo hard dat hij de tranen in z'n ogen had staan om hoe grappig het allemaal was, en wij lagen in een deuk met hem. Hij leerde me dat lachen een van de krachtigste medicijnen is voor ieder persoon of gezin.

Hoe graag hij ook lachte, hij zou nooit lachen ten koste van anderen en hield ons tegen als we dat deden.

Hij leerde me door zijn voorbeeld dat wanneer we om onszelf en onze

"Eén enkel idee kan het leven van een kind veranderen."
–George L. Rogers

> *"Lachen is een van de krachtigste medicijnen voor ieder persoon of gezin."*
> –George L. Rogers

eigen fouten konden lachen het op de een of andere manier gemakkelijker was ze achter ons te laten. Mensen waren graag bij hem in de buurt. Als tiener vertelden mijn vrienden me hoeveel ze vonden dat hij om hen gaf. Toen ik ongeveer zestien jaar oud was, verraste een vriend me door te zeggen: "Je vader is zo makkelijk in de omgang. Ik kijk in zijn ogen en voel me gewoon geliefd."

Hij was aardig maar sterk. Hij wilde geen compromissen sluiten als het ging om een principe waarin hij geloofde. Toen ik een jaar of twaalf was, ontdekte hij dat ik illegaal muziek en video's ging kopiëren om aan mijn moeder en oma als kerstgeschenk te geven; het was volkomen logisch voor mij om zo geld te besparen! Ik kon zien hoe sterk hij het afkeurde toen hij erachter kwam. Hij vertelde me dat mensen die de muziek en video's maakten betaald moesten worden. Hij zei: "Doe nooit iets waar je je voor zou schamen als het openbaar zou worden." Toen hij begreep dat ik niet veel geld had, nam hij me mee naar de winkel en legde het geld bij dat ik tekort kwam, zodat ik de video en muziek kon betalen die ik had willen kopiëren. Hij corrigeerde me, maar op een manier waardoor ik een goed gevoel over mezelf kreeg.

Het begrijpen en waarderen van mijn moeder was tot later in mijn leven moeilijker en gecompliceerder. Omdat ik een gevoelig kind was, merkte ik dat er vaak dingen onder de oppervlakte waren waar ze last van had. Ik wist niet wat ze waren, of dat sommigen van hen mijn schuld waren, want ze sprak er nooit over, althans niet met mij. In plaats daarvan stortte ze zich op non-stop werk- en 'to-do'-lijsten als een manier om een gevoel van controle en voldoening te behouden en op de een of andere manier een gezin van acht kinderen te laten functioneren. Behalve dat ik gevoelig ben, was ik ook verlegen en vatte de dingen gemakkelijk persoonlijk op. Toen ik negen jaar oud was, was ik zo boos op mijn moeder toen ik haar aan

> *"Doe nooit iets waarvoor je je zou schamen als het openbaar zou worden."*
> –George L. Rogers

de telefoon hoorde met een van haar vriendinnen, lachend, terwijl ze een gênant verhaal over mij vertelde. Om iets dat andere kinderen misschien zouden hebben genegeerd of misschien zelfs bij mee zouden hebben gelachen, voelde ik me gekwetst en belachelijk gemaakt. *Ze zou van me moeten houden, niet om me moeten lachen met anderen.* Ik legde de schuld van de pijn die ik voelde bij haar en wilde dat ze ook pijn had. Ik schaam me om dat toe te geven, maar het is waar. Aanvankelijk wilde ik weglopen, maar ik besloot thuis te blijven en haar dood te zwijgen. Het duurde ongeveer anderhalve dag, totdat ze de volgende avond mijn kamer binnenkwam.

"Clint, wat is er aan de hand?" Vroeg zij. "Ik kan je niet helpen als ik niet weet wat er aan de hand is."

Ik deed mijn best om niet te praten en brak uiteindelijk in tranen uit. Ze stak haar hand uit en wreef teder over mijn rug, waarbij ze zoveel medelijden toonde dat ik haar niet meer als een monster kon blijven zien. Ik bekende waarom ik verdrietig was. Ze verontschuldigde zich onmiddellijk en knuffelde me stevig.

"Begrijp me niet verkeerd. Ik had ook frustraties met mijn vader. Ik raakte van streek toen hij me confronteerde met iets wat ik fout had gedaan, zoals de keer dat ik mijn zus sloeg. Ze was in tranen. Hij trok me stevig weg, zette me op de trap en vroeg: "Waarom heb je je zus geslagen?" Ik voelde me volkomen gerechtvaardigd voor de reden waarom: "Omdat ze me kwaad maakte."

Hij zweeg even en zei iets dat mijn leven veranderde: "Niemand kan je kwaad *maken* of je iets *laten* voelen. Je reactie komt altijd van binnenuit. Mensen kunnen je emoties alleen beheersen als je hen dat toestaat.

Hoewel hij me nog steeds straf gaf omdat ik mijn zus had geslagen, raakte de waarheid van zijn wijsheid me dieper. Het was een aha-moment dat de woede die ik voelde liet wegsmelten. Hij had gelijk: niemand kon me boos maken. Ik was verantwoordelijk voor mijn eigen emoties. Het was een geweldige ontdekking.

> *"Niemand kan je kwaad maken. Je reactie komt altijd van binnenuit."*
> –George L. Rogers

✿

Onschatbare vriendelijkheid

Toen ik in India was, riep het telefoontje van mijn vader veel van dit soort herinneringen op. Later die dag zag ik Vinay, de administratief medewerker van dokter Naram.

Toen hij de starende uitdrukking op mijn gezicht zag, vroeg hij: "Gaat het?"

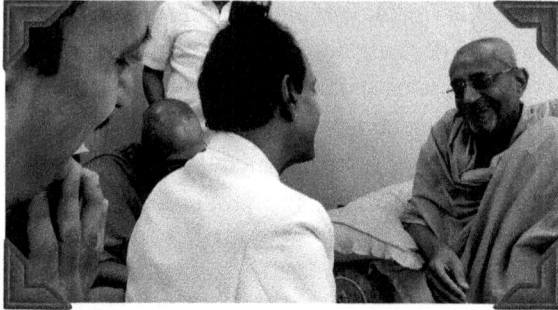

Dr. Naram, net nadat hij de pols voelde van Hariprasad Swamiji, een spiritueel leraar voor miljoenen, die het concept van Atmiyata promoot. Vinay kijkt beiden met liefde en toewijding aan.

"Niet echt", zei ik. "Ik maak me zorgen om mijn vader."

Ik vertelde hem over het telefoontje en nog wat verhalen over mijn vader. Vinay zei: "Ik ben verbaasd. Je vader volgt een principe dat ik heb geleerd van mijn spiritueel leraar, Hariprasad Swamijii, genaamd *Atmiyata*" (uitgesproken als *Aht-me-yah-tah*).

"Wat is dat?"

"In wezen is het concept van Atmiyata dat je mensen met liefde en respect behandelt, ongeacht hoe ze jou behandelen. Ik ben blij om te horen dat mensen zoals je vader zo'n principe volgen. Dat is anders dan wat we op tv en in films over de Amerikaanse cultuur zien."

Ik was het ermee eens dat mijn vader een sterk, zuiver geweten had, en ik bewonderde hem ervoor. Ik heb altijd het gevoel gehad dat ik aan hoge verwachtingen had te voldoen. Tegelijkertijd had ik stilletjes aan het gevoel dat ik tekort schoot aan zijn verwachtingen.

Wat ik Vinay niet vertelde, was dat ik me vaak bezwaard en beschaamd voelde door de slechte keuzes die ik maakte. Ik heb mijn ouders nooit over een aantal van deze verteld en hoopte dat ze er nooit achter zouden komen. Ik wilde ze niet teleurstellen.

In plaats daarvan hoopte ik mijn ouders en ons gezin trots te kunnen maken, door veel te bereiken. Ik was geslaagd als een van de besten van mijn middelbare schoolklas, sprak tijdens onze diploma uitreiking en werd aangenomen met een beurs bij een geweldige universiteit. Ik deed veel vrijwilligerswerk in Afrika en andere delen van de wereld, stelde een deel van de universiteit uit om voor twee jaar zendingswerk te doen en werd de eerste in mijn familie die promoveerde met een bekroond proefschrift. Ik heb als jonge onderzoeker verschillende prijzen en erkenningen ontvangen.

Ik werd zelfs gekozen als een van de twaalf jonge wetenschappers van over de hele wereld om naar Brussel te vliegen voor een "bijeenkomst van jonge meesterbreinen" waarin mogelijke oplossingen voor wereldproblemen werden besproken.

"Atmiyata is wanneer je, ongeacht hoe iemand je behandelt, met liefde en respect kunt reageren."
–Hariprasad Swamijii

Op dat moment woonde ik in Finland, waar ik een door de Europese Unie gefinancierd project coördineerde. Ik heb baanbrekende cursussen gegeven over het gebruik van technologie en nieuwe media voor interreligieuze en interculturele communicatie, internationale ontwikkeling en vredesopbouwwerk. Ondanks dat alles wogen de fouten die ik maakte, in mijn gedachten, zwaarder dan het goeds dat ik had gedaan.

Toen mijn vader die ochtend belde en zei dat hij me nodig had, vroeg ik me even af of hij iets had ontdekt dat ik verkeerd had gedaan. Buiten het feit dat ze mij steunden, wist ik dat mijn ouders zich zorgen over mij maakten, zoals iedere ouder doet. En ik wist dat ze veel voor me baden. Ik reisde en woonde in verschillende landen, maar was er nog lang niet aan toe om te gaan trouwen. Ik onderzocht mijn eigen relatie met spiritualiteit en wetenschap en bracht veel tijd ver van huis door en ver van alles wat voor hen vertrouwd was. Ik heb mijn vader ooit toevertrouwd dat ik me verdrietig en eenzaam voelde, dus dacht hij er altijd aan om mij te vragen hoe het met me ging en of het al beter ging. Ik denk dat hij extra voorzichtig was vanwege dat wat er met mijn zus was gebeurd. Ik probeerde nauw contact met ze te onderhouden, maar dat telefoontje van mijn vader en zijn verzoek om elkaar te ontmoeten kwam uit de lucht vallen.

Het was ongebruikelijk dat hij een afspraak met mij maakte. Ik was zijn zoon en hij kon me altijd bellen. De hele dag was ik ongerust en ik maakte me nog meer zorgen toen mijn moeder later op die avond belde.

"Vergeet alsjeblieft de afspraak met je vader niet", zei mijn moeder met een toon in haar stem die ik niet gewend was. "Ik weet niet waar het over gaat, maar het is belangrijk."

Het mysterie zou moeten wachten. Ik had nog een dag in Mumbai en daarna een stop in New York voordat ik erachter zou komen wat mijn vader wilde zeggen. En voordat ik India verliet, verzocht dokter Naram mij hem nog een keer te ontmoeten om iets te vertellen waarvan hij zei, dat het mijn leven zou veranderen.

Jouw dagboeknotities

Om de voordelen, die je zult ervaren door het lezen van dit boek, te verdiepen en te vergroten, neem je nu een paar minuten de tijd en beantwoord voor jezelf de volgende vragen:

Met welke strubbelingen worden jouw dierbaren momenteel geconfronteerd? Wat zou je kunnen doen om hen te helpen?

_____

_____

_____

Welke wijsheid heb je van je ouders of anderen meegekregen, die jou heeft geholpen?

_____

_____

_____

Waar in je leven kun je de helende kunst van Atmiyata beoefenen?

_____

_____

_____

Welke andere inzichten, vragen kreeg terwijl je dit hoofdstuk las?

_____

_____

_____

HOOFDSTUK 5

❀

Een groot geheim om in alles te slagen

Als we niet meer weten wat we moeten doen, zijn we bij ons echte werk gekomen en als we niet meer weten welke kant we op moeten, zijn we aan onze echte reis begonnen.
–Wendell Berry

De volgende avond, voordat Alicia en ik een rode-ogen-vlucht naar de Verenigde Staten zouden nemen, ontving dokter Naram ons voor een afscheidsmaaltijd. Hoewel het eten heerlijk was, at ik snel, in de hoop meer tijd te hebben om met hem te praten. Ten slotte zei hij: "Kun je meegaan naar mijn studeerkamer? Ik wil je iets heel speciaals laten zien."

Toen ik de deur van de studeerkamer achter me dicht deed, haalde dokter Naram verschillende bundels tevoorschijn die in een oranje doek waren gewikkeld. Toen hij het touw eromheen losmaakte, zag ik dat ze oude, versleten pagina's bevatten die waren bedekt met handgeschreven tekens die ik niet herkende. Op gedempte toon zei dokter Naram: "Dit zijn enkele pagina's uit de oude teksten die mijn meester mij heeft gegeven." Hij behandelde elke pagina zorgvuldig en vertelde hoe kostbaar de manuscripten voor hem waren en hoe ze hem leidden naar de oude principes, formules en methoden die hij gebruikte om mensen te helpen.

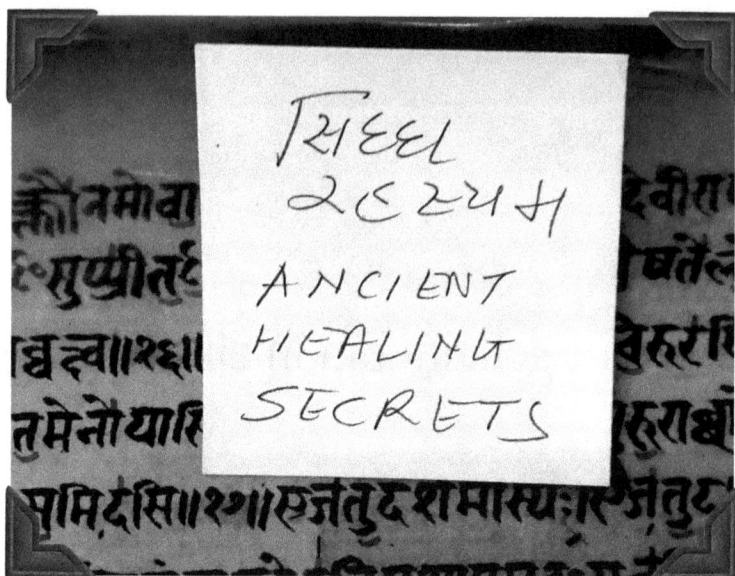

Een stukje geel papier aan het begin van elke tekst, geschreven in het Engels, gaf een korte beschrijving van de inhoud.

Ze zijn in verschillende talen geschreven: Sanskriet, Tibetaans, Nerali, Nepalees en Ardhamagadhi of Magadhi Prakrit. Er waren huismiddeltjes en kruidenformules voor diabetes, verschillende soorten kanker, haar- en huidproblemen en oude mantra's en marma's om geluk, vrede en overvloed te krijgen. Er waren zelfs geheime jeugdformules die werden gebruikt door een dame genaamd Amrapali die, legde dokter Naram uit, ouder dan zestig was maar er dertig jaar jonger uitzag. Ze was zo aantrekkelijk dat een vijfendertigjarige koning verliefd op haar werd ondanks dat hij al een mooie jonge vrouw had. Ik had een sterk verlangen om deze oude geschriften aan te raken, maar ik wilde niet het risico lopen het breekbare papier te beschadigen.

"Mijn hele leven draait om het opvolgen van de instructies van mijn meester", zei dokter Naram, "zodat ik de principes van deze oude pagina's kan ontcijferen en ze in de fysieke realiteit in de moderne wereld kan brengen op een manier die mensen verandert en zelfs levens redt van mensen."

Er viel een lange stilte terwijl ik die woorden liet bezinken. Om de stilte te doorbreken stelde ik hem een vraag die al een tijdje in mij brandde:

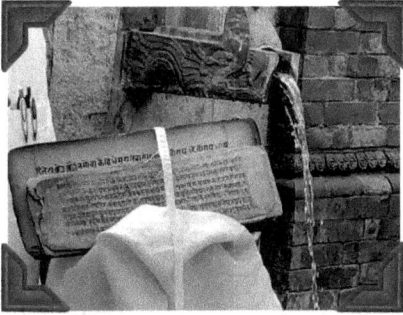

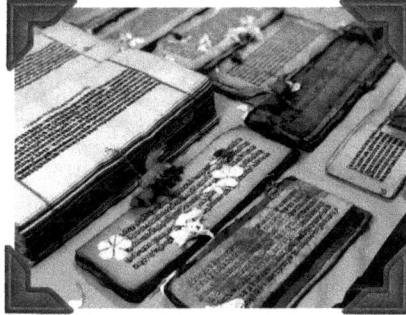

Links: *Dokter Naram met een van de oude teksten met de geheimen van zijn overlevering voor diepere genezing.* **Rechts:** *meerdere manuscripten op een tafel.*

"Waar begon dit allemaal voor u?"

Terwijl hij de oude pagina's teder in de oranje doek wikkelde, vertelde dokter Naram me zijn verhaal.

"Dertig jaar geleden was ik afgestudeerd aan de universiteit als arts."

"Wat? Voordat u genezer werd, werd u opgeleid tot arts?"

"Ja, ik ben in 1978 afgestudeerd met een bachelordiploma aan de Bombay University en in 1982 en 1984 een heb ik een hogere Ayurvedische medische graad gehaald. Het enige is dat ik nog steeds een dokter was van niets. Ik had een grote droom om de wereld te willen veranderen. Ik wilde mensen helpen om een levendige gezondheid, gemoedsrust en onbeperkte energie te bereiken, maar ik had zelf geen energie, gezondheid of innerlijke vrede. Bovendien werkte ik ondanks al mijn studie nog steeds met alleen een 'misschien-theorie' weet je wat een 'misschien theorie' is?"

Ik haalde mijn schouders op en schudde mijn hoofd.

"Stel dat er een patiënt komt die zegt dat hij buikpijn heeft. Ik zou zeggen: "Misschien gas, misschien zuur, of misschien een tumor, of Misschien een probleem met zijn vrouw." Ik zou een breed spectrum van remedies geven op basis van "misschien" gissingen, en hij zou weggaan. Hij zou een maand later terugkomen met hetzelfde probleem en ik zou zeggen: "Misschien is het psychosomatisch." Ik was urenlang met mijn patiënten aan het overleggen zonder resultaat te zien. Ik was gefrustreerd, depressief, nerveus en angstig. Ik voelde me een mislukkeling. Ik at slecht voedsel om mijn angst te kalmeren en kwam veel aan. Ik was meer dan 220 pond en begon me af te vragen of de remedies die ik gebruikte wel effectief waren. Of misschien was het probleem dat ik mensen niet begreep. Misschien begreep ik hun echte uitdagingen, zorgen, angsten en onrust niet. Misschien was dit geen baan voor mij."

Terwijl dokter Naram sprak over niet gelukkig zijn, dacht ik aan mijn eigen verdriet. Het was er niet altijd, maar het kwam vaak genoeg terug om me aan veel dingen in mijn leven te laten twijfelen. Soms leek het een depressie; soms ongeduld, of irritatie bij mezelf en anderen.

"Ik verdiende geen geld en had geen voldoening in mijn werk - geen innerlijke vreugde", vervolgde dokter Naram.

"Toen, op een dag, veranderde een wonder mijn leven voor altijd. Ik behandelde een patiënt die Shanker heette (spreek uit als Shawn-ker). Hij kwam elke week, en we zaten twee uur bij elkaar om zijn probleem te bespreken en nieuwe oplossingen en remedies uit te proberen, maar niets werkte. Plotseling, na twee jaar van van behandelingen, kwam Shanker niet meer en ik dacht: misschien heb ik eindelijk iemand genezen. Enkele maanden later zag ik hem gelukkig over de weg lopen. Ik vroeg me af: heb ik hem geholpen? Zijn antwoord schokte me tot in de kern.

Shanker zei tegen me: "Nee, dokter Naram, je hebt me niet geholpen. Hoeveel tijd je ook nam, je hebt me nooit begrepen. Je bracht me alleen maar meer en meer in de war."

Ik antwoordde: Ik weet dat mijn probleem is dat ik mensen niet begrijp! Dus hoe ben je beter geworden?"

Shanker legde uit dat hij naar een grote meester was gegaan die 115 jaar oud was. De man raakte zijn pols aan en vertelde hem in slechts twee minuten precies wat er in zijn lichaam, geest en emoties gebeurde en adviseerde hem wat hij moest doen om te genezen. Dokter Naram geloofde niet dat dit mogelijk was, maar het viel niet te ontkennen dat Shanker er veel beter uitzag. Zijn medische rapporten lieten drastische verbeteringen zien in diabetes, artritis, bloeddruk, osteoporose en nierfunctie. Dokter Naram vroeg: "Hoe kan ik deze meester ontmoeten en het zelf zien?"

"Shanker heeft me de locatie gegeven", vervolgde dokter Naram, "maar voordat ik ging, maakte ik een lijst van al mijn problemen: depressie, angst, nervositeit, diabetes, haaruitval en zwaarlijvigheid. Toen reisde ik naar deze grote meester en wachtte lang in de rij voordat ik aan de beurt was. Al die tijd dacht ik na over hoe deze 115-jarige man nog steeds negentig klanten per dag zag. Toen het eindelijk mijn beurt was, legde de genezer zijn vingers op de pols van mijn pols en zei: "Hoge

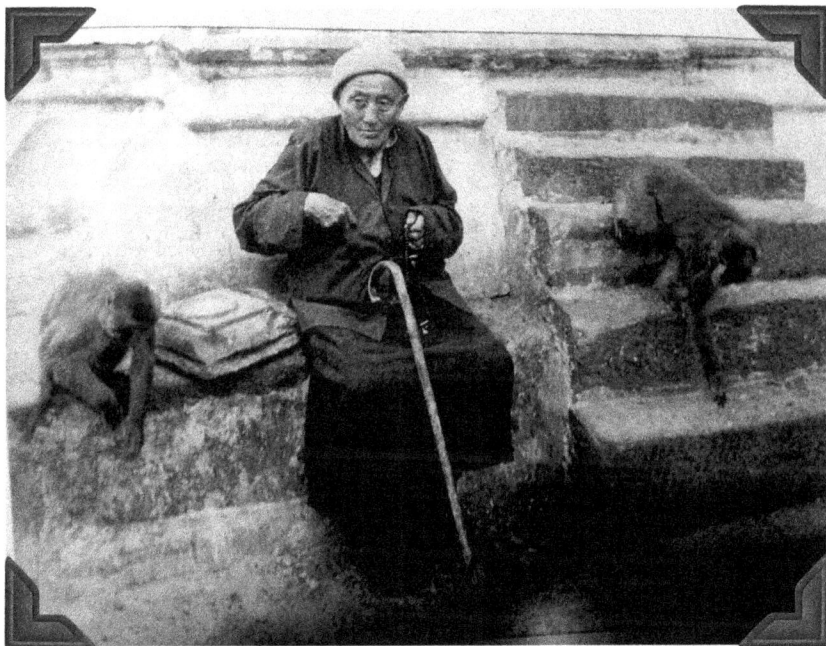

De meester van dokter Naram, Baba Ramdas, op 115-jarige leeftijd.

bloedsuikerspiegel. Ook wil je je haar laten groeien, afvallen en je wilt van baan veranderen."

Bovendien ben je depressief, nerveus en in de war over de toekomst."

Dokter Naram zweeg even. "Hij begreep me en ik kan je niet vertellen hoe goed het voelde om zo diep begrepen te worden. Later vertelde mijn meester me: 'In de laatste zesduizend jaar van de menselijke geschiedenis is de grootste behoefte die mensen hebben niet liefde, maar begrip.'"

Terwijl dokter Naram zijn verhaal vertelde, vroeg ik me af: *had die meester niet alleen mensen geholpen met zaken als hoge bloeddruk, diabetes, artritis, enzovoort, maar ook oude geheimen die droefheid in geluk konden veranderen?*

Dokter Naram vervolgde: "Baba Ramdas begreep me en die ene ontmoeting veranderde mijn leven. Ik kreeg een recept voor wat kruiden en wat wijzigingen in mijn eetpatroon en werd gevraagd om over zes maanden weer te komen. De meester vertelde me dat hij geen snelle oplossing voor me had. Als ik dat wilde, moest ik ergens anders heen gaan. Wat hij aanbood was een diepere genezing die doorzettingsvermogen en geduld vereiste. Ik deed precies wat hij me vertelde. Het kostte tijd

"In de laatste zesduizend jaar van de menselijke geschiedenis is de grootste behoefte die mensen hebben niet liefde, maar begrip."

–Baba Ramdas

(De meester van dokter Naram)

maar mijn geduld en toewijding loonde. Het recept werkte als magie.

Ik ben afgevallen, van 220 pond tot nu 127 pond. Mijn bloedsuikerspiegel daalde aanzienlijk, van 475 tijdens het vasten tot nu 96 naar 105 tijdens het vasten. En mijn haar groeide terug. Toen ik begon, had ik veel tijd maar geen haar. Nu heb ik veel haar maar geen tijd."

We lachten allebei. Terwijl ik naar zijn verhaal luisterde, zei ik: "Wauw. . . wat een cadeau."

"Ja, maar weet je wat het grootste geschenk was dat hij me gaf?"

"Wat?"

"Hij leerde me, op een manier die ik nooit zal vergeten, het grootste geheim om onszelf en anderen te begrijpen. En hij heeft me ook het geheim geleerd om overal in te slagen."

✿

Onszelf begrijpen om anderen te begrijpen

Dokter Naram legde uit hoe de ontmoeting met deze meester hem het verlangen gaf om alles te weten te komen over de oude geheime geneeswijze. Hij dacht dat het leren ervan een manier was om zijn vader en vrienden te bewijzen dat hij geen ellendige mislukkeling was. Hij kon hen laten zien dat hij iets waardevols deed en zijn leven niet verkwistte.

"Dus ik ging naar deze grote meester en zei: "Ik zou graag deze geheime kunst en wetenschap van polsdiagnose willen leren."

Baba Ramdas zei: "Heel goed. Kom morgen."

"Dus ik ging de volgende dag en zei opnieuw tegen hem: "Ik zou graag deze geheime kunst en wetenschap van polsdiagnose willen leren." Toen zei hij: "Kom morgen." Hij bleef maar zeggen dat hij het me 'morgen' zou leren, dus ik kwam morgen. . . dit harhaalde zich 100 dagen!"

Dokter Naram vertelde dat het door en door verwarrend was en dat hij op de honderdste dag besloot dat hij er genoeg van had. Dus deed hij een belofte: *als hij me vandaag niets leert, sta ik als een rots voor hem. Ik zal sterven, maar ik zal niet bewegen.*

Hij stond voor Baba Ramdas en zei tegen hem: "Ik ben gekomen om te leren en ga niet weg voordat je ermee instemt om het mij te leren." Baba Ramdas zei: "Wie beslist?" "Ik beslis", zei dokter Naram.

"Dat is jouw probleem", antwoordde Baba Ramdas.

Dokter Naram stond urenlang als een rots voor de 115-jarige meester. "Het was verbazingwekkend hoe hij, terwijl hij naar de patiënten keek, ook naar mij keek. Terwijl ik daar stond, zag ik hoe hij hun pols aanraakte en ze vervolgens als een boek na elkaar las. Eindelijk, na vier uur moest ik natuurlijk hard naar de wc. Hij zag me met mijn lichaam wiebelen en in mijn benen knijpen om het vast te houden, en zei: "dokter Naram, ik denk dat je wel naar de badkamer zou willen." Ik zei: "Ja." Hij zei: "Ga dan naar de badkamer." Ik zei: "Maar ik zou graag van u willen leren." Hij zei, "Kom dan morgen."

De manier waarop dokter Naram het verhaal vertelde, met zijn gebaren en gezichtsuitdrukkingen, maakte me aan het lachen.

Hij keek me aan en zei: "Je mag lachen", maar ik begon te huilen. En op dat moment moet er iets met deze meester zijn gebeurd. Hij zei: "Oké, stop met huilen." Ik zei: "Wat moet ik doen?" Hij zei: "Kom, vandaag begint je training." Met enige hoop en verbazing zei ik: "Wat moet ik eerst doen?" Hij antwoordde: "Ga naar de badkamer." Dus ik ging meteen naar de badkamer. Ik kwam terug en zei: "Oké, wat moet ik doen om met mijn training te beginnen?" Deze grote meester vroeg me: "Hoeveel mensen hebben de badkamer tot nu toe gebruikt?" Ik vermoedde: "Misschien dertig tot veertig?"

"Zeer goed. Ga de badkamer schoonmaken."

Dit bracht dokter Naram in de war. Hij was tenslotte een dokter en dit was te laag voor hem. Dokter Naram zei tegen Baba Ramdas: "Meneer, ik denk dat u het verkeerd hebt begrepen. Ik kwam om polsdiagnose te leren, niet om de badkamer schoon te maken."

Baba Ramdas antwoordde snel: "Oh, je wilt polsdiagnose leren. Geen probleem, kom morgen maar."

En dus ging de jonge dokter Naram prompt de badkamer schoonmaken.

"Pas later begreep ik dat Baba Ramdas eerst mijn ego moest breken en me moest helpen mijn angsten onder ogen te zien. Dit was het grootste geschenk dat hij me ooit had kunnen geven.

Dit is een geheim. Onze twee grootste obstakels in het leven (om onszelf of anderen duidelijk te zien) zijn ego en angst. Als we een groot

ego of angsten hebben, kunnen we niet zien wat er gebeurt in het lichaam, geest en de emoties van een patiënt. Ego en angsten verhinderen
dat we onszelf duidelijk zien, dus hoe kunnen we zien wat er gebeurt in
degenen die naar ons toe komen? We kunnen niet voelen wat zij voelen
of begrijpen wat zij ervaren. We kunnen onszelf of iemand anders pas
echt begrijpen als we in staat zijn om ons ego en onze angsten onder
ogen te zien. Tot die tijd is ons zicht troebel en wazig. Baba Ramdas
vertelde me: "Genezer, genees eerst uzelf", en mijn genezing begon met
het schoonmaken van toiletten."

Toen ik zijn verhaal hoorde, begon ik me af te vragen:

> *Hoe beïnvloedt mijn eigen ego mij?*
>
> *Hoe beïnvloeden mijn angsten mijn leven?*
>
> *Hoe kunnen beide mij verblinden om mezelf of anderen niet duidelijk te zien?*
>
> *Hoe beïnvloeden ze de manier waarop ik ben - in relaties, met mijn familie, op het werk of in mijn spirituele leven?*

Ik herinnerde me een ervaring die ik een paar maanden voor de reis naar
India had. Ik leidde een project van de Europese Unie aan de universiteit
in Finland en was daar behoorlijk trots op. Ik was de enige Amerikaan en
de jongste onderzoeker die verslag deed van de vergaderingen in Brussel.
Niet iedereen voelde zich echter goed over mijn rol. Een afgestudeerde
student uit Nederland schreef me een bittere e-mail om me te vertellen
dat hij een hekel had aan de manier waarop ik mijn taken uitvoerde.

Ik voelde me verkeerd begrepen en boos. Alle anderen complimen-
teerden me, dus wat was er mis met deze man? In plaats van te luisteren
en meer vragen te stellen om zijn standpunt te begrijpen, viel ik hem aan
door te wijzen op de manieren waarop zijn argument kortzichtig was,
in een poging zijn mening te ontkrachten. Ik vertelde hem dat sommige
mensen van het project ontevreden waren over de bijdragen waarvoor
hij werd betaald.

Ik heb niet alleen een kans gemist om iets over mezelf te leren, maar
ook om het project te verbeteren, ik zag hem niet duidelijk. Pas later
ontdekte ik dat hij depressief was en een lage dunk van zichzelf had. In
plaats van deel uit te maken van de oplossing in zijn leven, heb ik het
probleem groter gemaakt.

Toen ik naar dokter Naram luisterde, overwoog ik hoe vaak ik in mijn leven de dingen niet duidelijk zag vanwege mijn angsten en ego. Terugkijkend realiseerde ik me hoe verward en onzeker ik me vaak voelde, omdat ik wilde dat mensen me leuk zouden vinden, dat ik succesvoller wilde lijken dan ik was. Ik zou zelfs liegen over domme dingen om te proberen iemands perceptie van mij te beïnvloeden, of een fout te verbergen die ik had gemaakt. Al deze dingen waren bijproducten van de diepere kwesties: angst en ego. Ik vroeg mezelf af:

> *"Onze twee grootste obstakels in het leven (om onszelf of anderen duidelijk te zien) zijn ego en angst."*
> –dokter Naram

Hoe zou mijn leven anders zijn als ik niet werd beïnvloed door mijn angst en ego?
Hoe zou ik ten goede veranderen?

"Zoveel mensen van over de hele wereld bewonderen je," zei ik tegen dokter Naram. "Hoe voorkom je dat je ego je oordeel vertroebelt te midden van zoveel lof? En hoe voorkom je dat je bang bent in situaties waarin je reputatie op het spel staat?"

"Ik zou liegen als ik zei dat angst en ego niet nog steeds komen en gaan", antwoordde dokter Naram.

"Toen Gia, het meisje met ernstig autisme me krabde en ik begon te bloeden terwijl iedereen keek, was ik even zenuwachtig. Ik was er niet zeker van dat mijn oude geheimen bij haar zouden werken en ik voelde de behoefte om mezelf te bewijzen in het bijzijn van al die mensen."

"Werkelijk?" Ik werd geraakt door zijn kwetsbare eerlijkheid.

"Ja", zei dokter Naram, "maar het duurde maar even. Toen deed ik twee dingen die mijn meester me leerde, die me terug brachten naar mijn kern."

"Wat bedoelt u? Wat heeft u gedaan?"

"Ten eerste leerde mijn meester me hoe ik mijn geest naar de plaats van stilte, rust en afzondering kon brengen. Dit brengt me terug naar de kern van wie ik ben en als ik vanuit die plek handel, zijn de resultaten veel beter.

Op die plek heb ik niets te vrezen of te bewijzen en ik zie dat het eigenlijk helemaal niet om mij gaat. Het gaat over het dienen van de

"Wat is het geheim om naar terug te komen in jouw kern? Stilte, rust en afzondering."

–dokter Naram

God in de persoon voor mij. Telkens wanneer ik me niet op mijn gemak voel of niet weet wat ik moet doen, ga ik terug naar mijn kern: stilte, rust en afzondering."

Ik snapte het niet. Het was alsof hij een vreemde taal sprak. Door mijn eigen ervaring zou het jaren kosten om te begrijpen wat hij bedoelde. Op dat moment hoopte ik echter gewoon dat het volgende dat hij deelde, logischer zou zijn.

"Wat was het tweede dat je meester je leerde te doen?"

Geheim voor het slagen in alles

Dokter Naram vervolgde: "Ik heb het toilet gehaast schoongemaakt om snel te kunnen beginnen met de polsdiagnose. Toen ik terugkwam om aan te kondigen dat ik klaar was, keek Baba Ramdas verbaasd.

"Hij zei: "Laat me eens kijken."

"Wat wilt u controleren?"

"Ik wil je werk controleren."

Dokter Naram voelde zich zelfbewust toen zijn meester de het toilet inspecteerde. "Heel slecht werk, dokter Naram", zei Baba Ramdas. "Als je niet weet hoe je de badkamer moet schoonmaken, hoe ga je dan de gifstoffen, de blokkades, in het lichaam, de geest, de emoties en de ziel van mensen schoonmaken?"

Dokter Naram zweeg even en keek naar mij, en zei: "Uit deze ervaring leerde mijn meester me dit grote geheim: wat je ook doet in je leven - of het nu gaat om het schoonmaken van de badkamer, het bereiden van eten of het controleren van de patiënt - doe het met 100 procent!"

Ik vroeg hem: "Maar zijn er geen mensen die 100 procent geven en nog steeds niet slagen?"

"Dat is misschien waar, maar de meeste mensen geven niet echt 100 procent, omdat ze lui zijn of bang zijn om te falen. Wanneer je daadwerkelijk 100 procent gaat geven in alles wat je doet, komt er een andere kwaliteit van genieten in je leven, neemt de angst af en begin je heel andere resultaten te zien."

Terwijl dokter Naram sprak, dwaalden mijn gedachten weer af.

Als ik eerlijk tegen mezelf was, heb ik dan 100 procent gegeven in alles wat ik deed?

Gaf ik zelf 100 procent in alles wat ik deed?

Heb ik mijn uiterste best gedaan, ongeacht wie er keek of hoe belangrijk het leek?

Helaas kon ik veel voorbeelden bedenken waarbij het antwoord 'nee' was, ofwel omdat ik iets niet genoeg waardeerde of omdat er teveel dingen tegelijk aan de hand waren. Ik verstopte me vaak achter een computer of telefoon en was snel afgeleid van het aanwezig zijn bij mensen die in dezelfde kamer waren als ik.

Dokter Naram vervolgde: "Volgens mijn meester hebben we geen controle over de keuzes van andere mensen of zelfs maar over de resultaten van onze eigen keuzes; we kunnen alleen toestaan dat die zich ontvouwen."

"Maar we hebben controle over onze eigen keuzes", zei ik om zijn laatste gedachten af te maken, "als we 100 procent geven in alles wat we doen."

"Jij begrijpt het!" zei hij met plezier omdat ik het eerste geheim begreep van de oude lessen.

Terwijl dokter Naram sprak, realiseerde ik me dat hij tegen mij sprak met hetzelfde enthousiasme en dezelfde intensiteit als wanneer hij een zaal met duizend mensen toesprak. Hij gaf 100 procent door dit verhaal met mij te delen en zijn voorbeeld maakte meer indruk op mij dan zijn woorden.

"Maar hoe doe ik dat - als mijn aandacht over zoveel dingen is verspreid?"

"Zou je willen dat ik je een marma-punt laat zien om je te helpen vrediger, aanwezig en gefocust te laten zijn?"

"Ja graag."

Hij demonstreerde het punt waarop hij drukte om zich meer kalm en aanwezig te voelen, zodat hij op elk moment 100 procent aan elke persoon kon geven.

Geheim van succes # 1: "Wat je ook doet in het leven, geef 100 procent" (zelfs als je de toiletten schoonmaakt).

–dokter Naram

Dokter Naram zei: "Je vroeg in het begin hoe ik deze geheimen voor diepere genezing heb geleerd. Het simpele antwoord is dat ik de woorden van mijn meester meer dan dertig jaar geleden volgde. Mijn meester zei dat ik 100 procent moest geven in alles wat ik doe, dus ik ging meteen weer terug en maakte het toilet met mijn 100 procent schoon. Toen ik naar buiten kwam, zei ik: "Oké, nu wil ik beginnen met leren", waarop mijn meester antwoordde: "Je training is al begonnen."

Jouw dagboeknotities

Marma Shakti geheim om meer vredig, aanwezig en gefocust te zijn*

Gedurende de hele dag druk je regelmatig met de wijsvinger van je rechter hand 6 keer op het punt tussen en net boven je wenkbrouwen.

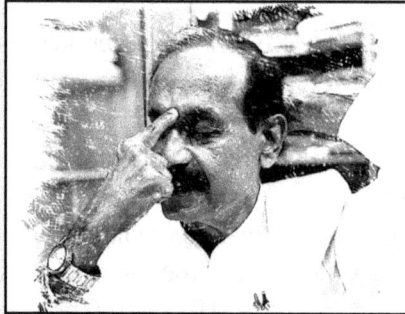

Jong blijven op elke leeftijd

Dokter Naram studeerde duizend dagen de kunst en wetenschap van Siddha-Veda met zijn meester. Hij leerde geheimen die voor de wereld verloren waren gegaan, maar in stand werden gehouden door een ononderbroken lijn van meesters. Dokter Naram besloot de rest van zijn leven aan drie onderwerpen te besteden:

1. Polsdiagnose en de zes sleutels voor diepere genezing;
2. De geheimen om meer dan honderd jaar te leven met een levendige gezondheid; en

3. Het 'oude prestatiesysteem' om mensen te helpen ontdekken, bereiken en genieten van wat ze het liefst willen.

Bovenal wilde dokter Naram begrijpen hoe het voor Baba Ramdas mogelijk was om zo jeugdig te zijn.

"Geloof het of niet, in mijn land begin je als je vijfenvijftig of zestig bent aan pensioen te denken", zei hij. "Als je zestig bent, ga je met pensioen en heb je weinig levenslust. Als je vijfenzestig bent sta je in de rij te wachten op de dood."

Deze man was zo anders. Hij was 115 en had zo'n levenslust, iets wat ik nog niet eerder had gezien!"

De manier waarop dokter Naram het beschreef was grappig - mensen wachtend in de rij op de dood. Toch resoneerde zijn verklaring. Veel van de mensen die ik kende, ontwikkelden in de vijftig, zestig en zeventig ernstige gezondheidsproblemen. Ik nam dit voor lief aan. Het was de manier waarop het leven was: je wordt oud, je lichaam begint pijn te doen en af te breken, en dan ga je dood.

Dokter Naram zei: "Als mensen mijn meester vroegen: "Hoe oud ben je?" Dan zei hij: "Ik ben 115 jaar *jong* en heb nog vele jaren te gaan." En tegelijkertijd was hij gezond, alert, en nog steeds hard aan het werk."

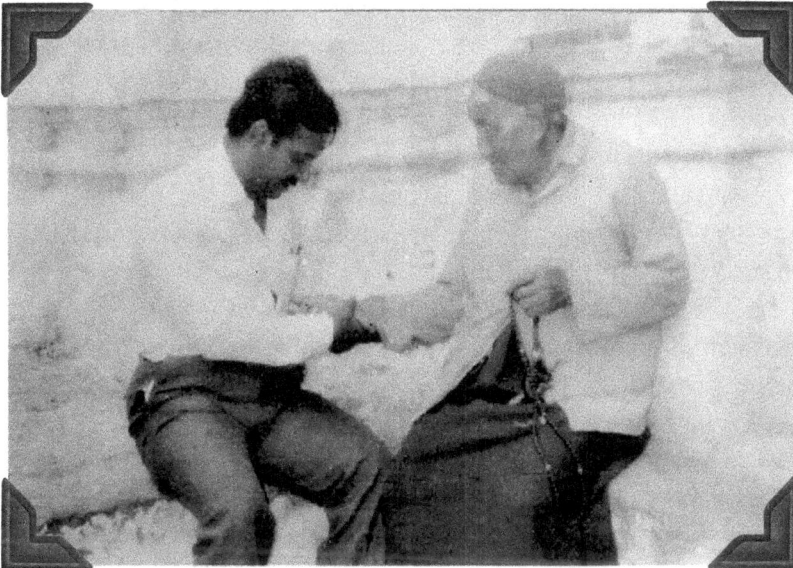

Een jonge dokter Naram wordt getest met polsdiagnostiek door zijn geliefde meester Baba Ramdas.

Geheim van succes # 2:
"Maak van je werk
een gebed. Door werk
te doen waar je van
houdt, voel je je jong,
ongeacht je leeftijd."
–dokter Naram

Toen dat een plaats had gekregen, verwonderde ik me over wat een andere verwachting dokter Naram van het leven had gekregen toen hij zag dat zijn meester zich 'jong' voelde na 115 jaar. "Mag ik nog een geheim van een miljoen dollar met je delen?"
"Ja."

"Waar mensen in veel landen met pensioen gaan en proberen te stoppen met werken, zijn we in mijn afstamming liefhebbers van werk. Voor ons is werken als bidden. Door werk te doen waar je van houdt, voel je je jong, ongeacht je leeftijd."

"Hoe heeft je meester het gedaan?" Vroeg ik. "Wat was zijn geheim om op elke leeftijd jong te zijn?"

"Nu stel je een vraag van een miljard dollar. Pas op, want wanneer ik je dit vertel, zal je leven voor altijd veranderen."

"OK." Ik werd nog alerter en opende mijn notitieboekje op een nieuwe pagina.

"Door nu slechts een deel van dit geheim te delen met duizenden en duizenden mensen van over de hele wereld, in 108 landen, komen er resultaten die zij 'wonderen' noemen. Als onderdeel van dit geheim ervaren ze vaak diepere genezing. Hun diabetes vermindert of verdwijnt. Hun artritispijn neemt af en ze kunnen weer gaan lopen. Of hun 'Frozen Shoulder' raakt los, hun kind met ADD of ADHD verbetert, hun haar groeit terug als ze kaal waren, hun slaap verbetert, ze vallen af, hun depressie neemt af, hun allergieën en astma verdwijnen, hun huid wordt beter, hun energie en uithoudingsvermogen nemen toe, en zoveel andere dingen.

"Het is niet alleen het geheim achter hoe mijn meester tot op zo'n hoge leeftijd leefde, maar ook hoe hij zoveel flexibiliteit, mentale kracht, enthousiasme en een levendige gezondheid behield."

"Wat heeft hij gedaan?" Vroeg ik. "Kunt u het met mij delen?"

Dokter Naram aarzelde even, boog zich toen naar me toe en zei met gedempte maar energieke stem: "Siddha-Veda heeft zes geheime sleutels van diepere genezing die iemands lichaam, geest en emoties kunnen transformeren - de zes sleutels waarmee je nu hebt gezien dat 'onmogelijke' situaties mogelijk worden."

Er klonk een toeterende claxon. Hij stopte en keek naar buiten. Daar was onze taxi om Alicia en mij naar het vliegveld te brengen. Ik vroeg snel: "Wat zijn dat? Wat zijn de zes sleutels van diepere genezing? Hoe kan ik ze leren?"

"Kom morgen", zei hij met een twinkeling in zijn ogen.

"Maar ik kan niet. Ik ga naar New York en dan naar Utah."

Hij glimlachte, stopte weer en zei toen langzaam: "Om de een of andere reden heeft God jou naar mij gebracht en mij naar jou, vind je niet?"

Ik knikte en hij vervolgde: "De volgende keer dat we elkaar ontmoeten, als we elkaar weer ontmoeten, zal ik misschien deze zes krachtige sleutels met je delen die mijn meester met mij deelde, het verloren oude geheim om jong te blijven op elke leeftijd."

We gingen naar buiten, waar Alicia al bij de taxi stond te wachten. Toen ik het portier van de auto opendeed om in te stappen, riep dokter Naram me toe en zei: "Het zou heel goed zijn als je Marianjii in New York zou kunnen ontmoeten."

> *"Siddha-Veda heeft zes geheime sleutels van diepere genezing, die iemands lichaam, geest, en emoties kunnen transformeren."*
>
> –dokter Naram

Jouw dagboeknotities

Om de voordelen die je zult ervaren door het lezen van dit boek te verdiepen en te vergroten, neem je nu een paar minuten de tijd en beantwoordt je voor jezelf de volgende vragen:

Hoe voel je dat ego en angst je leven beïnvloeden?

_____

_____

_____

_____

Hoe denk je dat je leven ten goede zou kunnen veranderen als je minder werd beïnvloed door angst en ego?

_____

_____

_____

_____

Welke andere inzichten, vragen of realisaties kwamen bij je op toen je dit hoofdstuk las?

_____

_____

_____

_____

HOOFDSTUK 6

❦

Kunnen Ghee & geheime punten op je lichaam je bloeddruk binnen enkele minuten weer normaal maken?

De rede is machteloos in het uiten van liefde. Het is niet jouw taak om naar liefde te zoeken, maar alleen om alle barrières in jezelf te zoeken en te vinden die je ertegen hebt opgebouwd.
–Rumi

New York City

Afscheid nemen van Alicia op de luchthaven in Mumbai was bitterzoet.

Hoewel ik teleurgesteld was dat we niet op weg waren naar een liefdesrelatie, was ik blij dat zij blij was met wat ze in India had meegemaakt en een duidelijker beeld had van waar ze met haar leven heen wilde gaan.

Hoe graag ik ook naar mijn vader toe wilde, ik was blij dat ik een tussenstop van acht uur in New York had. Dat zou me genoeg tijd geven om enkele van de bezienswaardigheden te zien en Marianjii te ontmoeten die bij dokter Naram was op de eerste dag dat ik hem in LA ontmoette. Misschien kan ze helpen bij het beantwoorden van enkele van mijn vragen.

83

Voordat ik op JFK Airport landde, had ik New York City alleen in tv-shows en films gezien. Het weer was helder en koel, het tegenovergestelde van Mumbai en ik was blij dat ik een jas en handschoenen had meegenomen. Ik nam de metro naar Times Square en herkende door wat ik op tv had gezien de plek waar de bal op oudejaarsavond valt, aan alle kanten omringd door de flitsende lichten en grote schermen met reclame voor producten en Broadway-shows. Ik passeerde duizenden mensen op straat die tientallen verschillende talen spraken, allemaal starend naar de schermen en etalages.

Terwijl ik door de straten liep voelde ik me als een mier, onderaan en klein gemaakt onder muren van wolkenkrabbers. Mensen, bezienswaardigheden, geluiden en geuren vulden de straten. Pas toen ik bij Central Park aankwam, maakten de gebouwen plaats voor groen. Ik kocht warme noten van een straatverkoper en genoot van zijn New Yorkse accent.

Ik liep naar de beroemde winkel van Macy's, die ik herkende van toen ik een kind was en naar de Thanksgiving Day Parade op tv keek, en onze familie die steeds weer opnieuw naar *Miracle op 34th Street keken*. Toen ik de Borders-boekwinkel aan Madison Square Garden binnenstapte, verwarmde ik me met een hete drank en dwaalde tussen de planken en tafels met honderden boeken. Mijn ogen werden getrokken naar een boek waar ik nog nooit van had gehoord met een titel die ik niet begreep: *The Alchemist*. Ik kocht het zonder te weten waarom.

Aan het begin van de middag had ik het Empire State Building, Fifth Avenue, het Chrysler Building, het Rockefeller Center, de Brooklyn Bridge, het VN-hoofdkwartier, het Metropolitan Museum of Art en een bruisend Wall Street gezien. Ik was verbaasd hoeveel ik in één dag alleen van New York City zag, en hoeveel meer er nog te zien was.

Daarna nam ik een pauze. Een griezelig gevoel kwam over me heen toen ik de plaats naderde van de voormalige Twin Towers van de World Trade Center die tijdens de terroristische aanslagen op 11 september 2001 waren neergevallen. Toen ik door het hek keek, zag ik gapende gaten in de grond waar de gebouwen ooit stonden. Hoewel het puin was verwijderd en het gebied werd omgebouwd tot een monument, voelde ik de echo's van de verwoesting. Iedereen die ik ken die toen leefde, herinnert zich waar ze waren toen ze hoorden dat de vliegtuigen zich in die gebouwen stortten. We keken allemaal op het nieuws naar de torens die in vlammen opgingen en in elkaar stortten en mensen bedekt met stof zich haastten om weg te komen. Ik was bij mijn jongste zus in haar appartement toen ze zei: "Heb je het gehoord? New York wordt aangevallen!" We zagen rook uit de eerste toren komen toen een vliegtuig zich in de tweede stortte. Geschokt vroeg ik me af wie ons aanviel, waarom en hoe zou ik mezelf en mijn familie kunnen beschermen. Op die dag stierven daar 2.977 mensen uit 115 verschillende landen, waaronder 441 hulpverleners die gehoor gaven aan de oproep om te helpen. Onder hen waren brandweerlieden, paramedici, politieagenten en medische hulpdiensten. Ik was geschokt toen ik hoorde dat nog veel meer mensen waren gestorven in de nasleep van de aanval als gevolg van de gifstoffen waaraan ze waren blootgesteld.

Ik verliet deze sombere gedenkplaats en liep naar Battery Park. Ik zag iets heel bekends, hoewel ik het nog nooit eerder persoonlijk had gezien: het Vrijheidsbeeld. Toen ik naar de iconische dame keek die haar boek en fakkel vasthield, dacht ik aan de vele verschillende dingen die de Verenigde Staten vertegenwoordigden voor mensen over de hele wereld. Wat betekende het voor mijn vrienden in Europa, voor de mensen in India die ik net had ontmoet, voor de Indianen die hier lang vóór de immigranten waren, en voor de terroristen die die vliegtuigen in de Twin Towers boorden?

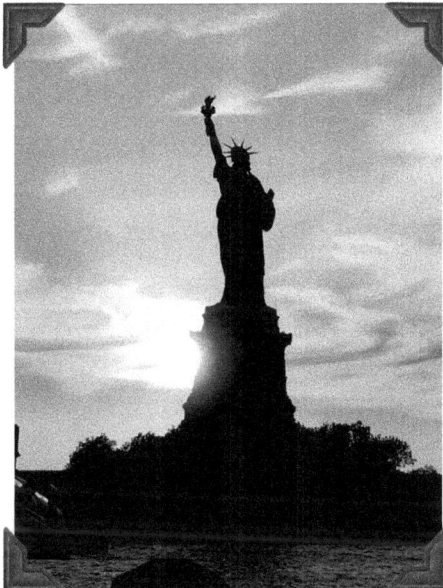

Het Vrijheidsbeeld op Liberty Island
in New York.

Diep in gedachten, mijn zintuigen overweldigd, arriveerde ik op Grand Central Station en stapte op de trein naar Westchester County. Terwijl de trein station na station stilstond, zag ik een deel van New York dat zelden in films werd afgebeeld. Toen we eenmaal de wolkenkrabbers achter ons lieten, was er eindeloos groen rondom prachtige meren en rivieren, afgewisseld met kleine dorpen en steden. Eindelijk, in een moment van rust en vredigheid wendden mijn gedachten zich naar mijn aanstaande ontmoeting met Marianjii.

Hij heeft mijn leven gered

Marianjii werd in Iran geboren als dochter van een Russische vader en een Perzische moeder. Ze woonde nu in New York en hielp dokter Naram al een aantal jaren. Ik was nerveus om haar bij haar thuis te ontmoeten. Ze had een sterke en directe persoonlijkheid, en hoewel we elkaar al eens eerder hadden ontmoet, was ik bang dat ze me niet leuk zou vinden.

Alsof ze mijn onuitgesproken gevoelens kon lezen, zei Marianjii toen ik aankwam uit het niets dat het haar niet uitmaakte of mensen haar leuk vonden of niet.

"Het zou heel klein van me zijn als ik alleen degenen zou helpen die ik leuk vind of die mij leuk vinden," zei ze.

Om mijn ongemak te verzachten, begon ik vragen te stellen. Bij mungbonensoep vertelde ze me over haar leven. Marianjii schreef dokter Naram toe dat hij haar leven meer dan eens had gered, waaronder een keer tijdens een buitenlandse reis.

"Tijdens de reis vroeg dokter Naram me: "Is jouw bloeddruk hoog?" Ik antwoordde: "Nee, mijn bloeddruk is altijd laag."

"Toen ik een kind was," vertelde ze me, "kreeg mijn moeder een ernstige beroerte. Ze was volledig verlamd en kon niet eens haar ogen sluiten om te slapen; we moesten haar ogen bedekken met een donker stuk stof zodat ze kon rusten. Ik dacht dat ze onoverwinnelijk was en alle antwoorden had, en nu ik haar daar zo kwetsbaar zag liggen, voelde ik me verdrietig, klein en hulpeloos."

Terwijl Marianjii sprak, dacht ik aan mijn eigen moeder. Ondanks onze uitdagingen leek ze me altijd zo sterk, bijna niet te stoppen. *Hoe zou het zijn als op een dag mijn moeder verlamd en hulpeloos zou zijn?*

Wat zou ik doen? Ik was blij toen Marianjii verder praatte - ik wilde die gedachte uit mijn hoofd schudden.

"Ik wilde niet dat mensen me zagen huilen", zei Marianjii, "dus verstopte ik me achter de gordijnen. Ik was zo in de war, ik bleef me omdraaien en tollen tot de gordijnen in de klit raakte en mijn haar uit mijn hoofd trokken."

"Het zou heel klein van mij zijn als ik alleen degenen zou helpen die ik leuk vind of die mij leuk vinden."

–Marianjii

De pijn van het uittrekken van mijn haar was het enige gevoel dat ik kon voelen - bijna ontnuchterend, wat een gevoel van aanwezigheid gaf aan de anders verdovende ervaring. Mijn moeder was pas negenendertig. Ze was daarna kreupel en verlamd aan haar rechterkant voor de rest van haar leven. Vanaf dat moment herinnerde ik me altijd dat mijn moeder leed aan hoge bloeddruk."

Omdat hoge bloeddruk leidde tot de beroerte van haar moeder, was Marianjii bang voor hypertensie, dus liet ze haar bloeddruk vaak meten. Vier uur voordat zij naar huis zou vliegen vroeg dokter Naram opnieuw of ze een hoge bloeddruk had. Marianjii was er zo zeker van dat haar bloeddruk in orde was dat ze hem vroeg om het te controleren om hem gerust te stellen. Ze was geschokt toen ze ontdekte dat het extreem hoog was: 220/118! Het kan gemakkelijk een beroerte of erger veroorzaken. Aan boord gaan van een zeventien uur durende vlucht was uitgesloten.

"Dokter Naram keek me serieus aan en vroeg of ik hem zou toestaan me te helpen. Mijn angst en de herinneringen aan de strijd en het lijden van mijn moeder overspoelden mijn gedachten. Ik was zo overweldigd en angstig. Ik kon niet kalmeren."

Dokter Naram zei dat ze met haar hoofd op een kussen moest gaan liggen. Hij wreef een lik ghee op de bovenkant van haar hoofd, en klopte zachtjes zodat de ghee in haar huid kon doordringen. Daarna smeerde hij nog een likje ghee op elke slaap tegelijk, waarbij hij zijn vingers in een cirkelvormige beweging met de klok mee bewoog. Vervolgens plaatste hij een schepje ghee in haar navel en op de binnenkant van elke voet. Hij heeft het hele proces twee keer gedaan.

"Daarna controleerde dokter Naram mijn bloeddruk opnieuw", zei Marianjii. "Het was bijna veertig punten gedaald en registreerde nu 182/104. Dokter Naram herhaalde het proces nog een keer, en mijn bloeddruk daalde opnieuw naar 168/94. Hij was nog niet op zijn gemak met de resultaten, wetende dat ik een lange reis terug naar New York moest maken. Hij herhaalde het proces nogmaals, en daarna had ik bijna mijn normale bloeddruk, 120/75."

"Wauw, dat is ongelooflijk," zei ik.

"Ik weet dat het voor sommigen misschien eenvoudig of zelfs primitief lijkt," zei ze, "maar de oude geneeswijze kan buitengewoon effectief zijn. En het is niet alleen voor noodgevallen. Marma kan, naast de andere sleutels van Siddha Veda, regelmatig worden gedaan en resultaten geven op de lange termijn. Dankzij deze geheimen heb ik bijna zeven jaar een normale bloeddruk kunnen behouden zonder de hulp van medicijnen."

Mijn dagboeknotities

Oude geheime geneeswijze voor het behouden van een normale bloeddruk.*

1) Marma Shakti — Wrijf een lik ghee bovenop het hoofd, in de navel en op de onderkant van de voeten. Wrijf ook ghee in een cirkelvormige beweging op de slapen van je voorhoofd, terwijl je na de laatste beweging naar beneden drukt. Haal een paar keer diep adem, rust vijf tot tien minuten uit en begin dan opnieuw met het proces.

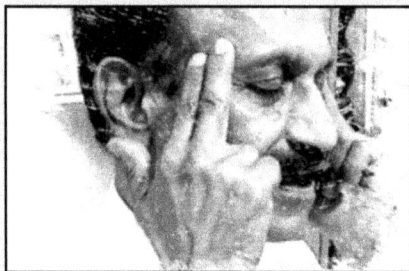

2) Kruidengeneesmiddelen - Ze nam een kruidenformule die was ontwikkeld om een gezonde bloeddruk te ondersteunen, met ingrediënten als arjuna-schors en Indiase waternavel; en kruidenformules om de geest te kalmeren, met ingrediënten als waterhysop, gotu kola, zoethout en ashwaganda.*

* Informatie (inclusief belangrijke ingrediënten) voor kruidenformules die in dit boek worden genoemd staan in de bijlage. Bonusmateriaal: Om deze marma gedemonstreerd te zien, raadpleegt u de gratis lidmaatschapssite.

"Kun je me meer vertellen over waar Siddha-Veda vandaan kwam?"

"De oude geneeskunst en wetenschap van Siddha-Veda is een van de oudste en meest ingewikkelde geregistreerde vormen van geneeskunde. De oude teksten met geneesmethoden en instructies zijn generaties lang doorgegeven van de meester-genezers aan uitverkoren leerlingen. Het nomadische bestaan van de meesters speelde een belangrijke rol bij het vergaren van informatie. Reizende doktoren werden blootgesteld aan verschillende omgevingen, ziekten en culturen. Ze leerden ook van de lokale bevolking over hun geneeswijzen en regionale geneeskrachtige kruiden.

"De oude manuscripten werden overhandigd aan dokter Naram door zijn meester, Baba Ramdas, die op dat moment het hoofd van de lijn was. Hij leefde 125 jaar, en voordat hij naar het volgende leven ging schonk hij de eretitel van de lijn aan dokter Naram. Samen met de manuscripten kreeg dokter Naram de titel van *Siddha Nadi Vaidya*, wat 'Meester van polsdiagnose' betekent.

"De manier waarop dokter Naram mijn bloeddruk zonder medicatie in minder dan een uur verlaagde, is iets dat de meeste moderne artsen niet begrijpen, maar iedereen die deze methode wil leren, kan dat gemakkelijk doen en er baat bij hebben."

Dienen van degenen die dienen

Op dezelfde dag dat ik bij Marianjii aankwam kwamen er twee andere bezoekers naar haar huis: Marshall Stackman en José Mestre. Zij waren de mede-oprichters (samen met Rosemary Nulty en Nechemiah Bar-Yehuda) van een non-profitorganisatie genaamd Serving Those Who Serve (STWS). Samen leidden ze een beweging om brandweerlieden, politieagenten en andere eerstehulpverleners te helpen die door 9/11 waren getroffen. Het bleek een van die bijeenkomsten te zijn waarvan ik wenste dat ze langer hadden kunnen duren.

"Nadat het stof was neergedaald gingen de meeste mensen terug naar hun leven", legde Marshall uit. "Maar meer dan dertigduizend eerstehulpverleners hebben giftige dampen ingeademd of via hun huid opgenomen die hun longen, hun spijsvertering, hun slaap en hun geest aantastten waardoor het leven veel moeilijker werd."

José zei: "Het was mijn connectie met dokter Naram die me op het idee bracht dat oude geneeswijze misschien zouden kunnen helpen waar andere methoden onvoldoende bleken te zijn. Ik heb eerder een workshop bij dokter Naram bijgewoond die me duidelijkheid gaf over wat ik met mijn leven wilde doen. Ik wist dat ik deze brandweerlieden en eerstehulpverleners wilde helpen."

Hij vertelde hoe deze dappere mensen leden aan verschillende aandoeningen, zoals depressie, longproblemen, PTSS, zwarte vlekken op hun longen en geheugenverlies, om er maar een paar te noemen. Marshall en José waren er trots op me een stapel schriftelijke verslagen te laten zien van brandweerlieden en anderen die baat hadden bij de kruidensupplementen van dokter Naram, die hun gratis werden verstrekt.

Ze vertelden me over Virginia Brown, een voormalige officier van de NYPD die acht maanden op Ground Zero werkte terwijl er nog steeds puin werd geruimd. Ze hielp op een trauma-afdeling en ondersteunde de beveiliging, en ondanks het feit dat ze meestal een masker droeg, ontwikkelde ze een aanhoudende hoest. Haar longcapaciteit nam af, de gifstoffen tastten haar botten en gewrichten aan en ze kon niet goed slapen. Een van de medische hulpverleners vertelde haar over het STWS-programma en ze aarzelde niet. Nadat ze de kruiden twee jaar had ingenomen, was haar arts stomverbaasd. Ze lieten me een brief zien die ze had geschreven: "Er zijn veel politieagenten en andere werknemers van Ground Zero met soortgelijke problemen die erger zijn geworden. Velen stierven. Ik ken sommigen die kanker, emfyseem en problemen met verschillende longaandoeningen opliepen die niet zouden verdwijnen. Maar mijn longcapaciteit verbeterde. De dokter was verbaasd. Mijn botten verbeterden ook, in plaats van erger te worden! Ik geloof echt dat het veel te maken heeft met de kruidenformules van dokter Naram want degenen die ik ken die ze niet hebben ingenomen zijn alleen maar verslechterd. Zelfs na mijn pensionering neem ik de kruiden nog steeds, en over het algemeen heb ik het gevoel dat ze op een positieve manier bijdragen aan mijn gezondheid. Ik slaap veel beter en mijn hele lichaam functioneert beter. Ik ben heel erg dankbaar voor alles."

Terwijl ik luisterde genoot ik van het verhaal en doordat ik bepaalde dingen al had gezien wilde een deel van mij geloven dat het allemaal waar was. Tegelijkertijd realiseerde ik me dat dit soort verhalen slechts anekdotisch waren en ik wilde meer bewijs. Misschien is ze om andere redenen beter geworden. Ik vroeg: "Is er solide bewijs dat aantoont dat het de kruiden waren die haar hielpen? De regering moet zeker de best mogelijke medische zorg hebben geboden aan de helden van 9/11. Zou het niet kunnen dat iets anders dat ze gebruikte haar eigenlijk heeft geholpen?"

Overal kwamen doktoren opdagen om steun te verlenen. Ze deden hun uiterste best, maar de mensen leden nog steeds.

Terwijl andere methoden hen onvoldoende hadden geholpen, verrichtten de kruiden van dokter Naram wonderen."

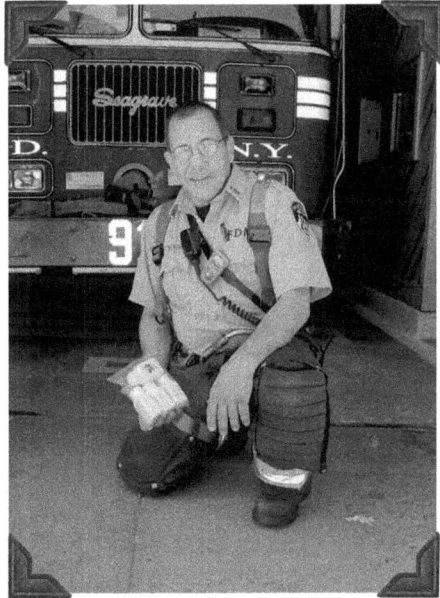

FDNY-brandweerman die baat heeft gehad bij de kruidenformules.

"Maar geloof ons niet op ons woord", zei Marshall. "Hij overhandigde me een peer-reviewed artikel gepubliceerd in een medisch tijdschrift, *Alternative Therapies in Health and Medicine*, dat een studie documenteerde van de eerste patiënten van 9/11 die deelnamen aan het pilotprogramma, gesponsord door STWS." Het onderzoek werd uitgevoerd door twee zeer gerespecteerde artsen die de ervaringen documenteerden van brandweerlieden en andere eerstehulpverleners die de kruidenformules van dokter Naram gebruikten in plaats van conventionele medische behandelingen."

Volgens onderzoekers ondervonden degenen die de kruiden gebruikten 'significante verbeteringen'. Ze zeiden dat de resultaten die werden gezien in deze "hoog-risico, aan toxine blootgestelde populatie" vooral werden opgemerkt "voor specifieke symptomen" waarvan werd gemeld dat ze niet verbeterden onder conventionele medische behandeling, waaronder hoesten, moeilijkheden ademhaling, vermoeidheid, uitputting, zich niet lekker voelen, slaapproblemen en andere symptomen."

Het rapport beschreef het afwezigzijn van negatieve bijwerkingen van de kruiden, afgezien van een klein percentage dat bij het starten een paar dagen lichte maagklachten had. De deelnemers aan het onderzoek zagen een significante verbetering met eerdere onopgeloste medische symptomen; ze hadden geen inhalatoren meer nodig, hun slaap verbeterde aanzienlijk, de immuniteit verbeterde, het hoesten stopte, cysten verdwenen, zwarte vlekken op hun longen verdwenen, het geheugen verbeterde, depressie en vermoeidheid namen af, hun energie was hoger en ze hadden weer hoop.

"We hebben zoveel van dit soort verhalen die ik kan vertellen, zei Marshall. "Achtennegentig procent van de deelnemers aan het onderzoek zei dat ze het kruidenprogramma zouden aanbevelen aan een vriend met vergelijkbare symptomen. En dat deden ze, daarom groeit het programma en komen we met Marianjii praten. We moeten uitzoeken hoe we meer en regelmatig kruiden kunnen krijgen."

"Gewoonlijk is er een crisis in een ontwikkelingsland", voegde José eraan toe, "zoals mensen die verhongeren in India of Afrika, waarna de Verenigde Staten of Europa helpt. Dit is een van de eerste voorbeelden waarvan ik weet dat iemand uit een zogenaamd ontwikkelingsland naar een wereldmacht als de Verenigde Staten komt en zo'n groot humanitair werk doet. Dokter Naram hielp en blijft mensen in de Verenigde Staten helpen tijdens onze crisis op een manier die we hard nodig hebben, en op eigen kosten!"

Ik wilde meer horen, maar buiten klonk getoeter. Opnieuw stond er een taxi klaar om me naar een luchthaven te brengen. Marianjii bracht me naar de deur. Ze keek me recht in de ogen en zei: "Ik heb het gevoel dat er een reden is waarom je hierheen bent geleid. Misschien hebben wij al een relatie die al voor je geboorte bestond. Wie weet, misschien zijn we naar je toe geleid vanwege iets dat je in je leven en dat van ons moet doen."

Ik wist niet goed hoe ik moest reageren, bedankte haar voor haar tijd en stapte in de taxi. Toen ik uit het achterraam naar haar huis keek merkte ik het verschil op in hoe ik me nu voelde en toen ik kwam. Ik had veel om over na te denken. De manier waarop Marianjii, Marshall en José spraken over dokter Naram en zijn werk, met zoveel openhartige overtuiging, deed me twijfelen aan mijn eigen scepticisme. Mijn ontmoeting met hen deed me nadenken over mijn overtuigingen over zaken als welk voedsel goed voor me was, hoe lang het mogelijk was voor iemand om te leven, en waarom ik nu leefde.

Misschien waren mijn overtuigingen beperkt en gebaseerd op

verkeerde informatie. En misschien hielden ze me tegen voor iets beters.

Het was opmerkelijk om deze methoden bij andere mensen te zien werken, maar ik had bedenkingen. Ik dacht nog steeds dat het succes van de behandeling van dokter Naram te danken was aan het placebo-effect. Of misschien afkomstig van een truc die alleen beschikbaar was voor dokter Naram. Ik wilde meer weten.

"Ik heb het gevoel dat er een reden is waarom je hierheen bent geleid."

–Marianjii

Jouw dagboeknotities

Om de voordelen van het lezen van dit boek te verdiepen en te vergroten, neem je nu een paar minuten de tijd en beantwoordt je voor jezelf de volgende vragen:

Waar ben je aan blootgesteld dat fysiek, mentaal en / of emotioneel giftig is geweest?

_____

_____

_____

_____

_____

Waarom denk je dat je naar dit boek over genezing uit de oudheid bent geleid?

_____

_____

_____

_____

_____

Welke andere inzichten, vragen of realisaties kwamen tot je toen je dit hoofdstuk las?

_____

_____

_____

_____

❧

HOOFDSTUK 7

Een moment dat mijn leven veranderde

De plaats waar je nu bent heeft God
voor je op een kaart omcirkeld.
–Hafiz

Utah

Toen ik het huis van mijn ouders bereikte in Midvale, Utah, begroette mijn vader me bij de deur. Ik snoof de geur op van zelfgebakken brood dat mijn moeder net uit de oven had gehaald. Ze begroette me hartelijk vanuit de keuken voordat ze terugkeerde naar de vele taken op haar to-do-lijst. Ik kon zien dat zowel zij als mijn vader opgelucht waren dat ik er was. Toen ik mijn vader in de ogen keek, merkte ik dat onder zijn vriendelijke glimlach diepe bezorgdheid schuilde, en op weg naar zijn kantoor zag ik lichamelijk ongemak in de manier waarop hij liep.

Toen hij de deur achter ons dicht deed, zat ik in de stoel voor zijn bureau en hij ging naast me zitten. Er viel een lange stilte terwijl hij naar de grond keek. Hij leek te overwegen hoe hij moest beginnen.

Zijn ogen gingen langzaam omhoog om mijn verwarde blik aan te treffen. "Ik heb het je moeder niet verteld", begon hij, "en ik heb het je broers of zussen nog niet verteld." Er viel een lange stilte toen zijn ogen weer richting de grond keken. Zijn voorhoofd fronste en zijn gezicht

verstrakte van diepe ontreddering. Mijn ogen werden groot van bezorgdheid en de onzekerheid die me in de greep hield. Hij hief zijn blik van
de vloer en maakte slechts een fractie van een seconde oogcontact met
me voordat hij snel zijn blik naar de lege ruimte naast me verlegde. Hij
bracht zijn rechterhand naar zijn voorhoofd en wreef er langzaam met
zijn vingers over. Hoewel zijn hand zijn gezicht gedeeltelijk voor mij be-
dekte, zag ik dat zijn ogen zich vulden met tranen. Terwijl hij worstelde
om de woorden eruit te krijgen, zei hij ten slotte: "Ik weet niet eens of ik
deze week zal overleven."

Mijn mond stond open, maar ik zweeg van schrik terwijl ik toekeek
hoe hij de tranen uit zijn ogen wreef. *Had ik hem goed gehoord?* Dit
overrompelde me volledig. Het voelde alsof iemand me in mijn buik
sloeg. Mijn hoofd tolde. Wat ik nog meer in mijn hoofd had vóór deze
bijeenkomst vervaagde plotseling in de verte van totale onbeduidend-
heid. Mijn hart bonsde. *Ik kon mijn vader niet verliezen. Ik was er niet
klaar voor. Niet zo snel. Niet zoals dit.* Ik moest meer weten.

"Wat is er aan de hand, papa?"

"Ik weet niet hoe ik je dit moet vertellen." Hij had evenveel moeite
om het me te vertellen, als ik om te luisteren. "Er is zoveel pijn in mijn
hele lichaam dat het voelt alsof iemand me tegen de muur heeft geslagen.
" 's Nachts lig ik wakker met zoveel pijn dat. . ." Opnieuw fronste zijn
wenkbrauwen en zijn gezicht verstrakte terwijl zijn blik weer naar de
grond viel.

"Wat, papa?"

Met zijn ogen nog steeds op de grond gericht en langzaam zijn hoofd
schuddend zei hij: "Ik weet dat geen enkele zoon dit ooit van zijn vader
zou moeten horen, maar als ik zoveel pijn heb, weet ik eerlijk gezegd niet
of ik nog wil leven om de ochtend te zien."

Zijn woorden lagen als stenen op mijn hart. Mijn vader was altijd een
positief mens geweest. Hij sprak zelden over zijn problemen, en als hij
dat ooit deed, gaf hij er altijd een vleugje optimisme aan - dat de dingen
beter gingen of dat hij goede mensen had die hem hielpen. Ik heb hem
nog nooit een zin horen uitspreken die zo somber was als deze. En ik kon
mijn gevoelens niet beheersen.

Mijn vader keek op terwijl ik verse tranen wegveegde die over mijn
wangen stroomden. Hij stak zijn hand uit en legde voorzichtig zijn rechterhand op mijn schouder.

Het verlies van mijn zus als kind had zo'n impact, ik kon niet ook nog omgaan met het verliezen van mijn vader. Ik ging er altijd van uit dat hij bij mijn toekomstige bruiloft zou zijn en verhalen zou voorlezen aan mijn toekomstige kinderen. Er waren zoveel vragen die ik hem nooit stelde en dingen die ik nooit met hem deed omdat ik aannam dat er tijd genoeg zou zijn. Was het mogelijk dat ik nu nog maar een paar kostbare dagen met hem had?

Terwijl mijn gedachten wild heen en weer gingen, probeerde ik mijn aandacht terug te brengen naar wat op dit moment het belangrijkste was. Ik raapte mezelf genoeg bij elkaar om te vragen: "Hoe kan ik je helpen, papa?"

"Ja, ik heb je hulp nodig zoon", zei hij. "Je bent altijd verantwoordelijk geweest en ik moet iemand laten weten waar mijn gegevens, accounts en wachtwoorden zijn. Voor het geval ik op een ochtend niet meer leef wil ik geen verwarring of losse eindjes waar je moeder mee te maken krijgt."

Hij sprak vastberaden terwijl hij zijn kalmte bewaarde, maar het was duidelijk dat hij uitgeput en depressief was. Toen hij de la van zijn bureau opendeed om de map met zijn wachtwoorden eruit te halen, zag ik nog iets. Normaal gesproken lag er op zijn bureau een stapel papieren. Hij verzamelde ze voor zijn droom om een boek te schrijven dat zijn levens-werk omvatte. Nu waren ze weg gelegd, weggestopt in het bureau. Een schoenendoos gevuld met flessen met verschillende medicijnen stond nu op hun plaats.

"Zoon, op dit moment ben jij de enige tegen wie ik iets zeg, omdat ik niet wil dat de anderen zich zorgen maken, maar ik moet alles op orde hebben."

Ik wilde niet accepteren wat hij zei over het einde van zijn leven, maar ik wist dat het opschrijven van zijn wachtwoorden hem gemoedsrust zou geven. Ik luisterde zo goed als ik kon.

Toen begon ik hem opnieuw te ondervragen. "Welke behandelingen ondergaat u? Er moet iets anders zijn dat we kunnen doen om te helpen!"

"Ik ben in behandeling bij vier hooggekwalificeerde doktoren die alles proberen wat ze kunnen bedenken. Twee van de vier specialisten vertelden me deze maand dat ze niet wisten wat ze nog meer voor me konden doen. Ze zeiden dat ze alles hebben geprobeerd wat ze weten en dat ze nu geen ideeën meer hebben. De andere twee hebben ook niet veel hoop."

Mijn vader leed al jaren, maar omdat hij nooit klaagde hadden we geen idee dat het zo erg was. Hij was eenenzeventig, maar toen hij vijfentwintig was kreeg hij de diagnose reumatoïde artritis, waarvoor hij sterke medicijnen had gekregen. De bijwerkingen veroorzaakten andere ernstige problemen en hij werd naar andere artsen gestuurd en kreeg meer medicijnen voorgeschreven. Nu kreeg hij twaalf medicijnen voor een waslijst van dingen, waaronder een te hoge cholesterol, hoge bloeddruk, pijn op de borst, pijn in de benen, diabetes, slaapproblemen, gastro-intestinale problemen, ondraaglijke artritis pijnen, weinig energie, toenemende depressie en een vervagend geheugen door het begin van vroege dementie. Zijn eigen moeder had ernstige Alzheimer en hij was bang dat het ook bij hem was begonnen. Bovendien had hij twee stents in zijn hart en was er sprake van een bypassoperatie.

Bij gebrek aan een andere oplossing en met een gevoel van wanhoop, zei ik: "Papa, ik heb je niet veel verteld over mijn reis naar India. Kan ik meer vertellen over wat ik daar heb gezien?"

Ik had nog niet veel gezegd omdat ik zelf niet wist hoe ik het moest begrijpen. Maar nu vertelde ik mijn vader alle verhalen die ik me kon herinneren, van dingen die hem hoop zouden kunnen geven dat genezing mogelijk was.

"Ook papa, wil ik je voor Vaderdag iets geven", zei ik en haalde diep adem. "Ik wil een vliegticket voor je kopen om dokter Naram te zien, waar hij ook heen reist."

Ik dacht dat de mogelijkheid om dokter Naram te ontmoeten mijn vader hoop zou brengen, maar in plaats daarvan zag hij er meer uitgeput uit. Met zoveel pijn in zijn lichaam, alleen al de gedachte aan vliegen maakte hem uitgeput. Maar meer dan dat, hij kon zich niet voorstellen dat iemand hem kon helpen door simpelweg zijn pols aan te raken. Vooral wanneer uitgebreide medische testen en zorg van de beste artsen dat niet konden.

"Ik heb al alternatieve therapieën geprobeerd", zei hij. "Ik heb homeopathie, reflexologie, acupunctuur, chinese geneeskunde en meer geprobeerd. Ze beloofden allemaal geweldige resultaten, maar leverden in mijn geval nooit veel verbetering. Echt, zoon, ik wil dat je onthoudt waar mijn wachtwoorden zijn."

"Papa, vertrouw me maar. Kunnen we het tenminste proberen?" De spanning die ik voelde moet duidelijk zijn geweest in de intensiteit van mijn verzoek. "Op dit punt," zei hij, zich dwingend tot een glimlach", is

het goede nieuws dat ik tenminste niets te verliezen heb."
Californië

Terug in de City of Angels

De waarheid was dat ik niet wist of dokter Naram mijn vader kon helpen, maar ik kon nergens anders heen. Ik ging online, vond het rooster van dokter Naram, belde het telefoonnummer en maakte een afspraak voor mijn vader op de locatie in LA. Ik verspilde geen tijd.

Toen we aankwamen stond er al een menigte mensen te wachten. Enkele tientallen mensen vulden papierwerk in of wachtten tot hun naam werd omgeroepen. Mijn vader zag er moe en bleek uit van de reis en de pijn in zijn lichaam. De wachttijd, zo werd mij verteld, was tussen drie tot zes uur. Er waren zelfs meer mensen dan normaal vanwege een evenement waar dokter Naram de dag ervoor had gesproken. Ik was verrast om van anderen te horen dat hij, terwijl hij op het podium stond, een staande ovatie van zes minuten ontving. Terwijl mijn vader en ik wachtten, kwam er af en toe iemand uit het overleg met dokter Naram en benaderde mij.

Ze vroegen: "Bent u dokter Clint?"

"Ja, maar ik ben geen arts. Ik ben een universitair onderzoeker", verduidelijkte ik.

"Dokter Naram vroeg me mijn verhaal met je te delen."

Ik vroeg hun naam en we praatten over wat hen bij dokter Naram bracht. Ik was weer verrast door hoe ver mensen reisden om hem te zien, afkomstig van over de hele wereld. Ik merkte dat ze opmerkelijk divers waren, mensen van bijna elk ras, etniciteit, religie en sociaaleconomische status.

Mijn vader zag er te moe uit om aan de gesprekken deel te nemen, dus nam ik ze mee naar de zijkant van de kamer of gang om te praten. Tussen de gesprekken door ging ik terug naar mijn vader om te vertellen wat ik had geleerd.

Een patiënte die voor de eerste keer was gekomen vertelde hoe dokter Naram alles beschreef wat er met haar aan de hand was, zonder dat ze een woord had gezegd. Dit omvatte het identificeren van problemen met twee van haar wervels. Ze liet me medische rapporten en scans zien die bevestigden wat hij in haar pols had ontdekt. Een andere man was verbaasd hoe dokter Naram wist van zijn diabetes en hartblokkade door alleen maar zijn pols te voelen. Dokter Naram voorspelde correct, binnen een tiende van een seconde wat zijn bloedsuikerspiegel was en beschreef nauwkeurig hoe geblokkeerd zijn slagader was. Een hoteleigenaar uit het gebied vertelde me dat hij een ernstige coeliakie had. Voordat hij dokter Naram zag bezorgde het eten van voedsel met gluten hem ongelooflijke pijn. "Nu kan ik er een hele pizza eten en drink een paar biertjes zonder probleem."

Ik was benieuwd waardoor al deze mensen - de Amerikanen in het bijzonder - open stonden voor deze alternatieve geneeswijze. Ik vroeg het aan dokter Giovanni, van wie ik wist dat hij al een tijd door dokter Naram in India was opgeleid. Hij daagde mijn bewoordingen uit en zei dat hij niet wist waarom de benadering van dokter Naram "alternatief" werd genoemd, aangezien het duizenden jaren ouder was dan de westerse geneeskunde. Hij zei dat wat dokter Naram en andere traditionele genezers aan het doen waren als het ware als het origineel moest worden beschouwd, en dat de westerse geneeskunde het alternatief zou moeten zijn. Hij gaf de voorkeur aan de term "complementaire geneeskunde", omdat deze modaliteiten niet met elkaar in conflict hoeven te zijn. Terwijl ik met dokter Giovanni sprak, zag ik mijn vader verschuiven in zijn stoel, duidelijk ongemakkelijk.

Toen ik het vertrouwen van deze arts in de methode van dokter Naram hoorde, vertrouwde ik hem iets toe dat me dwars zat. "Ik weet van de meeste mensen dat dokter Naram nauwkeurig beschrijft wat ze voelen als hij hun pols aanraakt. Maar ik heb ook met anderen gesproken die zeiden dat hij iets belangrijks miste toen hij hun pols opnam waardoor ze teleurgesteld waren."

"Met hoeveel mensen heb je in totaal gesproken?" Vroeg hij mij.

"Tot nu toe, tussen India en hier, waarschijnlijk ongeveer honderd."

"En hoevelen van die mensen zeiden dat hij iets had gemist?"

Nadat ik had nagedacht, antwoordde ik: "misschien twee of drie."

"Ten eerste: is het niet opmerkelijk dat zijn gemiddelde zo hoog is? Volgens de grootte van jouw steekproef is dat zevenennegentig procent nauwkeurigheid. Dat is ook in korte tijd en met zoveel verschillende vraagstukken. Weet je dat in de westerse geneeskunde, zelfs na uitgebreide testen, wij dokters vaak niet de oorzaak van het probleem kunnen achterhalen?

We kunnen bijvoorbeeld zien dat er een hoge bloeddruk is door deze te meten, maar slechts ongeveer 20 procent van de tijd kunnen we de oorzaak achterhalen. Dat betekent dat we in 80 procent van de gevallen gewoon onze beste schatting maken en medicijnen voorschrijven om het onder controle te houden. Als de medicijnen te veel bijwerkingen veroorzaken testen we een ander medicijn om te zien of het beter

"Hoe kan genezing uit de oudheid "alternatief " worden genoemd, aangezien het duizenden jaren ouder is dan de westerse geneeskunde? Het zou in ieder geval "complementaire geneeskunde" kunnen worden genoemd, want deze verschillen hoeven helemaal niet met elkaar in conflict te zijn."
–dokter Giovanni

werkt. Ik zeg niet dat dokter Naram perfect is of geen fouten maakt. Hoe opmerkelijk hij ook is, hij is nog steeds een mens. Ik erken gewoon dat het percentage keren dat hij erin slaagt het kernprobleem correct te achterhalen en mensen te helpen er van te genezen wanneer ze zijn advies opvolgen, extreem hoog is.

"En nog iets dat je moet weten, is dat dokter Naram een ander paradigma en vocabulaire gebruikt voor het beschrijven van problemen dan de westerse geneeskunde. Hij heeft een oude methode om ziekten te begrijpen en te classificeren, wat hij "dis-ease" (ongemak) zou noemen in plaats van disease (ziekte). Een paar mensen hebben me door de jaren heen ook gevraagd waarom hij iets in hun pols miste. Toen ik terugging om de aantekeningen van dokter Naram te bekijken, zag ik dat hij het kernprobleem eigenlijk correct identificeerde volgens de lens van zijn oude geneeskundige wetenschap, zelfs als hij de naam van de ziekte, bekend in het Westen, niet noemde.

In zijn lijn van meester-genezers hebben ze bijvoorbeeld geen probleem dat kanker wordt genoemd. Ze zien kanker niet als het probleem. Wat we kanker noemen zien ze als een symptoom van een diepere onbalans die ze *Tri Doshar* noemen. Deze meester-genezers gebruiken geavanceerde, beproefde methoden om die onbalans op te lossen, met uitgebreide ervaring die aantoont dat de ziekte en zijn symptomen dan langzaam verdwijnen."

Ik begreep niet helemaal wat hij zei, dus stelde ik meer vragen. Maar meer dan zijn antwoorden was het zijn vertrouwen dat mijn bezorgdheid enigszins verlichtte. Ik was op zoek naar zoveel mogelijk garanties dat ik niet gek was om mijn vader hierheen te brengen. Elke keer dat ik terugliep om naast mijn vader te gaan zitten liet hij een geforceerde glimlach zien voordat hij weer in zijn stoel verschoof. Deze keer bracht ik hem wat water. Hij hield de beker zwak met beide handen vast en dronk hem dankbaar op.

Er kwamen nog meer patiënten naar me toe die in plaatsen als India, Pakistan en Bangladesh waren geboren, maar nu in de Verenigde Staten woonden. Naast het horen van hun ervaring met dokter Naram, leerde ik veel meer over hoe hun leven eruit zag. Een moeder vertelde me: "Mijn man en ik kwamen naar Amerika in de hoop dat het onze kinderen ten goede zou komen. Het brak alleen mijn hart toen mijn kinderen hun interesse in onze Indiase cultuur, geloof en tradities verloren. In plaats daarvan raakten ze verslaafd aan hun telefoons en computers en meer geïnteresseerd in hun vrienden dan school." Ze was bang dat haar kinderen de traditie zouden breken en op oudere leeftijd niet voor haar en haar man zouden zorgen.

Er was een groep jonge mensen uit India en Pakistan die nu in Californië studeerden en werkten. Het een of ander leidde hen uiteindelijk naar dokter Naram voor hulp.

"Kinderen zoals wij worstelen vaak met onze identiteit", vertelde een jonge man me, "niet het gevoel hebben dat we tot een van beide culturen behoren." Zelfs toen ze aan de beste universiteiten van Amerika studeerden, voelden sommigen zich aangetrokken tot drugs, alcohol, seks en relaties met mensen die hun ouders niet goedkeurden. Hierdoor voelden ze zich ver verwijderd van hun familie.

"We hebben vaak moeite om een fatsoenlijke baan te vinden omdat we op lagere posities worden neergezet en we denken dat we vanwege onze status harder moeten werken voor minder loon en minder respect."

Ik was verdrietig om te horen dat jonge vrouwen soms door hun werkgevers om seksuele gunsten werden gevraagd, gewoon om de baan te behouden waardoor ze in het land konden blijven.

Een vrouwelijke student zei: "Ik ben gestrest vanwege school en relaties, en eet voedsel dat niet goed voor me is. Ik kreeg de diagnose hormonale onbalans en kwam veel aan. Toen kreeg ik acne en andere huidproblemen. Een paar jaar geleden stond ik model voor tijdschriften, en nu wil ik niet eens meer de deur uit. Ik voel me niet goed over mezelf, en ik ben bang dat ik nooit op deze manier zal trouwen. In mijn frustratie begon ik het mijn ouders en afkomst kwalijk te nemen vanwege de druk op mij om perfect te zijn terwijl ik niet perfect ben."

Haar woorden raakten me. Ik voelde ook de druk om perfect te zijn, terwijl ik wist dat ik dat niet was. Vervolgens inspireerde het verhaal van een jonge advocaat mij. Zijn ouders kwamen uit India. Ze verhuisden naar de Verenigde Staten toen hij jong was, dus hij voelde geen sterke band met India. In zekere zin keek hij zelfs neer op de cultuur van zijn ouders.

"Toen ik rechten studeerde", zei hij, "kreeg ik een probleem dat vitiligo heet, waardoor er witte vlekken op je huid groeien. Het verspreidde zich eerst over mijn armen, daarna naar mijn handen en gezicht. Veel jonge mensen met deze aandoening worstelen met zelfrespect en zijn bang dat dit hun huwbaarheid zal beïnvloeden. Er waren geen westerse behandelingen die genezing boden. Dus het leek mij onwaarschijnlijk dat dokter Naram kon helpen." Maar Samir probeerde het toch.

"In het begin begon de kleur langzaam terug te komen en twee jaar later waren alle witte vlekken verdwenen!

Er zijn veel Indiase Amerikanen zoals ik die zijn opgegroeid in Amerika en die niet veel respect hebben voor onze Indiase cultuur en dokter Naram's methoden", hij zei: "het heeft mij op meer dan één manier veranderd. Als ik niet de tijd had genomen om het zelf te ervaren, had ik er niet in geloofd. Er is geen oplossing voor dit probleem gevonden in de westerse geneeskunde, maar het kwam van een Indiase specialist van de oude geneeskunst", zei hij.

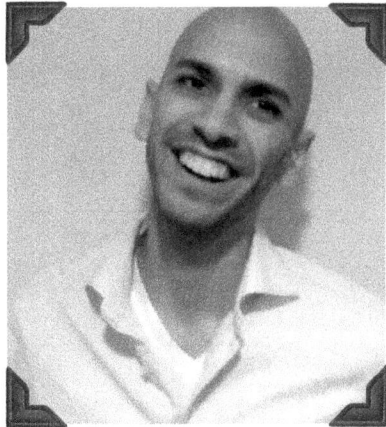

Samir, een jonge advocaat uit Boston die vitiligo overwon.

"Ik kreeg meer respect voor mijn cultuur, mijn erfgoed en waar ik vandaan kom dan ik had."

Een mooi jong moslimkoppel kwam naar me toe.

"We hebben ons thuisland verlaten om in Amerika te gaan wonen, in de hoop op meer vrede en kansen", vertelde de man me.

"Toen we hier aankwamen ontdekten we dat veel mensen ons slecht

"Als ik niet de tijd had genomen om het zelf te ervaren, zou ik niet in oude geneeswijze hebben geloofd. Maar het heeft me meer respect gegeven voor mijn cultuur, mijn erfgoed en waar ik vandaan kom dan ik had."

–Samir

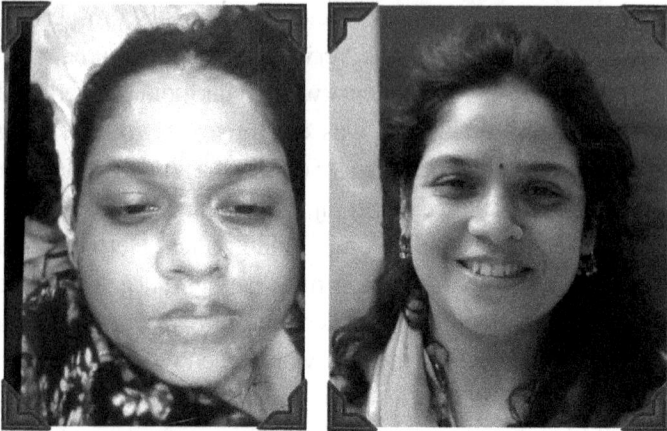

Links: Vrouw met tien jaar gedurende vitiligo.
Rechts: Resultaat na maanden na discipline en het dieet en kruiden van dokter Naram.

Mijn dagboeknotities

Drie eeuwenoude geheime geneeswijzen voor een geweldige huid *

1) Marma Shakti — Aan beide zijden van de bovenste knokkel van de rechter ringvinger, 6 keer indrukken en loslaten, vele keren per dag.

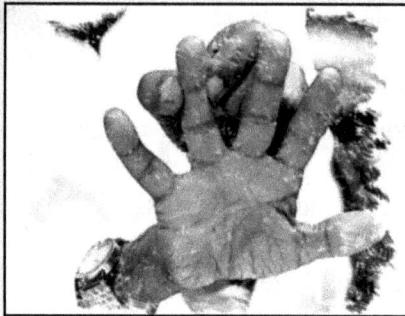

2) Kruidengeneesmiddelen - Samir gebruikte een crème en nam wat kruidentabletten voor de huid, waaronder ingrediënten als neem, kurkuma, kokosolie, heilige basilicum en zwarte peper.*

3) Dieetgeheimen — Eet alleen voedingsmiddelen die glutenvrij, zuivelvrij en suikervrij zijn.

* Informatie (inclusief belangrijke ingrediënten) voor kruidenformules die in dit boek worden genoemd, staan in de bijlage.

Bonusmateriaal: om meer geheimen voor een geweldige huid te ontdekken, bezoek de gratis lidmaatschapssite MyAncientSecrets.com behandelden uit angst dat we terroristen waren. We hebben hard gewerkt om nieuwe vrienden te maken en te laten zien dat de ware Islam over vrede gaat. We kwamen naar Amerika in de hoop een gezin te hebben en kinderen groot te brengen, maar die droom werd verbrijzeld."

Artsen diagnosticeerden de jongeman met Azoöspermie, wat betekende dat zijn aantal zaadcellen nul was.

"We hebben het zes jaar geprobeerd", vertelde hij me.

"We gingen naar zoveel specialisten en gaven bijna tachtigduizend dollar uit aan allerlei andere manieren om een baby te krijgen, maar de westerse geneeskunde had geen oplossing voor ons. Het putte ons financieel en emotioneel uit. We waren wanhopig. Toen ontmoetten we dokter Naram. We volgden alles precies zoals hij ons vertelde dat we moesten doen om een diepere genezing te bewerkstelligen en binnen een jaar ging ik terug om getest te worden en mijn aantal zaadcellen was gestegen naar vijf miljoen. De doktoren zeiden dat het een wonder was en vroegen zich af of de eerste test goed was geweest."

Hij liet me de medische rapporten van ervoor en erna zien.

"Binnen twee jaar was mijn vrouw zwanger", zijn stem brak van emotie terwijl hij sprak, "en vandaag zijn we alleen gekomen om dokter Naram onze baby te laten zien en hem te bedanken."

Toen hij zag dat de tranen over de wangen van zijn vrouw liepen, stak hij zijn hand uit om haar te omhelzen en zachtjes over haar rug te wrijven terwijl zij samen naar hun "wonder" baby keken.

Een Sikh-man genaamd Gurcharan Singh, met een tulband en een lange baard, kwam bij me zitten. Hij vertelde me dat hij betrokken was bij de politiek in Bakersfield in Californië. Ik leerde dat Sikhs een van de meest onbegrepen mensen in Amerika waren. Deze man had sterk het gevoel dat dokter Naram hen begreep.

"Dokter Naram heeft mij, mijn familie en mijn vrienden geholpen om zoveel gezondheidsproblemen te overwinnen, zoals een hoog cholesterolgehalte, artritis, diabetes, hoge bloeddruk en hormonale onbalans." Uit dankbaarheid regelde hij dat de burgemeester van Bakersfield, Californië, dokter Naram een onderscheiding zou geven voor zijn steun en bijdragen aan de Sikh-gemeenschap.

"Weet je dat een van de patiënten van dokter Naram Yogi Bhajan Singh was, misschien wel de bekendste Sikh ter wereld", zei hij.

Ik was erg geïnteresseerd in wat Gurcharan en anderen zeiden want ik wilde weten of dokter Naram mijn vader inderdaad kon helpen. Toen

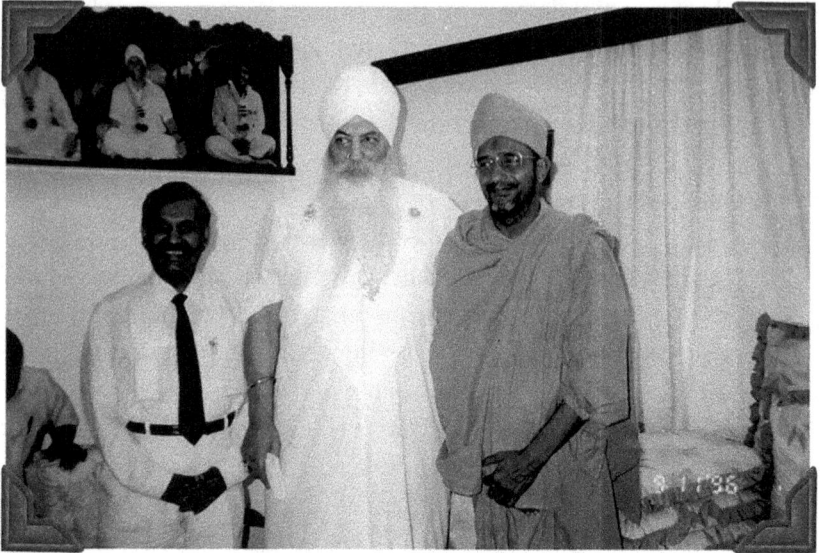

Dokter Naram met Yogi Bhajan Singh & H.H. Hariprasad Swamiji.

ik voor het eerst naar India ging was mijn scepsis ongeveer 80 procent en mijn nieuwsgierigheid 20 procent. Ik had nu genoeg bewijs dat de meeste mensen beter werden, maar ik wist niet in welke mate dit blijvende verandering teweegbracht. Ik wist ook niet of de genezing werd toegeschreven aan de mogelijkheid dat dokter Naram hen er gewoon van overtuigde dat ze beter zouden worden, maar dat werden ze wel. Op dit punt, nadat ik talloze opmerkelijke gevallen had gezien en gehoord, zou ik zeggen dat mijn scepsis tot ongeveer 50 procent was gesmolten. Hoewel nog steeds op mijn hoede, was de andere 50 procent een mengeling van toenemende nieuwsgierigheid en een stille hoop dat wat dokter Naram deed een hoopvolle manier was om mensen te genezen, of op zijn minst mijn vader zou kunnen helpen. Maar hoewel ik hoopvoller was met elke ervaring die ik hoorde, werd de pijn in het lichaam van mijn vader erger. Ik boekte een kamer in het hotel en nam mijn vader mee om daar uit te rusten tot het bijna zijn beurt was.

Een genezer die genezing nodig heeft

Toen ik terugkwam in de wachtkamer, kwam een oudere, maar fit uitziende bebaarde heer naar me toe. Met een warme, stevige handdruk stelde hij zichzelf voor als rabbijn Stephen Robbins. Behalve dat hij rabbijn en kabbalist was - een beoefenaar van een oude Joodse traditie - was hij ook klinisch psycholoog. Hij was mede-oprichter van de Academie voor Joodse Religie in Californië, het eerste transkerkelijke seminarie aan de westkust.

Enkele jaren eerder had Stephen verschillende bijna-doodervaringen gehad als gevolg van een aantal ziekten. Voorafgaand aan de ziekten was hij gezond en atletisch en kon hij 300 pond tillen. Toen begon spierdystrofie zijn spiermassa weg te vreten. Artsen gaven hem enorme doses Cortison, wat vreselijke osteoporose veroorzaakte. Bovendien kreeg hij griep, zijn longen zakten twee keer in elkaar en hij stierf - twee keer - voordat hij werd gereanimeerd. Zijn verschillende gezondheidscrises verstoorden de functie van zijn hypothalamus, hypofyse en hele endocriene systeem tot het punt dat hij zelf geen testosteron of groeihormoon (HGH) meer produceerde. Zonder dat zouden zijn cellen niet kunnen regenereren.

"Ik heb alles gedaan wat ik kon, maar niets werkte", legde Stephen uit. "De medicijnen en behandelingen hielden me nauwelijks op de been. In 2005 kreeg ik opnieuw een longinfectie en zakten mijn longen weer in elkaar."

Stephen bracht weken door in het ziekenhuis voordat hij zelfstandig kon ademen. Net toen hij zich klaarmaakte om naar huis te gaan kreeg hij een ernstige aanval van gordelroos waardoor de schijven in zijn rug werden aangetast. De gordelroos tastte de zenuwen aan de rechterkant van zijn romp zo ernstig aan dat hij de hele tijd ondraagelijke pijn had.

"Ik ervoer zenuwpijn die aanvoelde als bliksemschichten van voren naar achteren en van achteren naar voren, huidpijn die leek op een zuur gevoel op je huid, evenals spierpijn die spasmen veroorzaakte waardoor het moeilijk was om te functioneren of te ademen."

"Na zeven maanden methadon en pijnstillers te hebben gebruikt, klonk ik als een idioot en had ik het gevoel dat ik de rest van mijn leven een plantje zou zijn. De doktoren wisten niet wat ze moesten doen."

Het werd steeds erger totdat een vriend Stephen aanmoedigde om naar dokter Naram te gaan.

"Het hele concept van het kunnen diagnosticeren van een persoon in slechts enkele ogenblikken lijkt irrationeel voor de westerse geest, waar we toegewijd zijn aan het westerse paradigma van bloedonderzoeken, MRI's en meerdere doktoren. Het genezingsmodel van dokter Naram is echter niet gebaseerd op ziek zijn, maar op welzijn. Het is een totaal andere benadering waarbij je lichaam, geest en ziel samen met jou kunnen deelnemen aan diepere genezing."

Hij keek me in de ogen en zei: "Ik ben rabbijn en genezer geweest vanaf dat ik zestien jaar oud was, en toen ik eenenzestig was ontmoette ik dokter Naram en voor het eerst in mijn leven kon ik het gewoon loslaten en mezelf overgeven aan andere handen om me te genezen. Het was een ingrijpend moment."

Ik vroeg me af hoe zijn ervaring zich verhoudt tot die van mijn vader en luisterde aandachtig. Stephen kwam in een rolstoel aan in de kliniek van dokter Naram in India, zwak en wanhopig. Hij moest synthetische HGH meenemen om in leven te blijven en gaf zijn verzorger de instructie dat het gekoeld moest worden. Tot overmaat van ramp vernietigde zijn verzorger per ongeluk de hele voorraad door deze in de vriezer te leggen. Stephen was ten einde raad. Hij belde zijn amerikaanse artsen voor een oplossing, maar er was niets dat ze konden doen. Hij wendde zich tot dokter Naram.

Dokter Naram bereidde een speciaal mengsel van geneeskrachtige kruiden voor, gebaseerd op de principes van zijn oude afkomst om HGH te regenereren en de testosteronniveaus te herstellen.

"Ik had geen andere keus, dus volgde ik zijn instructies precies op. Tegen het einde van de eerste week was ik uit de rolstoel en voelde ik me elke dag sterker. Tegen de derde week deed ik een bloedtest om te zien hoe het ervoor stond. En toen zag ik wat ik beschouw als het wonder der wonderen. Na alle trauma's lieten de nieuwe bloedonderzoeken iets opmerkelijks zien. Voor het eerst sinds jaren produceerde mijn lichaam zijn eigen menselijke groeihormoon, op niveaus die gelijk waren aan die van mensen die veel jonger zijn dan ik! Vroeger slikte ik ook synthetisch testosteron, maar nu maakt mijn lichaam weer zelf testosteron aan. Mijn schildklier is vrijwel weer normaal. Mijn alvleesklier, godzijdank, is normaal. Mijn thymus en immuunsysteem worden ondersteund door de geneeskrachtige kruiden en functioneren goed.

"De genezing ging door en toen ik uit het vliegtuig stapte, herkende mijn vrouw me niet. Ik was dertig pond afgevallen en was sterker. Ze zei dat ik er net zo uitzag als toen we elkaar dertig jaar geleden voor het eerst ontmoetten. Mijn haar was ook donkerder en dikker. Het was geweldig."

Vanaf dat moment was de rabbijn teruggegaan naar de sportschool. Om zijn punt te versterken, trok hij zijn mouw op tot aan zijn schouder en spande zijn nu stevige biceps. Ik kon niet anders dan met hem mee lachen. Het beeld van een opgetogen rabbijn die me zijn gespannen biceps liet zien met een kinderlijke vreugde in zijn ogen zal ik nooit vergeten.

Toen ik me afvroeg hoe ik zijn ervaring van het genezingsproces aan mijn vader kon beschrijven, vroeg ik Stephen: "Maar hoe leg je dit uit aan mensen die het niet begrijpen, die denken dat jouw ervaring onmogelijk klinkt?"

"Er zijn meerdere manieren om de waarheid te vinden", antwoordde hij. "Er bestaat niet zoiets als 'slechte medicijnen', maar er is een verkeerd medicijn dat op het verkeerde moment wordt gebruikt en op een verkeerde manier wordt toegepast. Dokter Naram biedt ondersteuning op een manier die het lichaam geneest en de geest en de ziel helpt om dieper te genezen. Veel van de formules van dokter Naram zijn 'anti-verouderingsformules', hoewel ik er een hekel aan heb om die term te gebruiken. Het gaat meer over het in stand houden van de vitaliteit. In

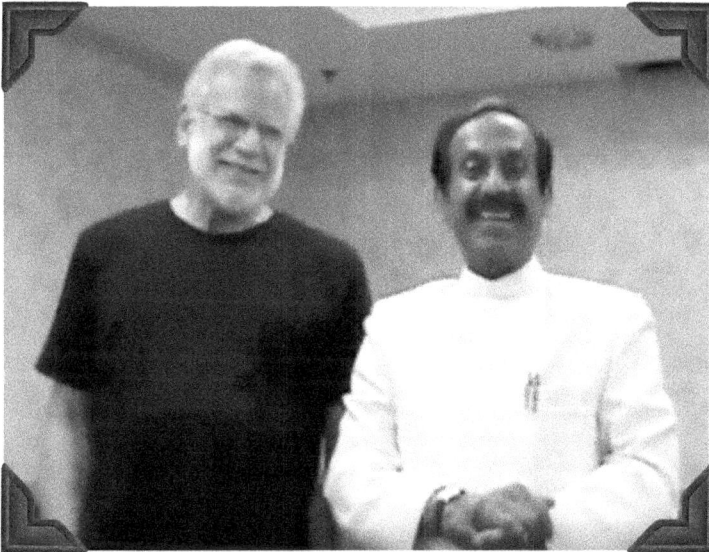

Rabbi Stephen Robbins met dokter Naram.

mijn ervaring helpen de geneeskrachtige kruiden het lichaam om op een gezonde manier energie te produceren en te verbranden, in plaats van op een destructieve manier. De kracht en de energie die ik voel als gevolg van het innemen ervan is verbluffend."

Hij sloot af met deze aangrijpende woorden: "De wijsheid van Siddha-Veda is diepgaand en niet alleen omdat ze oud is. Simpelweg omdat iets oud is, wil nog niet zeggen dat het waar of wijs is. Ik ken een aantal oude mensen die erg dwaas zijn, en er zijn bepaalde oude religieuze overtuigingen die erg destructief zijn. Maar er is wijsheid, een diepe wijsheid in Siddha Veda die de volledige samenstelling van de mens begrijpt; niet van wat we nu in wetenschappelijke westerse termen beschrijven, maar dat wordt begrepen volgens de oude wetenschap.

De principes zijn echt effectief voor diepere genezing, en ze zijn het resultaat van millennia ervaring en oefening."

> *"De wijsheid van Siddha-Veda is diepgaand en begrijpt de volledige samenstelling van de mens; niet van wat we zouden kunnen beschrijven in wetenschappelijke westerse termen, maar dat wordt begrepen volgens de oude wetenschap."*
> –Rabbi Robbins

Mijn dagboeknotities

Vier oude geheime geneeswijze voor het ondersteunen van gezonde hormoonspiegels bij mannen (bijv.HGH of testosteron)*

1) Kruidengeneesmiddelen - Stephen nam enkele kruidentabletten die waren gemaakt om de gezonde functie van hormonen te ondersteunen, waaronder ingrediënten als sesamzaad, tribulus, Indiase tinospora, ashwaganda-wortels, Indiase kudzu-wortelstok en fluweelboonzaden.*

2) Marma Shakti — Druk op de linker onderarm, vier vingers vanaf de pols aan de pinkzijde, zes keer op dat punt, vele keren per dag.

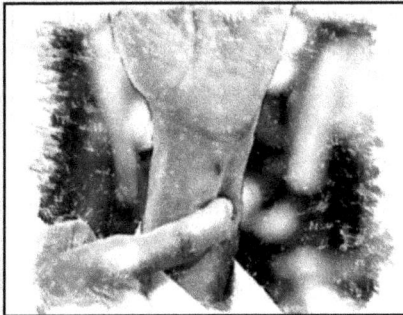

3) Huismiddeltje - dokter Naram's Maharaja Secret Home Remedy: Meng en neem "s ochtends als eerste 3 amandelen (een nacht geweekt, gooi de schil weg), 3 dadels, 3 kardemompeulen (een nacht geweekt, haal de zaden eruit), 3 theelepels venkel, 1/4 theelepel Brahmi-poeder, 1/4 theelepel Ashwaganda-poeder, 1/2 theelepel Kaucha-poeder, 1/2 theelepel Shatavri-poeder, & 1 theelepel Ghee.

4) Dieet - dokter Naram raadt u aan zuur en gefermenteerd voedsel te vermijden.

* Informatie (inclusief belangrijke ingrediënten) voor kruidenformules die in dit boek worden genoemd staan in de bijlage. Bonusmateriaal: om meer geheimen over de gezondheid en viriliteit van mannen te ontdekken, bezoek de gratis lidmaatschapssite MyAncientSecrets.com.

Niet iedereen was blij

Nadat ik Rabbi Robbins had bedankt, ging ik terug naar de wachtkamer om te zien of mijn vader al aan de beurt was, maar het was een drukte van jewelste. Een man riep: "Ik wil niet wachten!" De spanning in de kamer steeg met zijn stem. "Weet jij wie ik ben?" Vroeg hij. "Ik ben een van de eerste Indianen die door Forbes wordt erkend; Ik heb miljoenen gegeven aan de medische school van UCLA. Ik wil niet wachten."

De andere wachtende mensen wilden hem eerst laten gaan, niet omdat hij rijk en luidruchtig was, maar alleen om verder leed te vermijden lieten de assistenten hem naar binnen om dokter Naram zo snel mogelijk te zien. Dokter Naram vertelde me later wat er was gebeurd. Door zijn pols aan te raken vertelde dokter Naram de man over zijn gezondheidsproblemen waarvan de meest frustrerende een 'Frozen Shoulder' was die intense pijn veroorzaakte. De man had elke andere soort behandeling en remedie zonder resultaat geprobeerd. Hoeveel hij ook bijdroeg aan de prestigieuze medische school, de doktoren konden hem niet helpen. Hij begon de hoop te verliezen dat hij ooit de volledige beweging van zijn arm terug zou krijgen. Dokter Naram verzekerde hem dat er een remedie was en vroeg hem vervolgens ronduit: "De vraag is, welke prijs bent u bereid te betalen?"

De man was niet verrast. Met zijn goede arm haalde hij zijn chequeboek tevoorschijn en tekende een blanco cheque.

"Ik heb al zoveel geld uitgegeven aan de beste medische zorg zonder resultaat. Als u dit oplost, kunt u uw prijs noemen. Hoeveel wilt u? Tienduizend, twintigduizend, vijftigduizend?"

Dokter Naram glimlachte en zei kalm: "Voor alles is er een prijs; soms betalen we met geld, soms betalen we in termen van tijd of moeite. Hiervoor kun je de prijs niet met geld betalen. Mijn vraag aan u is: welke prijs bent u bereid te betalen?"

De man zag er verward uit. "Ik heb u al gezegd: als u het geneest, zal ik u alles betalen. Koste wat het kost. Ik betaal de prijs, wat het ook is."

Dokter Naram keek hem recht aan en zei: "Goed. Als u alles doet wat nodig is, dan. . . Wilt u dan wachten?"

"Wat bedoelt u?"

"Dat is de prijs die u vandaag moet betalen", legde dokter Naram uit.

"U zei dat u alles zou doen, elke prijs zou betalen; nu vraag ik u, wilt u wachten?"

Aarzelend stemde hij toe, maar wilde toch meer uitleg. Dokter Naram zei: "Vandaag wil ik dat u wacht. . ."

"Welke prijs ben je bereid te betalen?"
–dokter Naram

Hij pauzeerde om na te denken en zei toen: "zes uur."

"Kan ik naar mijn kamer gaan om te slapen en dan terugkomen?", vroeg hij.

"Zeker, wacht zes uur en kom dan terug, pas dan zullen we zien of ik u kan helpen."

De man vertrok veel kalmer maar verward uit het kantoor van dokter Naram. Even later werd de naam van mijn vader geroepen; ze zeiden dat het bijna zijn beurt was, dus ik ging hem snel halen.

❀

Een lange zes minuten

Mijn vader liep voorzichtig met me mee van de hotelkamer door de gang naar de vergaderruimte en de deur van dokter Naram. Terwijl we buiten wachtten gaf hij toe dat hij niet wist waar hij moest beginnen om alles aan dokter Naram uit te leggen. De hele dag keek hij toe hoe mensen dokter Narams kantoor in en uit gingen en slechts vijf of zes minuten binnen waren. Papa liet me het vel papier zien met de lijst van zijn medicijnen en zei: "Ik kan deze hele lijst niet eens in die korte tijd lezen."

Ik had dokter Naram een bericht gestuurd dat ik mijn vader zou brengen, maar ik had niets gezegd over zijn toestand. Ik veronderstel dat ik hem aan het testen was. Hoewel ik al veel verbazingwekkende gevallen had gehoord en gezien, was er nog steeds een deel van mij dat zich afvroeg: *was dit een hoax?*

Ik zag mijn vader langzaam de kamer binnenlopen, een beetje voorover gebogen en zichtbaar met pijn. Dokter Naram verwelkomde hem met een brede glimlach terwijl ik buiten angstig wachtte.

Hoewel het een eeuwigheid leek, ging slechts ongeveer zes minuten later de deur open, en ik was verrast door wat ik zag. Mijn vader keek en liep anders. Hij hield zijn hoofd rechtop en stond meer rechtop met een blik van verwondering in zijn ogen.

"Hoe wist hij dat?", vroeg mijn vader. "Dat was echt opmerkelijk."

"Wat is er gebeurd? Wat wist hij?" Vroeg ik.

"Ik hoefde niets tegen hem te zeggen. Dokter Naram legde zijn vingers om mijn pols en beschreef binnen enkele minuten mijn situatie, beknopter en nauwkeuriger dan ik ooit zou kunnen. Zelfs als ik mijn vier artsen in dezelfde kamer had gehad om over mijn zaak te praten, wat nooit gebeurt, zouden ze niet zo nauwkeurig hebben kunnen beschrijven wat ik net heb ervaren bij dokter Naram."

Ik luisterde, niet wetend wat ik moest zeggen of hoe ik moest verwerken wat ik voelde. Mijn vader zei: "Hij vroeg ook naar mijn beroep. Hij leek oprecht geïnteresseerd en vertelde me dat het belangrijk werk was dat ik moest doen en waarvoor ik moest leven. De hele zaak was erg bemoedigend! Ik weet nog niet wat ik ervan moet denken, maar nu zullen we het wel zien, hè?"

Hij keek om zich heen en vroeg: "Wat moet ik nu doen?"

Ik was verbaasd om de positieve impact te zien die het zo volledig begrepen worden op mijn vader had. Hij was in een beter humeur en begon zelfs te geloven dat hij genezen kon worden. Toen ik hem in deze staat van hoop zag, stokte mijn ademhaling. Ik probeerde het te verbergen, maar binnen enkele ogenblikken ging ik van nerveus naar opgetogen en weer terug naar nerveus.

Ironisch genoeg, net toen mijn vader hoop begon te krijgen, werd ik terughoudend. *Misleidde ik mijn vader en gaf ik hem valse hoop? Had dokter Naram echt een oplossing voor hem? Doe ik het beste voor mijn vader, of verspilde ik de laatste dagen van zijn leven met het najagen van een niet-bestaande remedie?*

Jouw dagboeknotities

Om de voordelen van het lezen van dit boek te verdiepen en te vergroten, neem je nu een paar minuten de tijd en beantwoordt je voor jezelf
de volgende vragen:

Welke prijs ben je bereid te betalen voor wat je wilt (in termen van tijd,
energie, inspanningen, geld, discipline, etc.)?

_____

_____

_____

_____

_____

Waarom is het je waard om die prijs te betalen?

_____

_____

_____

_____

Welke andere inzichten, vragen of realisaties kwamen bij je op toen je
dit hoofdstuk las?

_____

_____

_____

_____

_____

HOOFDSTUK 8

❦

De fontein van de jeugd

Er is een bron van jeugd: het is je verstand, je talenten, de
creativiteit die je in je leven brengt en de levens van de mensen
van wie je houdt. Als je leert om je met deze bron te verbinden,
heb je werkelijk je leeftijd overwonnen.
–Sophia Loren

Los Angeles, Californië

Nadat mijn vader naar de hotelkamer ging om uit te rusten, kwam een van dokter Naram's assistenten naar me toe en zei: "Dokter Naram wil je graag spreken. Heb je een paar minuten?"

Dokter Naram begroette me met een brede glimlach.

"Nou, hoe gaat het?" vroeg hij, met een kom mungbonensoep voor zich. Ik bedankte hem dat hij mijn vader zo goed had begrepen en voor de hoop die het hem gaf. Ik wilde ook mijn zorgen uiten, maar dokter Naram kwam tussenbeide, voordat ik het kon zeggen: "Je vader is geweldig, hè? Hij is een heel goede man, wat me helpt te begrijpen waar je het vandaan hebt. Hij heeft een belangrijke missie met kinderen en ik denk dat we hem kunnen helpen. Hij heeft werk in dit leven dat hij nog moet afmaken."

Ik vroeg hem rechtstreeks: "Denk je dat er hoop voor hem is? Vertel me de waarheid."

"De waarheid is, zoals ik het zie, dat je vader twee opties heeft. Hij kan blijven doen wat hij doet en nog een paar maanden pijn lijden voordat hij overlijdt. Of hij kan zijn koers veranderen door de zes sleutels van diepere genezing van Siddha-Veda te gebruiken. Door dat te doen, zou hij nog vele jaren kunnen leven met flexibiliteit, energie en tegenwoordigheid van geest. Wat heb je liever?"

"Natuurlijk de tweede optie. Maar hoe?" Vroeg ik, verrast door het vertrouwen dat dokter Naram had in de prognose van mijn vader. "Weet je nog hoe ik mijn meester heb ontmoet?" Vroeg dokter Naram.

"Ja, hoe kan ik het vergeten?"

"Hoeveel dagen zei mijn meester dat ik morgen moest komen?"

"Honderd dagen."

"Ja, honderd dagen of drie maanden. Gedurende die drie maanden dat ik buiten zijn kamer was, zat ik daar niet alleen maar. Ik deed onderzoek, zoals jij nu doet. Ik sprak met patiënten over hun problemen. Ik zag mensen die leden aan chronische diabetes, artritis, hartproblemen, nierproblemen, osteoporose, verschillende soorten kanker, leverproblemen en vele andere dingen. Ik sprak met mensen die terugkwamen na maanden of jaren te hebben gedaan wat Baba Ramdas hen had opgedragen, en ik zag grote transformaties in hen als een direct resultaat van diepere genezing. Weet je nog hoe oud mijn meester was?"

Voordat ik kon antwoorden, zei hij: "Honderdvijftien jaar! Ik was buitengewoon nieuwsgierig naar wat hij anders deed dan anderen, dus heb ik de afgelopen zesendertig jaar de geheimen van mijn meester geleerd en ze gebruikt om mensen te helpen. Zou je willen weten wat volgens hem het geheim van de fontein van de jeugd is?"

Ik knikte. Wie wil het niet weten?

Langzaam vervolgde hij: "Ik weet niet precies waarom ik dit met je deel, Clint, maar ik krijg het gevoel dat je misschien een instrument zult zijn om vele anderen te helpen."

Ik wist niet hoe ik daarop moest reageren. Omdat ik op het punt stond hem en alles wat hij zei te geloven, kwam er een vlaag van bezorgdheid bij me op dat ik misschien zou ontdekken dat hij een bedrieger was en op de hoop van de wanhopigen jaagde. Hoe dichter ik bij hem kwam, hoe meer ik me er zorgen over maakte, op een bepaalde manier was ik ook meer op mijn hoede. Als hij een oplichter was, zou ik dan zijn 'kliniek' voor eens en voor altijd ontmaskeren? In plaats van hem te helpen met zijn oude geneeskundige methode, zou ik een hulpmiddel worden om andere mensen tegen hem te beschermen?

Het oude geheim om jong te blijven

Dokter Naram's gezicht weerspiegelde een diepe innerlijke rust en vertrouwen toen hij me recht in de ogen keek. Hij vertelde me dat met deze geheimen iedereen op elke leeftijd een levendige gezondheid, onbeperkte energie en gemoedsrust kan ervaren. Hij zei: "Ten eerste moet je een duidelijk idee hebben van wat 'jeugd' is. Alleen dan kun je het geheim van jong blijven kennen."

Terwijl dokter Naram verder ging, haalde hij foto's tevoorschijn die hij mij liet zien.

"Hier is een foto van geliefde Babaji, een van de broers van mijn meester. Hij woont in de Himalaya - en is 139 jaar jong."

Hij haalde nog een foto tevoorschijn.

"Hier is Sadanand Gogoi, die 'Mister India" werd toen hij vijfenzestig jaar jong was! Dit is nu zijn lichaam, op de leeftijd van zeventig."

Ik staarde naar het gespierde lichaam dat eruit zag alsof het van iemand van in de veertig was.

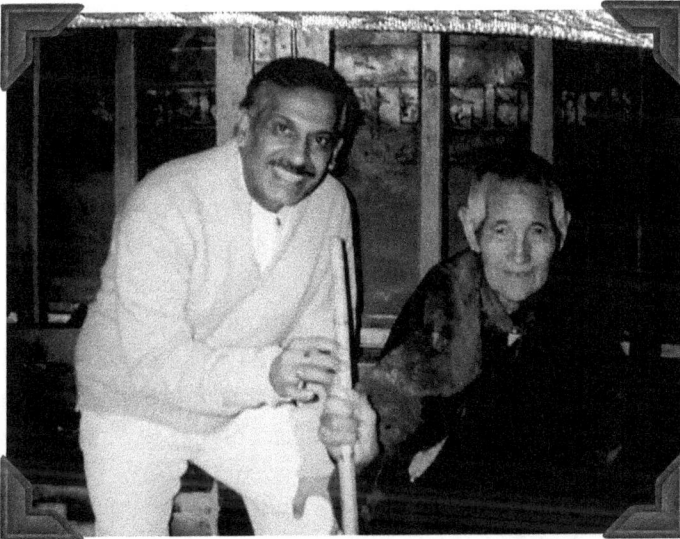

Dokter Naram met een 139 jaar jonge geliefde meester in de Himalaya.

Dokter Naram zei: "Hij gebruikt de oude geheimen voor het opbouwen van lichaam, spieren en geest, zonder zijn nieren te beschadigen. De droom van deze man, na het winnen van Mister India, is om te strijden voor Mister Universe!"

Met veel plezier naar een andere foto kijkend, vertelde dokter Naram

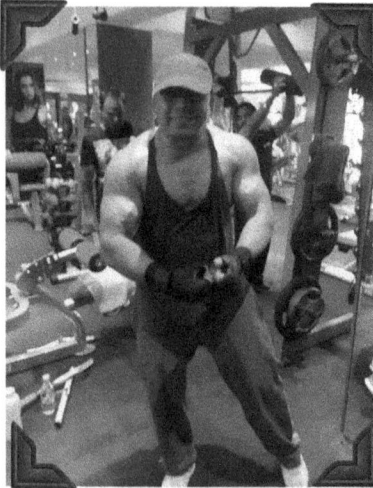

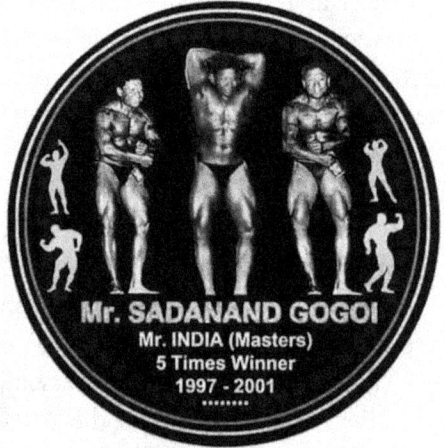

Sadanand Gogoi op 75, Mr. India vijfvoudig winnaar.

me over Kusum Atit, die nu zesentachtig jaar 'jong' was. Ze was een van zijn eerste patiënten. Toen ze op zesenvijftigjarige leeftijd bij hem kwam, kon ze niet lopen, had ze hoge bloeddruk, osteoporose en artritis en was ze van plan een heupvervanging te ondergaan. "Wat denk je dat er met haar is gebeurd toen ze de jeugdgeheimen begon te gebruiken?"

Ik haalde mijn schouders op.

"De vrouw die nog niet eens kon lopen, won de eerste prijs in een Bombay-danswedstrijd!", zei hij triomfantelijk. Ik was geschokt. Ik voelde een vreugde zoals je het je niet kunt voorstellen!"

Hij liet me nog een foto van zijn meester zien.

"Dit was toen hij 115 jaar jong was, en ik was gezegend met de tien jaar die ik bij hem was voordat hij zijn lichaam verliet. Hij stierf op 125-jarige leeftijd. Tijdens mijn opleiding ontving ik zulke geheimen, wijsheden, krachtige inzichten en waarheden van hem. Laat me ze nu met je delen."

Hij vroeg me: "Wat betekent 'jeugd' voor jou, Clint? Hoe weet je of

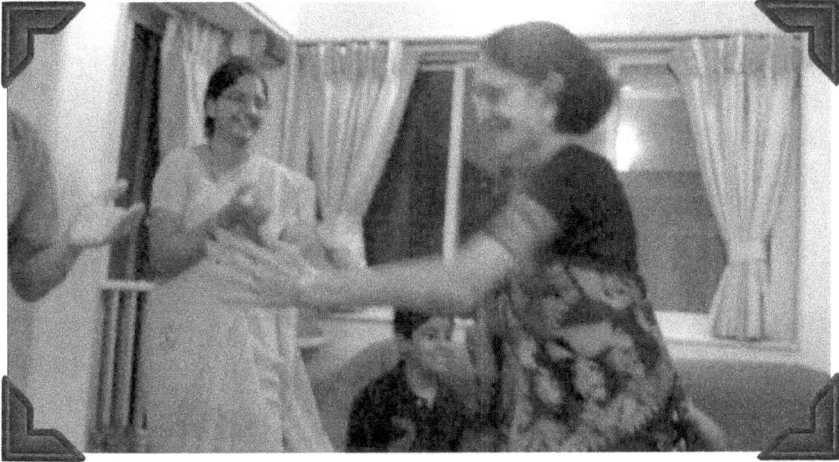

Kusum, 86, danst van vreugde na genezing van haar artritis.

iemand jong of oud is?"

Ik heb wat ideeën aangedragen: "Misschien hoe ze eruit zien? Hun gemoedstoestand? De kwaliteit van hun huid of hun haar?" Dokter Naram lachte.

"Mijn meester zei, 'een persoon kan twintig jaar oud zijn, of één honderd jaar jong.' Hoe kan een persoon oud zijn met twintig, en nog jong met honderd?"

"Hoe?"

"Het hangt allemaal af van *flexibilitteit*", zei hij.

"Iemand kan met twintig jaar oud zijn als hij lichamelijk stijf is, mentaal koppig en emotioneel droog. Of iemand kan honderd jaar jong zijn als hij fysiek flexibel, mentaal alert en leergierig is en emotioneel vol liefde.

Interessant, vind je niet?"

Ik stopte even om het in me op te nemen.

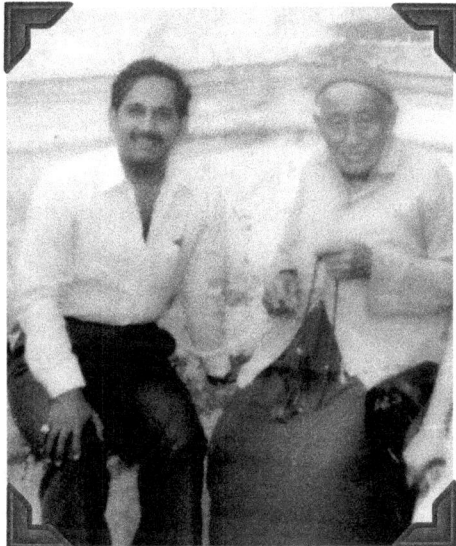

Dokter Naram met zijn geliefde meester en leraar, Baba Ramdas.

"Jeugd is een toestand die in ieder geval haalbaar is als iemand fysiek flexibel, mentaal alert en bereid om te leren en emotioneel vol liefde is."

–Baba Ramdas
(De meester van Dokter Naram)

"Dus 'jeugd' gaat over flexibiliteit - in geest, lichaam en emoties?"

Hij zei: "Ja, Clint, precies! Dat is hoe mijn afstamming jeugd begrijpt."

Ik had opheldering nodig. "Dus het geheim van jong zijn op elke leeftijd is leren hoe je flexibel kunt zijn?"

Hij knikte en voegde eraan toe dat jeugd op elke leeftijd mogelijk is als je levensstijl is afgestemd op je innerlijke aard." 'Jonge' mensen zijn vol hoop. 'Oude' mensen verliezen de hoop. Als je naar het nieuws kijkt gaat alles over angst, rampen, over een 'moeilijke' tijd die eraan komt." Zoveel mensen projecteren vreselijke dingen die in de toekomst gaan gebeuren en dat maakt hen angstig. Door hun levenservaring zijn ze vaak gekwetst, bang, diepbedroefd en gesloten. Jong zijn op elke leeftijd is vol hoop voor de toekomst blijven, voor jezelf hopen, hopen voor de mensheid. En je kunt zo 'jong' zijn, zelfs op 115-jarige leeftijd."

Dokter Naram zei toen: "Dus het uiteindelijke doel van de oude geheime geneeswijze die mijn meester me leerde is dit: ten eerste gaat het om het helpen van mensen om hun gezondheid en flexibiliteit in hun lichaam, geest, emoties en ziel te behouden of te verbeteren. De oude methoden bieden een kans om diepere genezing en een jeugdig gevoel op elke leeftijd te ervaren. Ten tweede geeft deze transformatie mensen de energie om te ontdekken wat ze het liefst in hun leven willen. Ze leren hoe ze zich kunnen afstemmen op hun innerlijke aard en het doel van het leven."

"Dus, als dat uw definitie van jeugd is", vroeg ik, "begrijp ik nog steeds niet hoe iemand zo lang kan leven."

"Bijna iedereen kan meer dan honderd jaar leven als ze dat willen. Alles wat je nodig hebt, zijn de zes sleutels van Siddha-Veda voor diepere genezing."

"Wat zijn die zes sleutels?", vroeg ik.

Hij zei: "Je hebt al enkele sleutels aan het werk gezien. Laten we eens kijken hoeveel je er kunt herkennen."

"Ik denk dat het de huismiddeltjes zijn. Zoals uienringen die mijn hoofdpijn verlichten. Het geheim is dat alles een medicijn of een gif kan zijn als je weet hoe je het moet gebruiken."

"Ja, heel goed, Clint! En herinner je je het geheime huismiddeltje voor onbeperkte energie op elke leeftijd dat ik je tijdens ons interview gaf?"

"Dat weet ik niet meer."

Dokter Naram gaf me opnieuw het huismiddeltje "Super energy drank" dat zijn meester gebruikte om me op 115-jarige leeftijd jong te voelen. Deze keer nam ik het serieuzer.

"Is het tweede instrument gerelateerd aan de kruidenformules?"

"Ja," antwoordde hij.

Mijn dagboeknotities

Het geheime recept van Dokter Naram voor super energie*

Huismiddel -

1) Laat deze ingrediënten een nacht in water weken:

3 Rauwe amandelen

3 Kardemompeulen (of ongeveer 30 zaden)

3 tl Venkelzaad

2) Voeg in de ochtend toe:

3 dadels (en als je wilt, 3 abrikozen, 3 vijgen),

1/4 theelepel kaneel

1/4 theelepel Brahmi-poeder

1/4 theelepel Ashwaganda poeder

1 theelepel Ghee

2 draden saffraan

3) Haal de schillen van de amandelen en de kardemom af en gooi ze weg (laat de zaadjes los).

4) Mix of maal alle ingrediënten samen met heet water en geniet ervan.

* Bonusmateriaal: om te zien hoe dit wordt gemaakt, raadpleeg je de video"s op de gratis lidmaatschapswebsite: MyAncientSecrets.com.

"Mijn meester heeft me geheimen geleerd over het kweken, oogsten, bereiden en combineren van kruiden volgens oude processen die een diepere genezing mogelijk maken. Dit is waarom ze geneeskrachtige kruiden worden."

Toen hij het had over geneeskrachtige kruiden, dacht ik aan de tabletten die thuis stof verzamelden in een la die ik daar had weggestopt.

Ik maakte een mentale notitie om er meer over te weten te komen.

"Marma is het derde instrument van Siddha-Veda", zei hij.

Ik schreef het op, hoewel ik nog steeds niet precies wist wat het was of hoe het werkte.

"Wat zijn de andere drie?" Vroeg ik.

"Die zal ik later met je delen. Ik moet de rest van de wachtende mensen nog zien. Waarom kom je vanavond niet, als ik klaar ben met mijn afspraken, dan kun je getuige zijn van een marma-sessie voor jezelf?"

Ik stemde ermee in om terug te keren en nam mijn vader toen mee naar het vliegveld. Toen we bij de deur van het vliegveld stonden omhelsde ik mijn vader. We waren allebei voorzichtig hoopvol over de toekomst. Hij was vastbesloten om alles te doen wat dokter Naram voorstelde - het dieet, de kruiden, alles. Er was echter één aanbeveling die hem het meest intimideerde. Dokter Naram nodigde hem uit om naar India te komen voor een aantal diepgaande behandelingen, *panchakarma* genaamd.

Voordat ik naar binnen liep, vroeg mijn vader: "Wil je de echte reden weten waarom ik met jou naar LA ben gekomen?"

Ik haalde mijn schouders op. "Was het niet om dokter Naram te zien?"

"Nee," hij schudde zijn hoofd.

"Ik dacht niet dat hij me zou kunnen helpen. Ik ben gekomen omdat ik me zorgen maakte over waar je mee bezig was."

Hij omhelsde me stevig, keek me diep in de ogen en zei: "Laten we eens kijken vanaf hier. . . maar wat er ook gebeurt, ik hoop dat je weet hoeveel ik van je hou."

Jouw dagboeknotities

Om de voordelen van het lezen van dit boek te verdiepen en te vergroten, neem je nu een paar minuten de tijd en beantwoordt je voor jezelf de volgende vragen:

Wat betekent 'jeugd' voor jou? Wat betekent het om je op elke leeftijd jong te voelen?

_____

_____

_____

_____

_____

Als 'jeugd' gaat over 'flexibiliteit', op welke gebieden in jouw leven zou je dan flexibeler kunnen zijn?

_____

_____

_____

_____

_____

Welke andere inzichten, vragen of realisaties kwamen tot je toen je dit hoofdstuk las?

_____

_____

_____

_____

_____

✿

HOOFDSTUK 9

Moderne medische wonderen uit een oude wetenschap?

Er zijn maar twee manieren om jouw leven te leiden. De ene is alsof niets een wonder is. De andere is alsof alles een wonder is.
–Albert Einstein

Nadat ik mijn vader had afgezet keerde ik terug naar het hotel voor dokter Naram's marma-sessie. Ik was blij om te zien dat dokter Giovanni er ook was. Ook al was het na middernacht, dokter Naram kwam de kamer binnen met een verfrissende vitaliteit. Als ik er niet de hele dag was geweest, had ik nooit kunnen vermoeden dat hij die dag meer dan honderd mensen had gezien. Hij zag eruit alsof hij net begonnen was.

Nadat hij verschillende mensen had begroet liep hij naar het midden van de kamer en vroeg: "Voor hoeveel van jullie is dit je eerste ervaring met marma?"

Bijna iedereen stak zijn hand op.

"Oké, dus wat is marma? Het is een oude technologie van diepere transformatie die werkt op alle niveaus van lichaam, geest, emoties en ziel."

Dokter Naram zei dat we meer over deze benadering van genezing

"Deze oude technologie heeft niets met religie te maken. Net als elektriciteit werkt het gewoon, ongeacht jouw religie of overtuiging. Het is universeel."

–Dokter Naram

konden lezen in de Mahabharata, een van de belangrijkste epische Sanskriet teksten van het oude India. Volgens de gegevens was er een grote oorlog die niet leek op onze moderne conflicten. Deze oorlog had regels. Het begon en eindigde op een bepaald tijdstip van de dag. Terwijl het dharma, of de plicht van de soldaat was om te vechten, was het dharma van genezers van de lijn van dokter Naram om te genezen. Het maakte hen niet uit of de soldaat een goede soldaat of een slechte soldaat was - ze zouden mensen helpen, ongeacht wie ze waren, ongeacht aan welke kant ze vochten.

"De genezers van mijn afstamming hadden geen vijanden, net zoals wij geen religie hebben. Onze 'religie' helpt de mensheid gewoon."

Hij beschreef hoe deze meesters elke dag na de gevechten naar het slagveld gingen om te zien wie er niet kon lopen, wie door pijlen was geraakt of wie van een olifant was gevallen en een bot had gebroken. Vaak hielpen ze door marma te gebruiken, een technologie die duizenden jaren oud is, om onmiddellijke verlichting te brengen.

"Vandaag is er geen Mahabharata-gevecht, maar het is mijn taak om je fit te maken, zodat je je plicht kunt gaan vervullen, wat je plicht in het leven ook is."

Dokter Naram legde uit dat om deze oude technologie, die zo krachtig was te begrijpen, we moesten weten dat het niets met religie te maken had.

"Zie het als elektriciteit", zei hij.

"Je doet de lichten aan en ze werken gewoon, ongeacht je religie of overtuiging. Het maakt de lichten niet uit of je moslim, christen, hindoe of atheïst bent. De sleutels van mijn lijn van genezers zijn ook universeel. De genezende methode van marma kan iedereen helpen met chronische en acute problemen, zoals rugpijn, stijfheid, nekpijn, frozen shoulders, beknelde zenuwen, ischias, enkelpijn, kniepijn of zelfs het onvermogen om te lopen.

"Geloof het of niet", zei hij, "binnen een paar minuten raakt marma de subtiele energiepunten aan en begint de blokkade los te komen. Je begint resultaten te zien en voelt minder of geen pijn. Hoeveel van jullie hebben pijn?"

De meeste mensen in de kamer staken hun hand op.

"Ik zal je wat marma's leren die je thuis kunt doen. Sommige marma's kunnen alleen door mij of iemand die ik heb getraind worden gedaan. Wat op het eerste gezicht magie lijkt, is een wetenschap.

> *"Je profiteert het meeste van oude geneesmethoden door eerst duidelijk te worden over 'wat je wilt'."*
>
> –Dokter Naram

De manier om van dit duizenden jaren oude proces te profiteren, is door duidelijk te zijn over wat je wilt. Wat wil je - van je lichaam, van je geest, van je emoties, van je leven? Maar wat als je niet weet wat je wilt?" Hij zweeg, terwijl sommigen in het publiek hun hoofd schudden.

"Kortom, als je het niet weet, dit is de marma om te ontdekken wat je wilt. Sluit je ogen. Stel je een wit kader voor over je rechteroog. Druk vervolgens zes keer op het topje van jouw rechterwijsvinger. Vraag jezelf dan af: 'Wat wil ik?' En kijk welke foto er in je witte kader verschijnt."

Ik nam een video op terwijl dokter Naram de procedure demonstreerde. Ik was sceptisch en geloofde niet dat het drukken op een punt op mijn vinger me ergens duidelijkheid over zou geven. Maar toen ik dacht dat niemand keek, drukte ik op de punt van mijn eigen vinger voor het geval het zou helpen. Ik was me er niet van bewust dat er iets met me gebeurde, behalve dat ik in mijn vinger kneep.

"De meesten van jullie doen het verkeerd. Wanneer je marma's doet, ga dan in de krachtpositie zitten - beide voeten stevig op de grond en je rug recht."

Ik zat voorovergebogen met mijn benen over elkaar, dus ik ging rechtop zitten en zette mijn voeten op de grond. Dokter Naram wachtte tot iedereen zich in deze positie bevond en vervolgde: "Dit is een heel belangrijk punt. De 'wens' in jou moet een positief anker zijn. Het kan niet zijn wat je niet wilt, of wat je vermijdt. Laat me je een heel krachtig voorbeeld geven."

❦

Dromen in werkelijkheid

Mijn moeder kon niet lopen. Ze had artritis, osteoporose en degeneratie van gewrichten", zei dokter Naram.

"Omdat ze niet kon lopen, zou ze het toilet en de badkamer in bed moeten gebruiken. Dat was dertig jaar geleden. Ik was bereid om een goede Indiase jongen te zijn, thuis te blijven om haar elke dag te verschonen en eten te geven. Maar ze wilde niet dat ons leven op die manier zou worden besteed. Ik besloot de oude methoden voor haar te gebruiken, vervolgde dokter Naram.

"Ik besloot dat als ik mijn eigen moeder er niet mee kon helpen, wat voor nut hadden ze dan?"

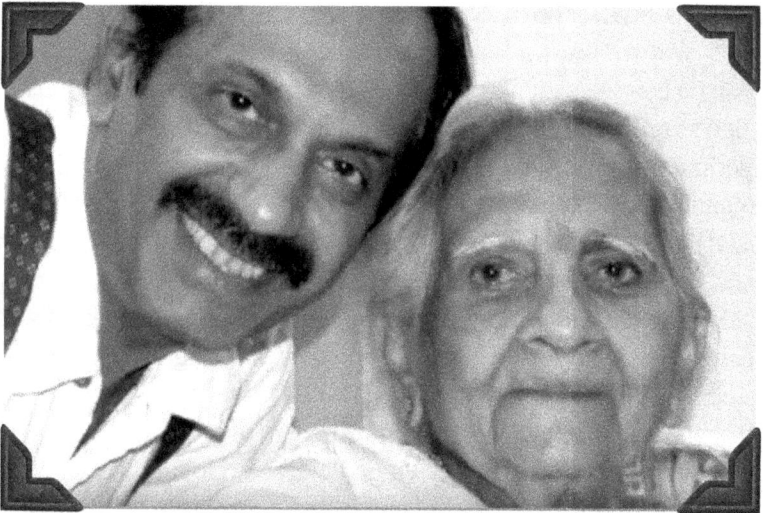

Dokter Naram met zijn geliefde moeder.

"Laat me een krachtig geheim met je delen dat mijn meester me heeft geleerd. De kwaliteit van jouw leven hangt af van de kwaliteit van jouw vragen. De meesten van ons stellen de verkeerde vragen. Ik vroeg altijd: "Waarom ben ik dik?" Mijn meester zei: 'Afschuwelijke vraag, dokter Naram." Ik was gefocust op wat ik niet leuk vond. Hij vertelde me dat krachtige vragen zich richten op wat je wilt, niet op wat je niet wilt. Dus

ik drukte op het punt van mijn moeders vinger en vroeg: "Mama, wat wil je?"
"Ze antwoordde: 'Ik wil geen pijn."
"Een 'wens' hebben die negatief is omkaderd, werkt niet goed."
Terwijl hij naar zijn hoofd wees, zei

> *"De kwaliteit van jouw leven hangt af van de kwaliteit van jouw vragen."*
> –Dokter Naram

dokter Naram: "Er is iets dat bekend staat als bewuste geest", en hij wees naar zijn hart. "Dan is er onderbewustzijn."

Vervolgens ergens boven zijn hoofd wees hij: "En er is een hoger bewustzijn."

"Het is deze hogere bewuste geest die je kan leiden als je weet hoe je er toegang toe kunt krijgen. Als je een duidelijk kanaal opent krijg je een antwoord op de vraag. Marma is een technologie om alle krachten van het bewustzijn voor je te activeren en voor je te laten werken. En een geheim is om je te concentreren op een positief beeld van wat je wel wilt, in plaats van een negatief beeld van wat je niet wilt."

Toen dokter Naram het marmapunt opnieuw op de vinger van zijn moeder drukte en de vraag opnieuw formuleerde: "Mama, als je wist dat er geen pijn was, wat zou je dan doen?"

Ze zei: "Ik zou lopen".

Dokter Naram legde uit dat je de toekomst moet creëren en het verleden moet loslaten. Dat is een van de belangrijke principes - creëren, de toekomst zien, het verleden achter je laten en tegelijkertijd het heden niet uit het oog verliezen. De realiteit van dokter Narams moeder op dat moment was dat ze niet kon lopen. Ze had artritis en osteoporose, en zelfs specialisten zeiden dat ze niet kon lopen. Dokter Naram zei opnieuw: "Maar het belangrijkste is: wat wil je?"

Dokter Naram vertelde ons dat zodra zijn moeder een idee had van iets positiefs dat ze zich kon voorstellen, hij haar vroeg haar ogen te sluiten. Hij drukte op nog een marmapunt verder op haar vinger en vroeg: "Als je wist dat je weer zou kunnen lopen, waar zou je dan heen willen?" Ze antwoordde: "Ik zou graag naar de Himalaya willen gaan."

Elke keer dat ze antwoord gaf, zei dokter Naram: "Heel goed", en klopte zes keer op een marmapunt dicht bij haar hart. Hij liet haar een wit kader over haar rechteroog voorstellen en vroeg: "Kun je jezelf zien wandelen in de Himalaya?"

Ze knikte ja, en hij antwoordde: "Heel goed," klopte opnieuw haar hart.

"Concentreer je op wat je wel wilt, niet op wat je niet wilt."

–Dokter Naram

Op dat moment werd de vader van dokter Naram die toekeek, erg boos.

"Wat een onzin! Ben je gek? Waarom geef je je moeder valse hoop? Je moeder kan niet lopen. Dat weet je. Waarom heb je het over de Himalaya? Vergeet de Himalaya. Ze kan niet eens naar het toilet lopen. Ze heeft een knie- en heupprothese nodig en je praat onzin over de Himalaya. Ze kan niet lopen! Waarom begrijp je dit niet?" Riep hij.

Dokter Naram vervolgde: "Ik zei tegen mijn vader: 'wat belangrijk is, is wat je vrouw, mijn moeder, wil. Niet wat je denkt dat ze wil!' Mijn vader was een erg harde man en dit was de eerste keer dat ik tegen hem in ging. Mijn vader antwoordde: 'Ze is een idioot; ze weet niet wat ze wil. Ze weet dat ze niet kan lopen'."

Dat was te veel voor dokter Naram. Hij keek zijn vader recht aan en zei met een vastberadenheid die een tijger zou doen stoppen: "Ga weg. Ze kiest hiervoor. Het is haar leven en haar keuze."

Daarop gooide zijn vader zijn handen in de lucht en verliet de kamer.

Dokter Naram zei: "Mijn vader was zo boos op me, in de overtuiging dat ik mijn moeder bedroog door haar valse hoop te geven."

Hoewel ik het niet hardop zei, begreep ik de twijfels van dokter Naram's vader. Ik vroeg me af of de nieuwe hoop die mijn vader had zou uitmonden in positieve resultaten, of dat het nog iets was waar hij door teleurgesteld zou worden.

Dokter Naram beschreef het maken van een plan voor zijn moeder. Hij raadpleegde zijn meester over welke diepere geheime geneeswijzen haar konden helpen om weer te kunnen lopen.

Zijn meester zei tegen hem: "Er zijn twee dingen waar je rekening mee moet houden: de ene is vandaag en de tweede is de toekomst. Het is belangrijk om te kijken naar wat er vandaag gebeurt, maar laat dat je er niet van weerhouden te geloven om te zien hoe de dingen in de toekomst veel anders en beter kunnen zijn. Blijf niet hangen in de realiteit die je vandaag waarneemt. De reis van duizend mijl begint met een enkele stap. Dus zet die eerste stap, dan nog een, enzovoort. En binnenkort sta je misschien versteld waar je terechtkomt."

In de loop van een aantal jaren nam dokter Naram's moeder bepaalde kruiden, veranderde haar dieet en drukte regelmatig op marmapunten terwijl ze haar droom visualiseerde.

Mijn dagboeknotities

Het geheime recept van dokter Naram voor gezonde, soepele gewrichten *

1) Huismiddeltje - Meng de volgende ingrediënten en neem het 's morgens als eerste in: fenegriekpoeder ½ theelepel, kurkumapoeder ½ theelepel, kaneelpoeder ¼ theelepel, gemberpoeder ½ theelepel, ghee 1 theelepel.

2) Marma Shakti — Op de palm van je linkerhand, tussen de middelvinger en de ringvinger, tel 4 vingers naar beneden, en druk dit punt 6 keer in, vele keren per dag.

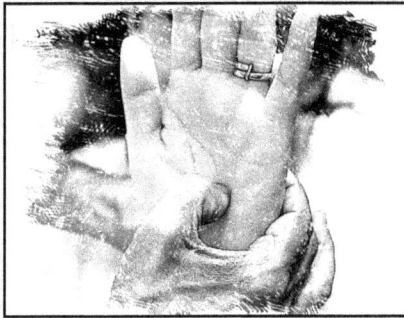

3) Kruidengeneesmiddelen - dokter Naram's moeder gebruikte een crème en nam wat tabletten om gezonde gewrichten te ondersteunen, waaronder ingrediënten als Cissus quadrangularis, Indiase frankinsence, bladeren van de Monnikspeper, gember en guggul gomhars (Commiphora mukul). *

* Bonusmateriaal: om meer te ontdekken over oude geheimen voor gewrichten, verwijzen wij je naar de gratis lidmaatschapssite MyAncientSecrets.com.

Op een dag, na jaren van samenwerking met discipline aan haar diepere genezingsplan kreeg dokter Naram een telefoontje van haar.

"Pankaj, het is me gelukt! Ik ben hier in de Himalaya, ik ben echt hier."

Ze bereikte de tempel die ze wilde bezoeken en kampeerde op een van de toppen. "Hoewel ze bedlegerig was toen ze zevenenzestig was, wandelde ze nu op tweeëntachtig jarige leeftijd door de Himalaya", zei dokter Naram.

"Terwijl anderen op paarden reden of op 'balkies' werden gedragen door sterke mannen, liep zij. Met een flesje water in haar hand werd ze gepasseerd door anderen op paarden veel jonger waren, die vroegen: 'Wat voor een gierige zoon heb je die je geen geld geeft om op een paard te rijden, arme oude vrouw? Als je zoon je geen paard bezorgt, kunnen wij wel voor je betalen."

Ze zei: 'Nee, mijn zoon kan een paard voor me kopen, maar ik kies ervoor om te lopen. Hij is een geweldige zoon omdat hij me het geschenkt heeft gegeven om te lopen.' Dat was een van de gelukkigste dagen van mijn leven."

Met vochtige ogen en een brede glimlach zei dokter Naram stralend: "Ze zei tegen me: 'Ik zegen je, Pankaj. Deel deze oude geheimen met iedereen, zodat je anderen zoals ik kunt helpen'." Iedereen in de kamer applaudisseerde.

"De zegen van mijn moeder betekende alles voor me."

Terwijl hij het verhaal vertelde, dacht ik aan de toestand van mijn vader en wat er voor hem mogelijk zou zijn. Ik dacht ook aan mijn moeder. Ik hield van haar, maar ik begreep haar niet. Dit veroorzaakte soms een conflict. Toen ik naar het verhaal van dokter Naram luisterde, vroeg ik me af:

Wat wilde mijn moeder het liefst in haar leven?

Welke droom zou ze graag werkelijkheid willen laten worden?

En wat zou mijn vader het liefst willen als hij ooit beter werd?

Wat was zijn droom?

Dokter Naram's glimlach was breed toen hij zei: "Mijn meester leerde me iets waardevols dat minder geheim was - dat alle vrouwen intelligent zijn en dat alle mannen idioten zijn, inclusief ik." Hij lachte.

"Weet je wat *shakti* is? Shakti is een goddelijke vrouwelijke creatieve kracht. Mijn meester leerde me oude geheimen over hoe elke vrouw de shakti in haar kan ontwikkelen. Voor een man geldt dat het moment waarop je vrouwen respecteert, je dan pas intelligent bent en dan pas komt de shakti ook naar jou toe. Dat brengt ons terug naar wat *jij* wilt."

Dokter Naram keerde terug naar het midden van de kamer en liep door dezelfde stappen die hij met zijn moeder allemaal had doorlopen, zodat ze een duidelijk beeld konden krijgen van wat ze wilden.

"Maar hoe werkt dit?" Vroeg iemand. Ik vroeg me hetzelfde af.

Dokter Naram glimlachte en antwoordde: "Goede vraag. Nu, bewust of onbewust, we zijn allemaal geprogrammeerd. Ons onderbewustzijn is geprogrammeerd door onze ouders: hoe te denken, hoe te praten, wat te doen. We zijn ook geprogrammeerd door school, door onze samenleving, door het nieuws, en nu via internets. De vraag is: kunnen we onszelf herprogrammeren om een goede gezondheid, een goede vitaliteit, goede relaties en een goede financiële vrijheid te hebben? Het antwoord is ja. Marma is een technologie die ons helpt onszelf te herprogrammeren, om ons leven af te stemmen op ons ware doel. Niet alleen kan de pijn verdwijnen, maar je kunt ook bereiken wat je wilt bereiken."

Is dat echt waar?

Ben ik door mijn verleden geprogrammeerd om op bepaalde manieren te geloven of te handelen?

Zo ja, is die programmering niet in lijn met mijn levensdoel?

Dokter Naram zei: "Wanneer je ontdekt wat je wilt, gaat het over van de bewuste geest naar het onderbewustzijn en vervolgens naar het bovenbewustzijn. Dan ontstaat de vernieuwing. Het is zo krachtig als je je maar kunt voorstellen. Ik heb het nu meer dan een miljoen keer gedaan. Dit is mijn taak, mijn werk, mijn missie en mijn passie. Ik weet maar een paar dingen en ik doe ze heel goed. Marma is er een van. En een van de krachtige toepassingen van marma is om jou te helpen ontdekken wat je wilt."

Mijn dagboeknotities

Dokter Naram's Marma Shakti geheimen om
te ontdekken wat je wilt *

1) Sluit je ogen en stel je een wit kader voor je rechteroog voor.

2) Druk met jouw rechterwijsvinger zes keer op het bovenste gedeelte en vraag jezelf af: "Wat wil ik?"

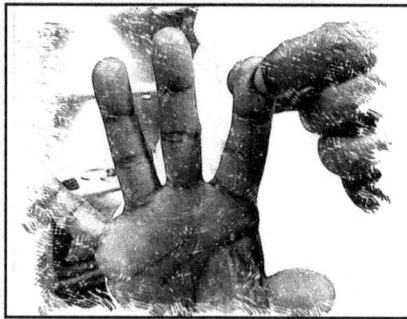

3) Laat alle gedachten, gevoelens of beelden naar je toe komen. Schrijf op wat dit zijn. Tik zes keer met je open rechterhandpalm op de linkerkant van je borst en zeg: "Heel goed."

4) Druk op jouw rechterwijsvinger zes keer op het tweede (of middelste) deel van jouw vinger en vraag uzelf af: "Als ik dat voor elkaar krijg, wat kan ik dan allemaal doen?"

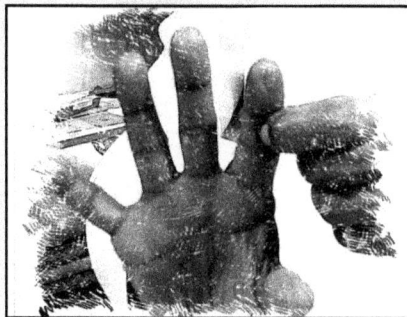

---

5) Laat alle gedachten, gevoelens of beelden naar je toe komen. Schrijf op wat dit zijn.

6) Tik zes keer met je open rechterhandpalm op de linkerkant van je borst en zeg: "Heel goed."

* Bonusmateriaal: om een video te zien die dit proces demonstreert, verwijzen wij je naar de gratis lidmaatschapssite MyAncientSecrets.com. (Meer over dit proces vindt je in hoofdstuk 14.)

Toen zweeg hij, alsof hij iets belangrijks wilde toevoegen. "Ik kan helpen de blokkades op te heffen maar je moet voor je zien van wat je wilt, welk resultaat je wilt zien in je leven, je toekomst. Dit werk moet door jou worden gedaan. In zekere zin ben ik als een vroedvrouw. Ik help je bij de geboorte maar de baby wordt door jou geboren. Wie wil er nu eerst gaan?"

❦

Je krijgt je oude vrouw niet terug

Veel handen gingen omhoog en dokter Naram koos Teresa, een vrouw uit Canada in een rolstoel. Ik had haar en haar man, Vern, eerder die dag ontmoet en ze leken me het meest verbazingwekkende stel. Teresa was buitengewoon lief en intelligent. Vern zag eruit alsof hij op de omslag van een jacht- of vismagazine thuishoorde, maar niet wachtend op een sessie voor alternatieve geneeswijze.

Ze hadden allebei wat overgewicht en ik vroeg me af hoe haar handicap hun relatie beïnvloedde. Vanuit mijn perspectief leek het alsof ze een diepe band hadden, het soort waar de meeste mensen van dromen. Hoewel Vern hun hele huwelijk voor haar zorgde, vertelde hij me dat zij degene was die voor hem zorgde. Hun communicatie was vol liefde en respect en ze konden hun handen niet van elkaar afhouden. Ze waren vertederend.

Het was Verns diepe liefde voor Teresa die hem inspireerde om te zoeken en alles te doen om haar te helpen. Ze hadden veel dingen geprobeerd waarvan hij hoopte dat ze haar zouden helpen, maar het mocht niet baten. Zijn liefde dwong hem om zijn vrouw helemaal vanuit Canada naar LA te brengen, in de hoop dat deze oude methoden zouden kunnen helpen. Eerder op de dag had ik Vern vaak bij dokter Naram horen smeken: "Alsjeblieft, doe alsjeblieft iets om mijn vrouw te helpen." Ze wachtten bijna acht uur in de kliniek. Nu zag ik hoe Vern Teresa hielp terwijl ze worstelde om uit de rolstoel te komen. Hij steunde haar terwijl ze met een kruk in elke hand naar het midden van de kamer strompelde. Haar voeten waren naar binnen gegroeid en ze kon haar knieën niet buigen, waardoor lopen meer op waggelen leek. Ze verplaatste haar gewicht naar een kant van haar lichaam en draaide toen haar heupen om haar andere been naar voren te zwaaien.

Dokter Naram nam haar mee door hetzelfde proces dat hij had gedaan met zijn moeder en vroeg Teresa wat ze wilde. Ze was er heel duidelijk over dat ze zonder krukken wilde lopen. Toen ze het eenmaal voor zich zag, vroeg dokter Naram haar om een laken op de grond te gaan liggen. Ze kon niet alleen gaan liggen en was bang dat ze niet meer zou kunnen opstaan. Dokter Naram verzekerde haar dat het oké was en Vern kwam helpen. Terwijl Teresa op haar rug lag, gebaarde dokter Naram naar Vern dat hij goed moest kijken. Hij pakte een meetlint en stopte het in een uiteinde van haar navel en mat toen de afstand tot haar rechterteen. "Hoeveel is dat?" Vroeg dokter Naram aan Vern.

"Het ziet eruit als 36,5cm."

Toen verplaatste dokter Naram het meetlint naar het uiteinde van haar linkerteen. "Hoeveel is dat?

"Dat is 39,5."

"Dus een verschil van 3 centimeter! Ik vergat je te vertellen", zei hij tegen iedereen in de kamer, "een belangrijk neveneffect van hier te zijn is dat je na een marma-sessie hormonen voelt vrijkomen die je heel, heel gelukkig kunnen maken. Dus als je je niet gelukkig wilt voelen, kom dan alsjeblieft niet hier naartoe."

Iedereen glimlachte, vooral Teresa.

"Draai je nu om." Hij gebaarde haar om op haar buik te draaien. Ze worstelde, maar met vastberadenheid haalde ze het.

Hij drukte zijn vingers op haar rug in een licht en zacht patroon, zes keer tikken op verschillende plaatsen. Het leek alsof hij piano speelde. Hij vroeg dokter Giovanni om het shirt van haar onderrug op te tillen en een beetje crème op haar huid te smeren, ontworpen om te helpen bij een proces dat *Dard Mukti* (uitgesproken als *dahrd moek-tie*) wordt genoemd. Dard kan worden vertaald met 'pijn' en mukti betekent 'vrijheid van'. Deze crème is gemaakt volgens de oude principes om verschillende soorten spier- of gewrichtsproblemen te helpen verlichten. Dokter Naram wreef het in een cirkelvormige beweging en zei haar dat ze zich moest omdraaien.

Is dat het? Vroeg ik me af. *Hoe kan zoiets snel en zachts überhaupt enig verschil maken?*

Teresa draaide zich op haar rug en dokter Naram mat haar benen opnieuw.

"Hoe lang is de rechter?" Vroeg dokter Naram.

"38cm", zei Vern.

"En de linker?"

"Ook 38cm", zei Vern stomverbaasd.

Dokter Naram vertelde haar hoe ze na de marma moest lopen, zes stappen, te beginnen met haar rechtervoet. Teresa stond op met wat hulp, haar krukken nog steeds op de grond, en toen keken we allemaal vol verwachting toe. Vern stond vlakbij om haar op te vangen als ze viel, maar dokter Naram zei hem verder weg te gaan staan. Hij liet haar haar ogen weer sluiten om zichzelf te zien lopen. Hij drukte op meer punten achter elke knie, tikte haar toen op haar rug en zei: "Loop nu naar je man." Voor het eerst in jaren zette ze een stap zonder krukken! Toen nam ze er nog een, langzaam maar rechtdoor. Ze wiebelde, maar bleef in beweging. Toen ze bij Vern aankwam omhelsden ze elkaar. De hele kamer applaudisseerde behalve Vern, wiens mond en ogen wijd open stonden van schrik terwijl hij haar teder omhelsde. "Hoe voel je je nu?" Vroeg dokter Naram aan Teresa.

Ze antwoordde: "Zestig tot 70 procent beter."

"Werkelijk?" Vroeg Vern. Ze knikte enthousiast. Dokter Naram zei: "Heel goed. Wat als je iets zou doen dat je in lange tijd niet meer hebt gedaan? Wat zou dat zijn?" Teresa antwoordde: "Zelf gewoon gaan zitten en opstaan was onmogelijk."

Dokter Naram liet haar haar ogen sluiten en zich visualiseren dat ze gemakkelijk ging zitten en opstaan zonder hulp van haar man. "Ik heb de fysieke blokkade verwijderd, maar nu moet je nog de blokkade van je overtuiging verwijderen. Zie je jezelf gaan zitten en opstaan?"

"Ja."

"Zeer goed. Doe het nu!"

Ze ging zitten, onhandig, struikelde toen een beetje, probeerde de ene kant en de andere, en het werkte. Ze stond helemaal alleen op. Vern zei: "Dat is de eerste keer dat ze dat in meer dan zeven jaar doet." Iedereen applaudisseerde.

Dokter Naram zei tegen Vern: "Nu heb je een nieuwe vrouw. Elke ochtend zul je haar blij en enthousiast zien. Kom niet bij me terug met de klacht dat je vrouw nu te jong en te energiek is! Zeg niet: 'Geef me mijn oude vrouw terug'. Dat is niet mogelijk!"

"Heel erg bedankt", zei Teresa met glinsterende ogen. Ze liep zonder krukken naar dokter Naram en bedankte hem met een zeer hartelijke omhelzing. Een nieuwe stroom tranen stroomde over haar wangen toen haar man zijn grote armen om hen heen sloeg, haar stevig vasthield en haar voorhoofd kuste. Even dacht ik dat hij ook dokter Naram's voorhoofd zou kussen.

Dokter Naram vertelde haar: "Dit gevoel of vermogen zal blijven. Zeker als je, naast de kruiden en dieetadviezen, de komende maanden en jaren voor nog drie of vier marma's komt. En je kunt dit regelmatig thuis doen."

Dokter Naram demonstreerde een marma die iedereen thuis kon doen om te helpen bij hun diepere genezingsproces.

Dokter Naram vroeg Teresa weer te lopen. Ze deed het en iedereen barstte in applaus uit. We konden het duidelijke verschil zien ten opzichte van

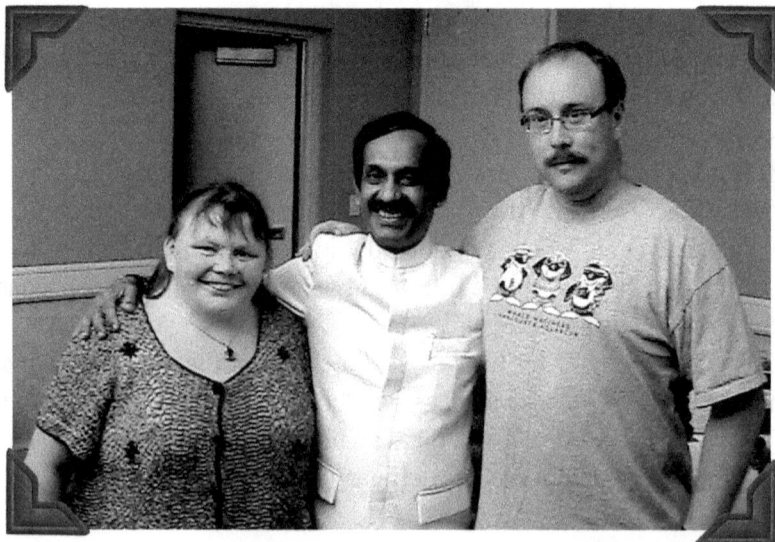

Dokter Naram met Teresa en Vern na haar Marma Shakti-ervaring.

slechts enkele minuten geleden. Dit was de eerste keer in mijn leven dat ik zoiets had gezien en ik wist niet hoe ik het in me op moest nemen. De enige verhalen die ik hoorde over kreupele of verlamde mensen die werden genezen en liepen, hielden verband met Jezus. Toch zei dokter Naram hier dat, hoewel dit op een wonder leek, er een oude wetenschap achter zat.

"Soms zijn de resultaten onmiddellijk, zoals bij Teresa", zei hij.

"En soms vergen ze jaren van geduld en volharding om zich te manifesteren, zoals het geval is bij mijn moeder. Hoewel de tijd die het kost kan verschillen, zijn de resultaten van diepere genezing voorspelbaar."

Toen wendde hij zich tot ons allemaal en zei: "Dit is echt. Een echte stijfheid en blokkade blokkeerde haar vermogen om te lopen. Het loslaten van stress, of het nu fysiek, mentaal of emotioneel is, is een fenomenale ervaring. Het is moeilijk om in zo'n kort moment zo'n grote verandering te bevatten. Als je zo lang in het donker zit en er is plotseling licht, wat doe je dan? In het begin is het misschien desoriënterend, maar het is echt. Zou je willen dat ik met je deel wat ik aan het doen ben en hoe het werkt?" Iedereen knikte.

Blokkades doorbreken

"Laat ik beginnen met een metafoor. In het leven, in iemands leven, zijn er blokkades. Ze kunnen fysiek, emotioneel, relationeel, spiritueel of financieel zijn. Als we geblokkeerd raken dan lopen we vast, het leven loopt vast en begint te stinken. We kunnen vijf of tien jaar op die plek doorbrengen en weinig of geen vooruitgang boeken. We vragen: 'Waarom gebeurt er niks?' Het antwoord is: we hebben een blokkade."

Dokter Naram pakte een stoel en zette die midden in de kamer.

"Stel dat deze stoel een blokkade is. Als ik van hier naar jou toe wil, dokter Clint, kan ik dat niet, want er is een blokkade. Dus, wat zijn de keuzes? Ik kan deze kant op gaan, naar onder, boven of. . . ?"

"Je kunt de blokkade verwijderen", riep Teresa.

"Precies. In het leven weten we dat er een blokkade is, maar de meeste mensen weten niet welk type het is. Wat is de aard van de blokkade? Hoe oud is de blokkade? Hoe krachtig is de blokkade? Nu, met de polsdiagnose, met marma, heb ik geleerd om te weten wat die blokkade is."

Dokter Naram vervolgde speels: "Jij stelt de vraag: 'Oh, meneer

Blokkade, wie bent u?'" Terwijl hij sprak, haalde hij een stuk papier uit zijn zak. "En stel dat deze blokkade me vertelt dat het van papier is - eenvoudig." Hij demonstreerde dat hij met gemak het papier scheurde en er doorheen liep.

"Gemakkelijk. Maar het leven is niet altijd zo eenvoudig. Stel dat de blokkade me vertelt dat het van hout is. Welke tools heb ik nodig om het te verwijderen?" Mensen riepen ideeën uit: Zaag? Bijl? Vuur?

"Er zijn dus verschillende instrumenten die kunnen worden gebruikt. Is het logisch?"

De meeste mensen knikten.

"Stel nu dat de blokkade van staal is. Hebben we verschillende instrumenten nodig?"

Mensen knikten, ja.

"Dus op een vergelijkbare manier zijn er verschillende marma's en andere instrumenten om ervoor te zorgen dat de hele blokkade wegvalt. Je kunt de blokkade ook zien als een deur waarvoor je alleen de juiste sleutels moet vinden om ze te ontgrendelen, te openen om er doorheen te gaan. Voor gewrichtspijn zoals mijn moeder had, is er bijvoorbeeld de remedie van ghee. Wat doen we als een deur kraakt? We geven het olie. Dus we kunnen ghee vragen: 'Oh meneer Ghee, wie ben jij?' Dan antwoordt de ghee: 'Ik ben aan het verkwikken en verjongen. Ik reduceer of balanceer vata, pitta en kapha. Ik laat je huid stralen zonder make-up, kalmeer je emoties, verbeter je slaap en help je gewrichten soepel te laten werken. 'Ghee is magisch. Mijn meester vertelde me ooit dat ik nooit iets zou moeten stelen, maar als ik iets moet stelen, dat het ghee moest zijn. Hij zei niet dat ik moest stelen, hij benadrukte alleen hoe belangrijk ghee is.

Mijn dagboeknotities

Magische voordelen van Ghee *

Naast vele andere voordelen kan het helpen bij:

♦ het smeren en verjongen van jouw lichaam, geest en emoties;
♦ het balanceren van vata, pitta en kapha;
♦ je huid laten stralen zonder make-up;
♦ jouw emoties kalmeren;
♦ slaap verbeteren;
♦ helpen jouw gewrichten soepel te laten werken;
♦ plus nog veel, veel meer. . .

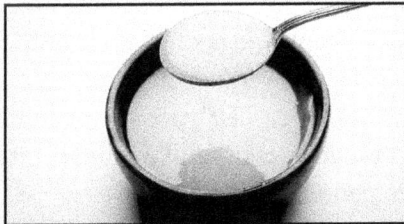

Twee huismiddeltjes waarbij je Ghee kunt gebruiken om de vele voordelen in jouw leven te ontgrendelen:

1) Voor het ondersteunen van goede gewrichten, huid, spijsvertering en denkkracht neem je 's morgens vroeg op een lege maag 1 theelepel ghee.

2) Voor een goede nachtrust neem een beetje ghee op je eerste twee vingers en wrijf met de klok mee op jouw slapen. Druk met jouw wijsvinger 6 keer op de slapen.

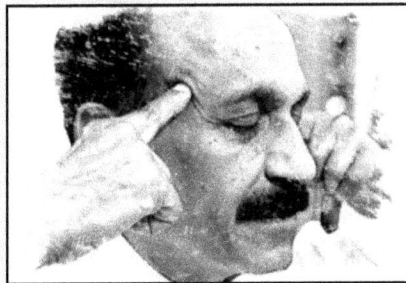

* Bonusmateriaal: om een recept te zien voor het maken van ghee volgens een speciaal oud proces en enkele interessante wetenschappelijke studies over hoe het eten van gematigde hoeveelheden Ghee het cholesterol niet lijkt te verhogen, bezoek de gratis lidmaatschapssite MyAncientSecrets.com.

"Ongeacht de aard van de blokkade zijn er zes sleutels tot diepere genezing om deze te verwijderen en je systeem weer in evenwicht te brengen. Veel mensen zoeken een korte weg naar een snelle en goedkope oplossing. Meestal werkt dat niet. Integendeel, het kan de zaken erger maken!"

"Wat bedoelt u?" Vroeg Teresa.

"Ik zal je een praktisch voorbeeld geven. Mijn vader had hoge bloeddruk en diabetes - het zit in mijn familie. Wat doen de meeste mensen? Ze slikken een medicijn dat de symptomen onderdrukt in plaats van de blokkade op te heffen. Het maakt je niet vrij van diabetes of hoge bloeddruk of wat het probleem ook is. Je hebt nog steeds diabetes of hoge bloeddruk. Het enige wat je hoeft te doen is de symptomen onderdrukken waardoor je vaak bijwerkingen krijgt."

Dokter Giovanni nam toen het woord om een punt toe te voegen: "Als allopathische arts had ik soortgelijke situaties met veel patiënten die moderne medicijnen gebruikten."

"Wat betekent 'allopathische dokter'?" Vroeg Teresa. "Goede vraag. 'Allopathie' of 'allopathische geneeskunde' is een andere naam voor de moderne westerse geneeskunde. Ik ben opgeleid aan een moderne medische universiteit in Italië als zo'n soort arts, en terwijl ik dit soort moderne medicijnen gaf, realiseerde ik me dat ik patiënten niet hielp om van het probleem, de blokkade af te komen. Ik verdoofde alleen de pijn of onderdrukte de symptomen. Allopathie is goed, maar de moderne geneeskunde is niet de uiteindelijke autoriteit. Het doet zijn werk met veel dingen, maar uiteindelijk zijn je lichaam en je gezondheid jouw verantwoordelijkheid. Vraag je jezelf weleens af wat de bijwerkingen kunnen zijn van behandelingen die je krijgt, zoals welke negatieve dingen er kunnen optreden als gevolg van de medicijnen of een operatie? Doe je onderzoek om te zien of je andere opties hebt? Er is niets mis met de moderne allopathische geneeskunde of welke genezingsmethode dan ook. Het is jouw keuze. Zorg ervoor dat je genoeg vragen stelt om de gevolgen van elke optie te kennen zodat je de juiste keuze voor jezelf kunt maken."

Dokter Naram wendde zich tot mij, hoewel hij met iedereen sprak. "Mijn twee ooms wisten niet dat ze een keuze hadden. Ze slikten zware medicijnen tegen hoge bloeddruk door diabetes, totdat ze jong stierven door een beroerte, nierfalen en hersenbeschadiging. Toen hij dit zag, zei mijn vader met wie ik mijn hele leven problemen had uiteindelijk: "Nee, ik wil geen kortere weg die alleen de symptomen onderdrukt. Pankaj, kun je me helpen? Ik kies ervoor om een manier te ontdekken om gezond te worden, diabetes om te keren, de bloeddruk om te keren en sterk te worden." Toen de oude geneesmethoden voor hem werkten, begon hij weer gefrustreerd te raken door mij, deze keer zei hij: waarom heb je je meester niet tien jaar eerder ontmoet? Waarom heb je me niet eerder overtuigd dat dit zou kunnen werken? Ik had zoveel lijden kunnen vermijden en zoveel meer kunnen doen!" Dokter Naram lachte bij de herinnering.

"Om te bereiken wat mijn vader deed, moest hij de blokkade helemaal verwijderen en daarvoor heb je de juiste sleutels nodig. Zonder medicijnen en zonder operatie hebben mijn meesters met succes de blokkades verwijderd die alles veroorzaken, van hoge bloeddruk, diabetes en autisme tot kanker en depressie."

"Wat zijn de zes sleutels van diepere genezing?" Vroeg Teresa. 'Heel goede vraag. Een daarvan is marma. Een andere zijn huismiddeltjes - hoe je iets als een medicijn of gif kunt beschouwen, afhankelijk van hoe je het gebruikt. En dieet - weten welk voedsel blokkades creëert of helpt om ze te verwijderen. Als je sneller en dieper wilt gaan, zijn er bepaalde geneeskrachtige kruidenformules die werken volgens de oude wetenschap om mensen dieper en dieper te genezen. Ze zijn niet bedoeld als snelle oplossing, maar voor de lange termijn. Ze zijn heel veilig en werken op subtiele maar diepgaande manieren door de basisproblemen aan te pakken. Ze verwijderen blokkades en brengen je lichaam weer in balans, zodat het op natuurlijke wijze kan werken zoals het bedoeld is."

De uitleg over blokkades was eenvoudig genoeg, maar ik begreep nog steeds niet hoe deze oude wetenschap zoveel problemen helpt op te lossen die de westerse wetenschap blijkbaar alleen maar onderdrukte.

"Shakti is ons woord voor 'kracht', de goddelijke kracht om dingen te doen of dingen te creëren. Het zit al in je. Marma gaat naar binnen en helpt het naar buiten te brengen. De genezer is maar een vroedvrouw, maar jij bevalt van je eigen baby. Marma werkt met de andere sleutels zodat je vitale gezondheid kunt ervaren. Elke dag bedank ik mijn meester dat hij ze mij heeft geleerd."

Dokter Naram bleef persoon na persoon aan het werk. Ten slotte was er nog maar één persoon over: de rijke man met de frozen schoulder aan wie was gevraagd zes uur te wachten.

❧

Blokkades verwijderen die pijn veroorzaken

Toen dokter Naram voor het eerst de kamer binnenliep, zag ik deze man opstaan om hem te ontmoeten. Ik hoorde dokter Naram hem opnieuw stilletjes vragen hoeveel verlichting hij wilde van zijn frozen shoulder en welke prijs hij bereid was te betalen.

"Ik heb je gezegd dat ik bereid ben om elke prijs te betalen alleen wilt u mijn geld niet aannemen."

Dokter Naram zei: "Ja, je kunt dit niet met geld kopen. Ik ben erg trots dat u een prijs hebt betaald in termen van tijd. Nu, voor een diepere genezing, moet u de prijs betalen in termen van dienstbaarheid. U zult de laatste zijn die ik vanavond zal helpen en u zult eerst iedereen hier een dienen." De vrouw van de man keek geschokt en we keken allemaal met verschillende mate van verbazing toe terwijl haar man de hele nacht andere mensen hielp met hun schoenen, water voor ze haalde, het meetlint vasthield en oprecht manieren vond om degenen die voor hem aan de beurt waren te helpen. Om bijna twee uur 's ochtends, nadat alle anderen waren vertrokken, was het eindelijk zijn beurt.

> *"Shakti is de kracht die al in je zit. Marma gaat naar binnen en helpt het naar buiten te brengen. De genezer is gewoon een vroedvrouw, maar jij bevalt van je eigen baby."*
>
> –Dokter Naram

Dokter Naram ging verder en deed twee verschillende marma's op hem. Voor de eerste marma had hij de man op de grond laten liggen, zoals bij Teresa. Voor de tweede liet hij hem op een stoel zitten, met zijn gezicht naar achteren. Voordat dokter Naram aan de tweede marma begon, vroeg hij de man om de arm met de frozen shoulder zo hoog mogelijk op te tillen. Hij kwam maar tot halverwege voordat hij "Auw!" gilde.

Toen hem werd gevraagd hoe lang hij dit probleem al had, antwoordde de man dat het jaren geleden was begonnen. Dokter Naram vroeg of hij wenste dat hij zijn arm vijftien centimeter hoger kon tillen. De man knikte en zei dat hij dat geweldig zou vinden.

Dokter Naram vroeg hem zijn ogen te sluiten en zich voor te stellen dat hij zijn arm vijftien centimeter hoger optilde. "Zie je jezelf in gedachten je arm vijftien centimeter hoger opheffen?" Vroeg hij. Hij zei stilletjes ja.

Dokter Naram tikte op het voorhoofd van de man en zei: "Heel goed." Hij drukte op een paar punten, verstelde de nek van de man en bewoog zijn arm naar achteren tot er een lichte klik klonk. Dokter Naram vroeg hem zijn arm op te heffen. Hij kwam op het punt waar hij eerder was gestopt met een blik op zijn gezicht die weerstand en pijn verwachtte. Die blik smolt weg in een uitdrukking van pure verbazing toen zijn arm verder omhoog ging. Wij keken allemaal met verbazing toe terwijl zijn arm recht boven zijn hoofd uitstrekte, hij was nu volledig mobiel.

De man bracht zijn arm naar beneden en probeerde hem weer op te tillen om er zeker van te zijn dat het echt was. Nogmaals, volledige bewegingsvrijheid. "Ik kan het niet geloven, ik kan het niet geloven", herhaalde hij. Zijn vrouw liep naar hem toe om hem te omhelzen, stomverbaasd over de verandering. Het was niet alleen het gebrek aan pijn. De opwinding en woede van haar man smolten in zachtheid, vriendelijkheid en dankbaarheid.

Ik vroeg me af op hoeveel niveaus van genezing dokter Naram werkte, en hoe deze diepere genezing verder ging dan de fysieke aandoening of manifestatie.

Elke ervaring die avond gaf me een dieper gevoel van hoop en ontzag. Omdat ik getuige was van zoveel verschillende voorbeelden van transformatie, veranderden mijn gedachten. Ik was er minder bezorgd over dat dit echt was en meer nieuwsgierig naar hoe deze oude genezingsmethode werkte. Onvermijdelijk vroeg ik me af: *zou het voor mijn vader werken?*

❦

Een onverwachte uitnodiging

Toen de marma-sessie klaar was vroeg ik dokter Naram of ik hem enkele van de videobeelden kon laten zien die ik gedurende de dag had gemaakt. Terwijl hij toekeek hoe iedereen zijn ervaringen deelde werd de glimlach van dokter Naram nog groter dan normaal.

Ik zag hoe emotioneel hij werd toen hij hun verhalen hoorde. Hij zei teder: "Nu, misschien kun je beginnen te begrijpen waarom ik van mijn werk houd en waarom ik 's nachts zo goed kan slapen."

Hij keek me recht aan en vroeg: "Clint, weet je wat een van de grootste dingen aan jou is, een van je grootste sterke punten?"

Ik was verbaasd. We kenden elkaar niet zo goed. Hoe kon hij mijn sterke punten kennen? "Wat?" Vroeg ik.

"Je hebt een aanwezigheid die mensen opent."

Complimenten ontvangen is niet iets wat ik goed doe, dus ik wist niet hoe ik moest reageren. "Werkelijk?" Antwoordde ik stilletjes.

"Ja, ik heb je in de gaten gehouden en ik heb je getest. Ik heb mensen gevraagd om met je te praten en daarna terug te komen om aan mij te rapporteren."

Ik wist niet wat ik ervan moest denken. Hij was me aan het testen? Ik dacht dat ik hem aan het testen was. Ik voelde me plotseling zelfbewust dat hij me aan het testen was zonder mijn medeweten of toestemming. Tegelijkertijd was ik benieuwd waarom hij zoveel aan mij dacht om mij überhaupt te willen "testen", en wat de resultaten van zijn "testen" hem lieten zien.

Hij vervolgde: "Jouw wezen, wie je bent, stelt mensen in staat om zich open te stellen en hun leven en ervaringen te delen."

Er viel een ongemakkelijke stilte. Ik probeerde te reageren, maar er kwam niets uit. Ik heb nog nooit zo aan mezelf gedacht. Toen keek hij me weer aan en zei: "Waar ga je hierna heen?"

"Ik ga terug naar mijn postdoctorale werk en onderzoek in Finland", zei ik.

Dokter Naram zei: "Goed. Ik ga ook heel binnenkort naar Europa. Ik ga Duitsland, Italië en Frankrijk bezoeken. Wil je echt iets geweldigs zien?"

"Wat heeft u in gedachten?"

"Kun je me ontmoeten in Europa?" Hij haalde zijn schema tevoorschijn. Ik keek naar mijn eigen schema en zag dat ik een paar data vrij had terwijl hij in Italië was. Hoe nieuwsgierig ik ook was, ik wist niet hoe mijn interesse in wat hij deed paste in de rest van mijn leven. En de waarheid was, dat hoewel ik hoopte dat het mijn vader zou helpen, ik er nog steeds mijn twijfels over had omdat het zoveel in tegenspraak was met wat mij was geleerd sinds ik jong was.

Dokter Naram merkte mijn aarzeling op. "Als je toch komt, zal het een van de meest wonderbaarlijke ervaringen van je leven zijn."

Jouw dagboeknotities

Om de voordelen van het lezen van dit boek te verdiepen en te vergroten, neem je nu een paar minuten de tijd en beantwoordt je voor jezelf de volgende vragen:

Welk percentage van de tijd concentreert je jezelf op wat je niet wilt, in vergelijking met wat je wel wilt?

_____

_____

_____

Volg het proces dat in dit hoofdstuk wordt beschreven om te ontdekken wat je wilt. Nadat je op het marmapunt hebt gedrukt en de vraag hebt gesteld, wat is het eerste dat in je opkomt - wat wil je?

_____

_____

_____

Als je dat voor elkaar hebt gekregen, wat ga je dan doen?

_____

_____

_____

Welke andere inzichten, vragen of realisaties kwamen tot je toen je dit hoofdstuk las?

_____

_____

_____

❦

HOOFDSTUK 10

Kan een vrouw in de menopauze na haar 50ste een baby krijgen?

Als je een conflict hebt tussen je hart en je hoofd,
volg dan je hart.
–Swami Vivekananda
(Indian mysticus, 1863-1902)

Milaan, Italie

Ik ben gezegend. Hoewel mijn ouders nooit veel geld hadden, kon ik studiebeurzen krijgen, werk vinden en reizen. Mijn ziel is altijd aangetrokken geweest tot reizen. Op de vraag waarom ik het zo leuk vond zou ik antwoorden: "Ik voel dat ik leef als ik zie hoe mensen over de hele wereld hun leven anders leiden." En dat is waar. Ik word gedreven om meer te begrijpen over wat menselijk is versus wat mijn cultuur is. Mezelf onderdompelen in andere culturen is de snelste manier om te ontdekken wat ik niet meteen over mezelf kan zien. Wat ik de mensen niet wilde vertellen - en toen ook niet bewust begreep - was dat reizen ook een gemakkelijke manier was om mezelf af te leiden van angsten over mijn verleden en toekomst. Het leidde me af van mijn eigen ongemakken en door mezelf waargenomen tekortkomingen.

Italië was een van mijn favoriete plekken om naartoe te vluchten. En om goede redenen: het ijs, de pizza, de kunst, het ijs, de taal, de pasta, het ijs, de chocolade, de mensen. . . Had ik het ijs al genoemd?

Ik vloog van Helsinki naar Milaan en nam de bus naar het centraal station. Statige marmeren bogen, robuuste beelden, ingewikkeld gepassioneerde schilderijen, heerlijke geuren en energieke stemmen verwelkomden me allemaal in Italië.

Dokter Giovanni regelde een auto om me op te halen. Kort nadat ik aankwam stopte er voor me een kleine rode cabriolet.

"Hoi!" zei de chauffeur, een vriendelijke Italiaan die zichzelf voorstelde als Luciano. Hij had een grote snor die aan de uiteinden was gekruld, sprak met een dik Italiaans accent en was gekleed in een geel colbert en bretels, allemaal bekroond door een hoed met witte rand. Hij gaf me een narcis en zei: "Buongiorno! Hartelijk welkom in Milaan!"

De melodieuze manier waarop hij sprak klonk alsof hij elk moment in een lied kon uitbarsten. Ik bedankte hem en al snel waren we op weg naar waar ik de komende nachten zou verblijven. Hij sprak niet veel Engels, en ik sprak nog minder Italiaans, maar op de een of andere manier begrepen we elkaar.

We reden langs sierlijke kerken, bruisende cafés en een schilderachtig park met een kasteelachtige structuur met een bruisende fontein in het midden. We kwamen aan bij een charmant, rustig huis met witte pilaren en groene wijnstokken die op en neer langs de muren slingerden. In dit bescheiden, knusse huis wachtte heerlijk fruit, donkere chocolaatjes en hete kruidenthee me op. Tegen de tijd dat ik ging slapen, waren al mijn zintuigen doordrenkt met het prachtige Italië.

Kun je op je tachtigste een beter seksleven hebben dan jonggehuwden?

De volgende ochtend ging ik vroeg op weg naar de kliniek waar dokter Naram werd opgevangen. Ik werd naar de kamer gebracht die ik zou gebruiken om mensen te interviewen, ik zette mijn videocamera aan en ging zitten. Ik realiseerde me dat wat in India begon als het opnemen van verhalen als cadeau voor dokter Naram, in LA was veranderd in een poging om meer informatie en bewijsmateriaal te krijgen dat mijn vader zou kunnen helpen. In Italië was dit de eerste keer dat ik de verhalen van mensen documenteerde, het voelde alsof ik een semi-officieel deel van het team was. Zelfs als het alleen maar vrijwilligerswerk was had ik het gevoel dat wat ik deed meer waarde had dan ik aanvankelijk dacht.

Dokter Naram arriveerde met ongelooflijke vitaliteit en verwondering, alsof het de eerste dag van zijn leven was en alles nieuw en kleurrijk was. Hij groette me, vroeg naar mijn vader en vertelde me hoe blij hij was dat ik kon komen.

Dokter Giovanni begroette me met een kus op beide wangen en een dikke knuffel. Hij hield mijn beide armen zo stevig vast met zijn handen dat ik nergens heen kon. Hij staarde me in de ogen met een warme glimlach op zijn gezicht. Normaal zou ik me ongemakkelijk voelen om zo lang in iemands ogen te kijken, maar door het voelen van zijn liefde en vriendelijkheid smolt mijn onhandigheid en gaf ik me over aan het moment. Er waren geen woorden nodig om zijn gevoelens te uiten, en het was fijn om te weten dat hij blij was dat ik hem in zijn vaderland kon vergezellen.

De wachtkamer begon vol te lopen. Terwijl mensen binnendrongen, vervaagde mijn dromerige staat van het feit dat ik op zo'n prachtige plek was langzaamaan toen ik getuige was van de intensiteit van de pijn die velen ervoeren.

Een oudere vrouw met misvormde vingers en handen greep haar rollator vast terwijl ze moeizaam worstelde om de kamer binnen te komen. Een andere man ademde zwaar en moeizaam met behulp van een zuurstoftank die zijn zoon bij zich droeg. Een vrouw met tranen in haar ogen hield haar baby in haar armen, maar ik wist niet waarom ze huilde. Een andere jonge moeder kwam binnen met twee kinderen: een met het syndroom van Down en de ander met een ernstig huidprobleem.

Op dat moment was de economie in Italië verre van rooskleurig. Veel bedrijven sloten hun deuren en ongeveer twintig procent van de jongvolwassenen was werkloos. Conventionele gezondheidszorg werd gedekt door de overheid, maar verzekeringsplannen waren niet geschikt voor oude geneesmethoden, dus moesten mensen dit uit eigen zak betalen. Het kostte ongeveer zeventig euro voor een consult met dokter Naram, plus ongeveer twee tot vijf euro per dag voor de kruiden die ze daarna kregen. Toch keken de mensen dag in dag uit reikhalzend naar hem uit.

Ik was buitengewoon nieuwsgierig waarom zoveel Italianen in de rij stonden om dokter Naram te zien. Wat inspireerde hen om hiervoor te kiezen?

De eerste die dokter Naram aan me voorstelde was een jonge man die negentien jaar eerder als peuter bij hem was geweest. Destijds kregen zijn ouders van doktoren te horen dat zijn nieren onderontwikkeld waren en niet werkten, dat hij dialyse nodig had en een transplantatie zou moeten ondergaan. Hij had een polycystische nierziekte en de meeste mensen met deze aandoening worstelen enorm in het leven. Na vele jaren, met de hulp van dokter Naram, toonden tests aan dat zijn nieren normaal waren en er geen dialyse of transplantatie meer nodig was!

"De vorige keer vroeg hij me of hij een vriendin mocht hebben", zei dokter Naram. "Ik zei: 'Natuurlijk, waarom niet?' Hij zei: 'Maar dokter Naram, ik heb een nierprobleem.' Ik zei: 'Nee, je *had* een nierprobleem'." Hij lachte van vreugde om het resultaat.

Dokter Giovanni vertelde me: "De gezondheid van deze jongen is opmerkelijk; hij ziet er erg goed uit. En de jongen vertelde ons trots dat hij nu een vriendin heeft!"

Toen kwam er een ouder echtpaar van in de tachtig, pratend met een aanstekelijk Italiaans enthousiasme. Ze konden niet veel Engels, maar een aardige vrouw in de kliniek vertaalde voor mij. Ze schokten me door te vertellen dat niet alleen hun leeftijdsgerelateerde gewrichtspijn bijna verdwenen was en hun spijsvertering beter, maar ze ervoeren ook iets waar de meeste mensen van half zo oud alleen maar van droomden. Ze zeiden dat ze een beter seksleven hadden dan pasgetrouwden! De oudere vrouw deelde alle details, die ik niet hoefde te weten, maar dat hield haar niet tegen. Ze vertelde me hoe ze droogte en pijn in haar vagina had gevoeld. Ze had geen zin om te kussen of vastgehouden te worden en vermeed haar echtgenoot die ook problemen had.

"Nu kunnen we onze handen niet van elkaar afhouden! Ik vind het heerlijk om hem aan te raken en geniet ervan wanneer hij me aanraakt!"

Ze zei dat het dieet, de kruiden en het huismiddeltje die dokter Naram had voorgeschreven haar hormoonspiegels verbeterden en dat ze nu van nature meer vochtig was zodat ze meer plezier voelde in elk aspect van haar leven. Toen zei ze iets waardoor de ogen van de vertaler wijd open gingen en ze luid moest lachen. Na een pauze om op adem te komen, vertaalde ze het. Deze oudere vrouw had met zoveel enthousiasme uitgelegd hoe ze nu minstens drie keer per week seks hadden.

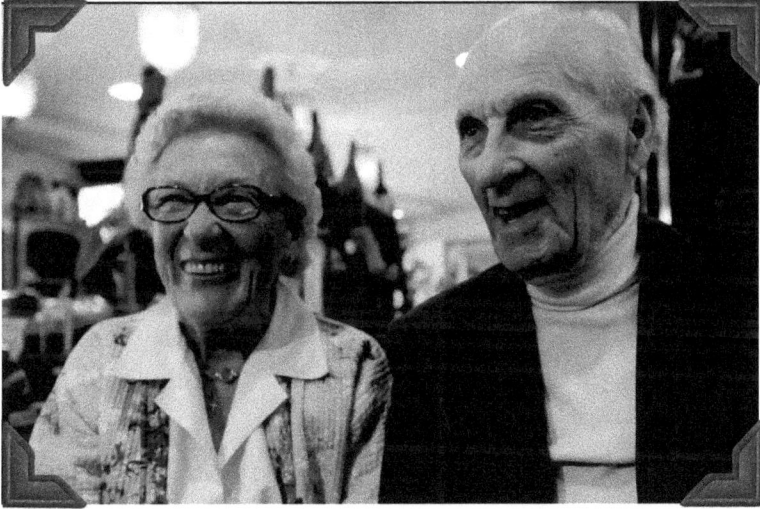

Ouder Italiaans stel, verliefd en in staat om het op alle mogelijke manieren te uiten.
Foto gemaakt door Fabio Floris en Andrea Pigrucci.

Ik kon het niet helpen, maar ik moest ook lachen. Het was vreemd om deze grootmoeder over seks te horen praten, maar door haar enthousiasme voelde het onschuldig en mooi aan. Ze wist zelfs precies op welk tijdstip van de ochtend haar man het meest waarschijnlijk een erectie zou krijgen, zodat ze voor hem klaar kon zijn.

"Wat heb je eraan als ik alleen pasta en pizza kan eten, maar niet als minnares van mijn man kan genieten? We zijn meer dan ooit verliefd en laten het graag met volle overtuiging aan elkaar zien!" Ik weet zeker dat ik bloosde en hoopte dat mijn glimlach het zou verbergen.

Hun verhaal intrigeerde me omdat ik mannelijke vrienden van in de twintig en dertig kende die problemen hadden met erectiestoornissen, wat hun zelfvertrouwen aantastte. Ze voelden zich machteloos en schaamden zich. En hier hadden een zevenentachtig jarige man en een eenentachtig jarige vrouw meerdere keren per week seks!

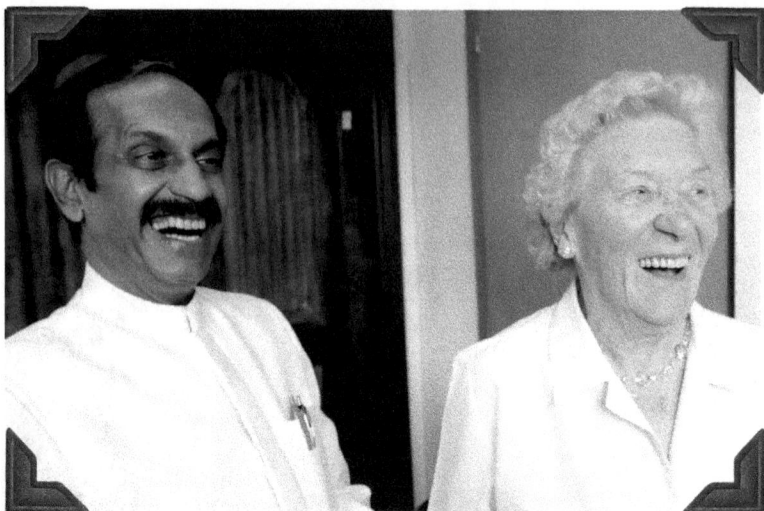

Dokter Naram lacht met verbazing en vreugde terwijl deze oudere Italiaanse vrouw de jeugdige ervaring van haar nieuwe leven beschrijft. Foto gemaakt door Fabio Floris en Andrea Pigrucci.

❧

Kun je na de menopauze nog een baby te krijgen?

Na dit interview kwam dokter Naram me vertellen dat ik moest spreken met een vrouw genaamd Maria Chiara. Maria was lang, had donker haar en heldere ogen. Ze vertelde me haar verhaal over hoe ze drie jaar eerder voor het eerst naar dokter Naram kwam.

"Dokter Naram vroeg me: 'Wat wil je?' Ik vertelde hem dat ik mijn menstruatie terug wilde hebben zodat ik nog een kind kon krijgen. Ik wist dat ik het onmogelijke vroeg, maar ik wilde het toch. Op dat moment was ik al in de menopauze en had ik al drie jaar geen menstruatie gehad", zei ze.

"Toen de menopauze begon voelde ik me depressief en had ik stemmingswisselingen. Ik had overal pijn en kon niet slapen. Mijn hele lichaam stond in brand door de opvliegers. 's Nachts moest ik de ramen openen omdat ik als een gek aan het zweten was. Ik probeerde te slapen, schudde mijn kussens op, mijn lakens, veranderde van houding, maar ik kon niet in slaap komen. Ik was vreselijk moe en had last van een opgeblazen gevoel, krampen en indigestie. Ik had ook een droge vagina en geen libido. De oude vrouw kwam in me naar boven en mijn huid werd slap. Toen begon de duizeligheid - als ik liep begon de hele wereld te draaien. Ik moest heel vaak gedurende de dag en 's nachts plassen. Om dat te verhelpen, moest ik incontinentieverband dragen. Ik begon rugpijn te krijgen en pijn in de botten, waarvan mijn doktoren me vertelden dat het artrose was. Ik voelde me oud. En het ergste van alles was dat er haar op rare plekken begon te groeien. Maar toen kreeg ik een nieuw vriendje dat jonger was dan ik en hoewel we voor uitdagingen stonden, had ik een grote wens om een kind van hem te krijgen."

"Haar geval deed me denken aan een andere vrouw die ooit naar me toekwam", vertelde dokter Naram me. "Ze zei dat Jezus in haar droom kwam en vertelde haar dat dokter Naram haar kon helpen om uit de menopauze te komen. Verbaasd zei ik tegen haar: 'Jezus is misschien in jouw droom gekomen, maar hij kwam niet in mijn droom'." Dokter Naram lachte. Terwijl hij de vrouw hielp, ontdekte dokter Naram geheimen waarvan hij dacht dat ze Maria konden helpen.

Toen ze voor het eerst bij hem kwam had dokter Naram tegen Maria gezegd: "Je bent een heel goede vrouw. Het probleem ligt niet bij jou. Hoe je nu bent komt door iets anders. Het zijn je hormonen die de opvliegers, opgeblazen gevoel, woede en opwinding veroorzaken. Je vriend denkt misschien dat je een boze vrouw bent, maar dat is niet wie je bent. Hij begrijpt het niet. Je voelt je misschien schuldig en verward, maar nogmaals, je onevenwichtige hormonen zorgen voor deze ravage, niet jij."

Hij waarschuwde Maria dat de geheimen ook enkele bijwerkingen kunnen veroorzaken, zoals dat meer jonge mannen haar willen.

"Mijn oorspronkelijke meester, Jivaka, behandelde Amrapali, die op haar zestigste werd beschouwd als de mooiste vrouw ter wereld en steeds jongere mannen aantrok. Zelfs de vijfendertigjarige koning, die al een jongere vrouw had, wilde met haar trouwen."

"Ik kan je niets beloven over het krijgen van een baby", zei hij tegen haar, "maar volgens deze oude geheimen kan ik je zeker helpen er jonger uit te zien en je er jonger bij te voelen. En we kunnen zien wat er nog meer zal gaan gebeuren. Ben je bereid dat risico te nemen?"

"Wat is er gebeurd?" Vroeg ik.

Ze vertelde me dat ze het dieet ijverig volgde en ongeveer een jaar lang alle huismiddeltjes en kruiden slikte. Met een enorme glimlach van totale gelukzaligheid zei ze: "Nu ben ik zesenvijftig jaar oud en mijn menstruatiecyclus is weer begonnen!"

Dokter Giovanni kon niet anders dan glimlachend eraan toevoegen dat hij twijfelde toen dokter Naram drie jaar eerder met Maria sprak. Hij had jongere patiënten in de menopauze zien gaan die hun cyclus terug kregen, maar nooit een vrouw van haar leeftijd. Vanuit medisch oogpunt, zei hij, was dit ongekend en verbazingwekkend.

Maria voegde eraan toe: "Ik kan nu creëren, ik kan een kind krijgen. Ik voel me alsof ik in de hemel ben!"

Ik vroeg haar: "Heb je een bewijs van je leeftijd, zoals je rijbewijs?"

Met een brede glimlach haalde Maria haar tas tevoorschijn en liet me haar foto en de geboortedatum op haar rijbewijs zien, terwijl ze zei: "De kruiden hebben me geholpen er jonger uit te zien en te voelen. Iedereen die ik ontmoet, vermoed dat ik rond de veertig ben. Zelfs mijn vriend wordt jaloers als jongere mannen naar me kijken. Ik ben trots op hoe ik me nu voel."

Dokter Giovanni voegde eraan toe: "Ik ben erg trots op haar omdat ze zo'n sterk geloof en verlangen heeft. Zelfs als de meeste mensen denken dat je niet zwanger kunt worden als je eenmaal in de menopauze zit, geloofde zij dat ze dat wel kon. Ze koos voor zichzelf een andere weg. Ze volgde het protocol en heeft als resultaat iets opmerkelijks bereikt."

Toen hij deze commentaren hoorde, zei dokter Naram: "Mijn meester, waar hij ook is, moet zich zo goed voelen over hoe de oude geheimen van genezing die hij me gaf om Maria helpen. Ze verwezenlijkt haar dromen!

"Kan ik nog een verhaal zoals deze met jullie delen?" Ik knikte.

"Er is een andere vrouw in Parijs die ik je wil laten ontmoeten. Hélène kwam naar me toe toen ze bijna vijftig was. Haar menstruatie was zes jaar gestopt en toch, toen ik haar vroeg: "Wat wil je?", Zei ze: "Ik wil heel graag een baby krijgen." Op dat moment zei ik: "Heel goed", alleen dokter Giovanni, die er destijds bij was, zei: "Wat bedoel je?" en nam me apart. Hij zei: "dokter Naram, je begrijpt het niet. Ze is al zes jaar in de menopauze! Ze kan op geen enkele manier een baby krijgen. Waarom zou je haar valse hoop geven?"

Ik zei hem dat dit niet ging over wat hij wilde of dacht dat mogelijk was, maar over wat deze geweldige vrouw wilde. Ik gaf haar alle oude geheimen, de huismiddeltjes, kruidenformules, dieet, alles, en ze was gedisciplineerd. Ze volgde het precies, met geduld en volharding. Toen, geloof het of niet, kreeg ik een telefoontje van haar. Ze was zo blij, en toen ik vroeg waarom, zei ze dat ze nu krampen kreeg. Geweldig toch? Opgewonden zijn over het krijgen van krampen. Ik vertelde haar dat het een goed teken was en dat ze door moest gaan. Een paar maanden later belde ze me opnieuw. Ze zei: 'dokter Naram, ik ben weer ongesteld te worden, zoals toen ik twintig was!' Dit was een feestmoment voor ons allebei - ik kan het niet in woorden uitdrukken. Ik wilde dansen en huilen. Het werkte!

"Ze was enthousiast dat ze nu een baby kon krijgen, maar zei dat er nog een probleem was. Ik vroeg: 'Welk probleem?' Ze zei: 'dokter Naram, ik heb geen vriendje!'"

Dokter Narams ogen stonden wijd open toen hij dit deel van het verhaal vertelde.

"Zelfs dit obstakel hield haar niet tegen, want ze wist nadrukkelijk wat ze wilde. En ze vond haar eigen manier om zwanger te raken met kunstmatige inseminatie.

De volgende keer dat ik naar Parijs kwam, bracht ze een gezond, geweldig meisje mee! Ze zei dat het een wonder was van zowel van de oude als de moderne wetenschap. De vreugde en voldoening die ik voelde toen ik haar droom zag uitkomen, dat ze deze prachtige baby vasthield, was onvoorstelbaar! Het was beter dan het winnen van een

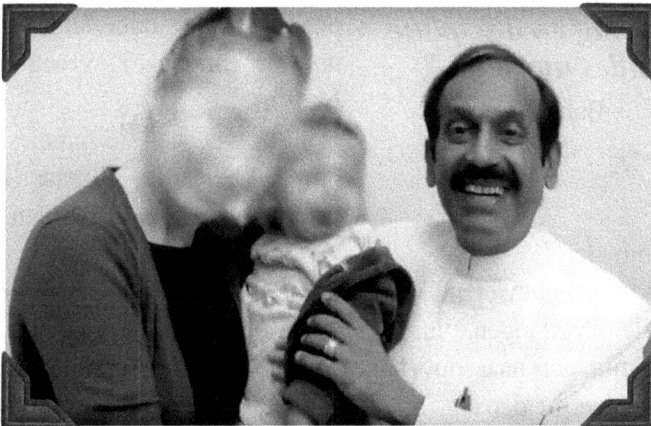

Dokter Naram in Parijs met Hélène, 52, en haar mooie dochtertje. Ze wilde niet herkend worden, dus hebben we haar beeld vervaagd, maar ze was het ermee eens dat deze foto zoveel vreugde bevatte dat het in dit boek zou moeten komen.

Nobelprijs."

Dokter Naram sprak zijn dank uit voor zijn meester, die hem deze oude wetenschap leerde, en voor het geloof en de volharding van deze

"Venkel is voor een vrouw haar beste vriendin. Het ondersteunt van nature geweldig de oestrogeen en progesteronspiegels."
–Dokter Naram

vrouw, die zulke verbluffende resultaten teweegbracht. Hij was verrukt van de kracht van de kruidenformules en eenvoudige huismiddeltjes die hij haar gaf, zoals komijnpoeder, ajwainpoeder, asafoetida, dillezaadpoeder, zwart zout, aluin en venkel.

"Venkel is de beste vriend van een vrouw. Het ondersteunt van nature uitstekende de oestrogeen- en progesteronspiegels."

Dokter Naram benadrukte dat zijn meester hem leerde: "Als je een brandend verlangen hebt, met een groot geloof, toewijding en discipline, dan is alles mogelijk."

Er gingen zoveel vragen door mijn hoofd over de methoden die hij gebruikte om de resultaten te krijgen die ik in India, de Verenigde Staten en Italië had gezien. Waar het voorheen ongeveer 80 of 90 procent was, was mijn scepsis nu ongeveer 30 procent. Mijn vragen en nieuwsgierigheid waren ongeveer 65 procent. De overige 5 procent onthulde dat door de oppervlakte van mijn gedachten een vertrouwen omhoog kwam in deze oude geneesmethode.

"Met groot vertrouwen, toewijding en discipline, is alles mogelijk."
–Baba Ramdas
(dokter Naram's meester)

"Hoe heb je deze vrouwen geholpen om weer ongesteld te worden na de menopauze?" Vroeg ik dokter Naram.

"En wat heb je precies gedaan om dat bejaarde echtpaar te helpen weer zo jeugdig te worden, net als pasgetrouwden?"

"Wil je het echt weten?" Vroeg dokter Naram mij. Ik antwoordde met en brandend verlangen, "Ja!"

"Van mijn hart naar jouw hart, Clint, ik wil dat je weet hoe dit werkt."

"Vertel het me dan alsjeblieft."

"Daarvoor moet je morgen komen."*

Bonusmateriaal: om de geheime remedies van Amrapali te ontdekken en hoe dit oudere echtpaar zo jong bleef, vond dokter Naram vond het nuttig om je meer context en ondersteuning te geven. Zie hiervoor de bijlage en de gratis video's op de lidmaatschapssite MyAncientSecrets.com.

Jouw dagboeknotities

Om de voordelen die je zult ervaren door het lezen van dit boek te verdiepen en te vergroten, neem je nu een paar minuten de tijd en beantwoord je voor jezelf de volgende vragen:

Welke brandende verlangens heb je in je hart, ook al lijken ze voor sommigen onmogelijk? (Als je jezelf of je verlangens niet beoordeelt als goed of fout, goed of slecht, mogelijk of onmogelijk, en je maakt je geen zorgen over wat anderen ervan vinden, wat ontdek je dan dat je echt wilt?)

_____

_____

_____

_____

Welke andere inzichten, vragen of realisaties kwamen bij je op toen je dit hoofdstuk las?

_____

_____

_____

_____

❦

HOOFDSTUK 11

Een geheim dieet om meer dan 125 jaar te leven?

*De dokter van de toekomst zal geen medicijnen geven, maar
zal zijn patiënt interesseren voor de zorg voor het menselijk
lichaam, voor voeding en voor de oorzaak en preventie van
ziekten.*
–Thomas Jefferson (3e president van de Verenigde Staten van Amerika, en
hoofdauteur van de Onafhankelijkheidsverklaring)

De volgende dag sprak ik met Simone Rossi Doria, de man die
de logistiek coördineerde tijdens de tour voor dokter Naram.
"Italië was het eerste land buiten India waar ik de eeuwenoude geneeswijze deelde. Dat was meer dan vijfentwintig jaar geleden", zei hij trots.
Inderdaad, zo'n vijfennegentig mensen bezochten dokter Naram op de
dag dat ik in zijn kliniek in Milaan was. Hoe wisten al deze Italianen van
hem af?

"Mond-tot-mondreclame, e-maillijsten en krantenartikelen hebben
veel gedaan om het woord te verspreiden," vertelde Simone me.
Hij vertelde dat duizenden en duizenden Italianen uit meer dan zestig
steden al baat hebben gehad bij de consulten van dokter Naram. Verschillende Italiaanse artsen werden door dokter Naram getraind in de
oude methoden, en het begon allemaal met Simones zus Susi.

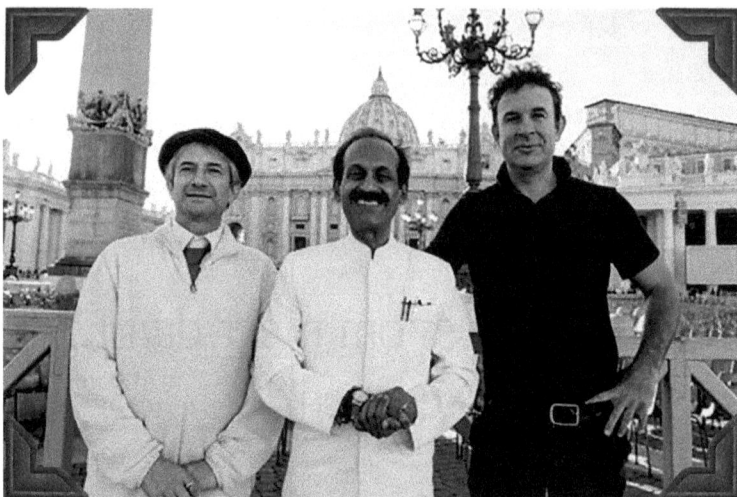

Dokter Giovanni, dokter Naram en Simone voor het Vaticaan.

Ik ontmoette Susi en hun moeder tijdens een lunchpauze later die dag. Ze was een attente vrouw die veel ervaring had opgedaan dankzij haar liefde voor reizen en openheid voor het leven. Pucci, hun moeder, was vol energie, enthousiast en levendig expressief. Pucci, oorspronkelijk afkomstig uit Engeland, was met een Italiaan getrouwd en woonde al zo lang in Italië dat ze nu vloeiend Italiaans sprak.

Susi en de vader van dokter Naram verbleven in 1987 in dezelfde tijd in de Sathya Sai Baba ashram in India. Op een dag ging dokter Naram daarheen om zijn vader te bezoeken. Een groep Italianen raakte geïnteresseerd in hem en zijn werk en Susi vertaalde voor hen. Toen ze hem vroeg om haar pols te controleren, stelde hij een leverprobleem vast en vertelde haar dat ze hepatitis A had. Ze geloofde hem niet en was overtuigd dat ze zich prima voelde. Tien dagen later werden haar ogen geel.

Susi's moeder zei: "Susi dacht dat ze voedselvergiftiging had door wat vis die ze had gegeten. Voordat ze Italië verliet ging ze haar bloed laten testen, wat bevestigde dat ze hepatitis A had. Ze kon niet geloven dat dokter Naram het lang voor de bloedtest wist alleen door haar pols te controleren. Hoe had hij het kunnen weten?"

Susi legde uit hoe ze de methode nu achteraf begreep. "In plaats van bloed af te nemen en een onderzoek uit te voeren, kan hij de signalen in mijn pols lezen. Door de polsdiagnose kan dokter Naram begrijpen wat er mis is in je lichaam. Ik weet dat veel doktoren hier sceptisch over zijn, maar ik heb velen zoals mijzelf gezien, die naar dokter Naram gingen en dezelfde ervaring hadden. Nadat ze hem hadden ontmoet, gingen ze hun bloed laten onderzoeken en deden andere onderzoeken, waarbij ze bevestigden wat hij al had gediagnosticeerd door alleen de pols te voelen. Het kost vele jaren om deze vaardigheid onder de knie te krijgen omdat het zowel een kunst als een wetenschap is. Door de vingers kun je voelen welk niveau de vata, de pitta en de kapha is. Je kunt voelen of er een onbalans is en als je dieper gaat kun je begrijpen of er een blokkade is en waar deze zit."

Dokter Giovanni had het concept van dosha's al aan mij uitgelegd en

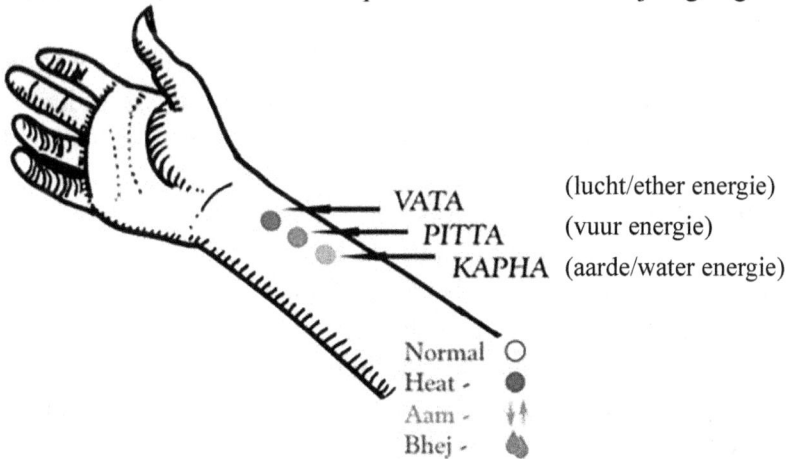

VATA	(lucht/ether energie)
PITTA	(vuur energie)
KAPHA	(aarde/water energie)

Normal ○
Heat - ●
Aam - ↟↟
Bhej - 🌢

Schema van enkele basiselementen die kunnen worden gedetecteerd bij het voelen van een pols. De kracht, het patroon en de snelheid van de pols in elk punt kan duiden op mogelijke onevenwichtigheden en blokkades in het systeem van de persoon. Die blokkades en onevenwichtigheden houden verband met fysieke, mentale en / of emotionele problemen waarmee een persoon wordt geconfronteerd, of die hij waarschijnlijk in de toekomst zal tegenkomen.

na mijn eigen onderzoek te hebben gedaan, wist ik dat Susi het had over de elementaire aspecten van het lichaam waarop zowel de siddha-vedische als de ayurvedische benaderingen van genezing zijn gebaseerd. *Vata* is de lucht/ether energie, *pitta* is vuur en *kapha* is water / aarde. De constitutie van elke persoon is anders, afhankelijk van welke kwaliteit of combinatie van kwaliteiten overheerst. Op basis van hoe ze zich manifesteren in de pols, kunnen onevenwichtigheden worden opgespoord en ziekten worden gediagnosticeerd.

Susi zou de volgende dag naar huis vliegen, naar Italië, maar dokter Naram en zijn vrouw Smita overtuigden haar om in zijn huis te blijven omdat ze te zwak was om te vliegen. Dit bood haar de gelegenheid om haar dieet te veranderen en de kruidenformules te nemen die dokter Naram voor haar had gemaakt.

Hoewel de meeste mensen veel van hun gezondheidsproblemen kunnen overwinnen zonder ergens heen te gaan, in extreme gevallen, of wanneer iemand snellere vooruitgang zoekt, kunnen ze gaan voor *panchakarma* (spreek uit als *pahnch-ah-kahr-mah*) of *asthakarma* (spreek uit als *ahst-ah- kahrmah*). Beide zijn reinigingsmethoden met meerdere processen voor het opnieuw opbouwen van de kernsystemen van het lichaam.

Karma betekent 'actie' en *pancha* betekent 'vijf'. Panchakarma bestaat uit vijf acties om gifstoffen uit het lichaam te verwijderen. Bij asthakarma zijn er acht acties, of drie extra stappen om het lichaam van binnenuit te reinigen, te zuiveren en weer in evenwicht te brengen.

Terwijl Susi vertelde dat ze in India was en zo'n goede zorg kreeg van dokter Naram en zijn vrouw Smita, dacht ik aan mijn vader. Twee weken eerder had ik hem gebeld en ontdekte dat hij de zending met kruidenformules had ontvangen. Alleen al door zijn dieet te veranderen en de kruiden regelmatig in te nemen, voelde hij iets minder pijn en meer energie, en dat gaf hem hoop. Hij verraste me door te zeggen: "Jongen, ik denk dat ik me bij het idee van een vlucht naar India begin neer te leggen." Ik boekte onmiddellijk zijn vlucht en zijn plek in de Ayushakti-kliniek in Mumbai voor de panchakarma-behandelingen van een maand die dokter Naram had aanbevolen. Rond dezelfde tijd dat ik in Italië aankwam, landde mijn vader in India. De vlucht viel hem zwaar. Hij was zo zwak toen hij in Mumbai uit het vliegtuig stapte dat twee aardige moslim heren met wie hij had gevlogen zijn armen moesten vasthouden om ervoor te zorgen dat hij niet omviel. Toen ik zijn e-mail ontving waarin stond dat hij het gevoel had dat er voor hem door engelen werd gezorgd en dat hij zich in de kliniek had gevestigd, was ik hem dankbaar. Ik was ook bezorgd over hoe zijn ervaring in de toekomst zou zijn.

Terwijl ik in Italië naar Susi luisterde, zei ze dat ze na slechts een paar weken na haar behandelingen genoeg verbetering zag met het speciale dieet en de kruiden die dokter Naram haar gaf om naar huis te gaan. Toen ze terugkwam in Italië, toonde haar eerste bloedonderzoek iets opmerkelijks aan: haar lever was gezond.

"Mijn doktoren in Italië vertelden me dat dit soort toxiciteit door voedsel meestal enkele maanden nodig heeft om te herstellen", zei ze. "Toen ze me na een maand testten en zagen dat mijn lever perfect functioneerde, waren ze geschokt. Ik vertelde hen over de diepere methoden van dokter Naram, zijn oude formules, de voedingssupplementen op basis van kruiden en dieetvoorschriften, en ze wilden meer weten."

Om hem te bedanken voor zijn hulp, vroeg Susi dokter Naram om een seminar over zijn geneeswijzen in Italië te komen houden. Het kostte hem wat moeite om de tijd te vinden, maar dankzij haar aanhoudende

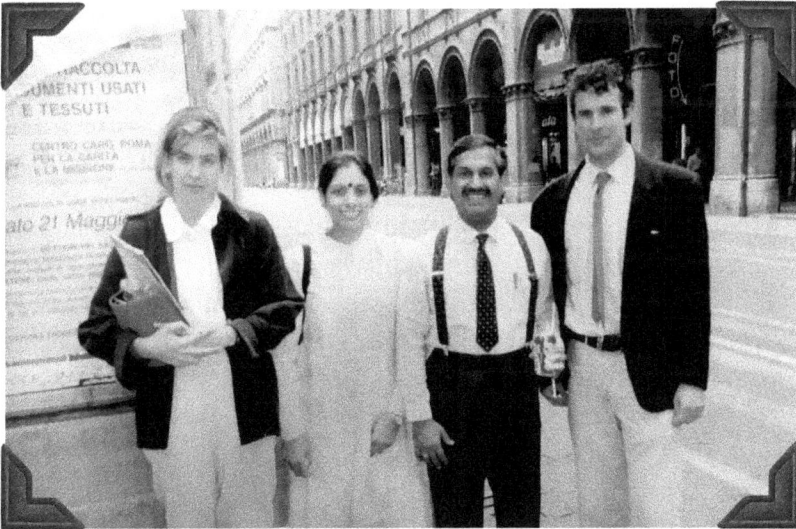

Dokter Naram's eerste keer in Italië, met zijn vrouw Smita, Susi en Simone Rossi Doria. (1988)

verzoeken ging hij akkoord. dokter Naram en zijn vrouw Smita kwamen op zijn verjaardag, 4 mei 1988, in Italië aan.

❧

Van India tot Italië

Dokter Naram liep naar binnen om wat mungsoep te halen en zag ons daar. Susi zei: "We vertellen Clint over je eerste bezoek aan Italië."

Dokter Naram lachte en zei: "Het was mijn eerste bezoek aan Europa, en alles leek vreemd vergeleken met India. Niemand sprak Engels en toen ik begon te spreken op het seminar dat Susi georganiseerd had, keek iedereen me raar aan."

Terwijl Susi aan het vertalen was, vroeg dokter Naram het publiek of iemand ooit eerder van Siddha-Veda of Ayurveda had gehoord. Niemand stak zijn hand op. Hij vroeg of ze geïnteresseerd waren, maar geen hand ging omhoog. Dit maakte hem een beetje nerveus, dus stelde hij een andere vraag: "Hoeveel van jullie zijn geïnteresseerd om honderd jaar te leven?" Slechts één persoon stak zijn hand op. Dokter Naram was wanhopig, maar Susi moedigde hem aan om zijn persoonlijke verhaal te vertellen, en dat deed hij ook. Dokter Naram sprak over zijn ontmoeting met zijn 115-jarige meester en hoe een deel van zijn geheim bestond uit een leven lang het eten van voornamelijk kaas, tomaten, tarweproducten en alcohol moest vermijden.

De menigte barstte los. Een man stond op en riep: 'Wat? Geen wijn, geen kaas, geen pasta? Dit is niet acceptabel!' Iemand anders voegde eraan toe: 'Verschrikkelijk! Ik eet elke dag kaas, pasta en pizza! En ik drink wijn'."

Terwijl dokter Naram het verhaal vertelde, zette hij zijn mungsoep neer zodat hij met beide handen kon zwaaien terwijl hij sprak met een semi-Italiaans accent boven zijn Indiase accent, wat hilarisch was. Hij begreep de Italiaanse cultuur nu beter en kon lachen om de onhandigheid van de situatie al die jaren geleden.

"Ik had India voor het eerst verlaten om mijn geheimen te delen en het leek alsof niemand geïnteresseerd was. Ik sprak de taal niet, maar ik kon zien dat wat ik zei niet werkte en de moed zakte in mijn schoenen." Hij keek me aan en vroeg: "Dus Clint, wat zou jij doen?" Ik schudde mijn hoofd.

"Ik lach nu, maar op dat moment was ik niet blij. Ik was erg in de war en vroeg me af of ik een fout had gemaakt toen ik naar Italië kwam. Ik besloot over mijn meester te praten, liet foto's zien en deelde het verhaal van mijn ontmoeting en studie met hem. En geloof het of niet, er gebeurde iets van een wonder. Ik sprak ongeveer anderhalf uur, stopte toen met praten en wachtte. Toen stak een persoon haar hand op en vroeg: 'Wanneer kan ik u mijn pols laten zien?'"

Dokter Naram vroeg: "Hoevelen van jullie willen dat ik je pols controleer?" De meeste mensen in de kamer staken hun hand op, tot grote verbazing van zowel dokter Naram als Susi.

"Op de eerste dag schreven zestien mensen zich in voor een consult voor een polsdiagnose. De tweede dag vertelden deze mensen het aan anderen, dus stonden er tweeëndertig mensen te wachten. De derde dag was het verdubbeld tot vierenzestig."

Dokter Naram zei dat hij maar twee dagen in Italië zou zijn, maar dat hij uiteindelijk zes dagen bleef, en zelfs dat was niet genoeg tijd om iedereen te zien. Dus nodigden ze hem uit om terug te komen om in andere steden te spreken.

"Dat is een aantal decennia geleden. Sindsdien heb ik hier duizenden mensen gezien. Er zijn veel doktoren die ik heb opgeleid, zoals dokter Giovanni, dokter Lisciani, dokter Chiromaestro, dokter Lidiana, dokter Alberto, dokter Antonella, dokter Catia, dokter Guido en Claudio. De

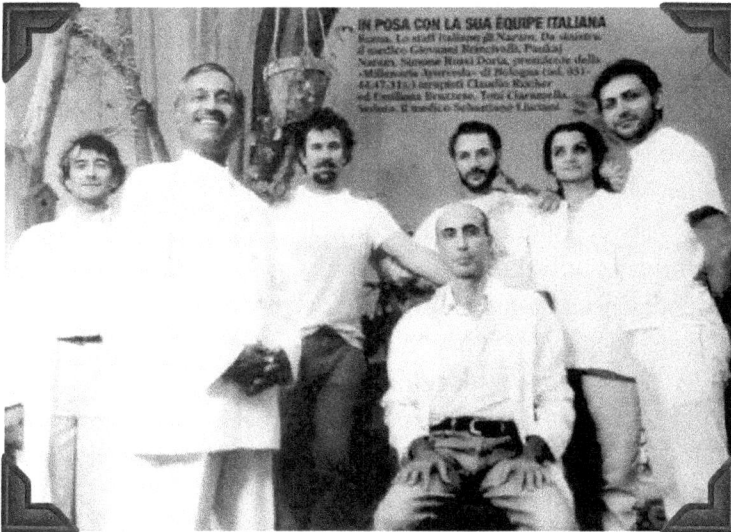

"Foto uit Oggi magazine van dokter Naram en veel Italiaanse doktoren die hij aan het trainen was.

levens van zoveel mensen zijn ten goede veranderd. Ze zijn gezonder en gelukkiger."

Dokter Naram vertelde me over Alexander uit Duitsland, die naar Italië reisde om hem te ontmoeten. Alexander bracht anderen mee. Al snel moesten ze een bus huren, totdat dokter Naram uiteindelijk Alexanders uitnodiging om naar Duitsland te komen accepteerde. Toen kwamen er uitnodigingen voor Frankrijk, Zwitserland, Oostenrijk, Nederland, het Verenigd Koninkrijk, de Verenigde Staten, Canada en vele andere landen.

"Toen mijn meester me hielp ontdekken dat het mijn missie was om deze oeroude geneeswijze in elk huis en elk hart op aarde te brengen, geloofde ik het niet. Op dat moment had ik er niet eens een patiënt.

"Mijn missie is om deze oude geneeskunde naar elk huis elk hart te brengen."

–Dokter Naram

Maar toen deze beweging van diepere genezing in Europa begon te ontstaan, was ik hoopvol dat mijn meester iets had gezien wat ik niet zag. En het gaat gewoon door. Deze stille revolutie van diepere genezing heeft een vonk doen ontstaan die nu in een vuur is verandert."

Susi kwam tussenbeide. "Dokter Naram leert je hoe je voor je lichaam moet zorgen voordat je ziek wordt - hoe je het juiste voedsel eet, welke kruiden supplementen je moet nemen en welke levensstijl je moet volgen: goed slapen, sporten, werkroutines en hoe je tijd vrijmaakt voor gebed of meditatie. Als je weet wat je moet doen en wat je niet moet doen wordt je in de eerste plaats niet ziek. Dit is de echte kracht van Siddha-Veda."

Dokter Naram zei: "Susi heeft je enkele zeer belangrijke geheimen onthuld. Gisteren vroeg je hoe ik vrouwen heb geholpen hun menstruatie terug te krijgen, of wat ik aan het stel van in de tachtig heb gegeven om hun levendige jeugd terug te krijgen, toch?" Ik knikte.

"Ze heeft je net verteld hoe! Mijn meester heeft me geleerd hoe deze dingen en nog veel meer mogelijk zijn, door middel van Siddha-Veda's zes geheime sleutels tot diepere genezing. Weet je wat de zes sleutels nu zijn?" Ik begon nerveus te worden en vroeg me af of dit een weer een test was.

"Je vertelde me over huismiddeltjes, kruidengeneesmiddelen en marma." Ik zei "En wat zijn de andere drie?"

Gelukkig was Susi overenthousiast om ze opnieuw te vertellen, dus ik hoefde niet te raden "dieet, panchakarma of asthakarma, en levensstijl".

Dokter Naram vervolgde: "Deze krachtige, oude helende sleutels worden gebruikt door onze Siddha-Veda-afstamming, onze 'school van denken', om resultaten te bewerkstelligen die voor de moderne wereld wonderen lijken. Maar ze zijn gebaseerd op beproefde principes en processen, en ze produceren voorspelbare, niet-toxische resultaten op de lange termijn. Deze sleutels hielpen mijn meester om 125 jaar jong te worden. Ze gaan niet over een snelle oplossing, maar eerder over diepere genezing."

Ik vond het fascinerend dat een van zijn belangrijkste sleutels tot genezing voeding was. "Maar hoe is een dieet een 'geheim'?" Vroeg ik. "Iedereen moet eten."

Susi zei: "Misschien is het een van die 'geheimen' die de hele tijd recht voor je staat en je merkt het pas op als iemand je erop wijst."

Dokter Naram voegde eraan toe: "Ja, alle mensen eten voedsel, maar ze weten meestal niet welke voedingsmiddelen een levendige gezondheid, onbeperkte energie en gemoedsrust produceren en welke voedingsmiddelen jouw gezondheid verminderen, jouw energie aftappen en je angst en negatieve emoties geven. Weet je welke voedingsmiddelen een medicijn kunnen zijn voor het ene lichaam en toch vergif zijn voor een ander? Weet je welke voedingsmiddelen jouw hersenen voeden, jouw geheugenvermogen vergroten en positieve emoties bevorderen?"

Ik schudde mijn hoofd nee op elke vraag en hij vervolgde: "Weet je op welke tijden van de dag je het beste kunt eten en hoeveel je moet eten, of welke voedingsmiddelen je moet combineren en welke niet? Weet je welke voedingsmiddelen jouw immuniteit sterk kunnen houden zodat je niet ziek wordt, of welke voedingsmiddelen jouw *agni* (spijsverterings-vermogen) of *bala* (vitale energie) verminderen? Weet je welke voedingsmiddelen je moet vermijden als je herstelt van een ziekte, en welke voedingsmiddelen je helpen om diepere genezing te bevorderen? Door deze geheimen te kennen en toe te passen kan iemand na de menopauze weer een menstruatie krijgen, hepatitis overwinnen, de nieren voeden, een autistisch kind ondersteunen om beter te worden, of zelfs tot in de tachtig sterk en jong blijven!"

"Er zijn zoveel verschillende filosofieën over eten," zei ik. "Hoe weet ik wie er gelijk heeft?"

"Clint, mijn meester heeft me dit geheim geleerd. Maak je geen zorgen over wie er gelijk heeft. Focus alleen op wat werkt."

Susi voegde eraan toe: "Ja, er zijn veel verschillende theorieën over wat een gezond dieet is, wat je wel en niet eet, maar er zijn er maar weinig die dit soort langetermijnresultaten laten zien bij de mensen die ze volgen."

Dokter Naram zei: "Ik heb van mijn meester zulke krachtige dieet-geheimen geleerd die iemands leven kunnen veranderen. Ze kunnen tenminste het leven veranderen van degenen die meer willen dan een snelle oplossing voor een algehele ongezonde levensstijl. Deze geheimen zijn goud waard voor degenen die zich inzetten voor langdurige,

"Als je je voeding verandert, kun je je toekomst veranderen."

–Dokter Naram

niet-toxische, diepere genezing."

"En welke dieetgeheimen heeft u van uw meester geleerd?" Vroeg ik.

"Heel goede vraag. Ik wilde weten wat hij deed om meer dan honderd jaar te worden en zich zo jong te voelen. Wat deed hij anders dan de meeste mensen die zich op hun vijftigste oud beginnen te voelen? Wat heeft hij anderen aanbevolen die zulke geweldige resultaten opleverde in hun leven, welke ze niet zagen met een 'quick-fix-methode?' Een van de grootste verschillen, leerde hij me, was onze voeding."

"Ja, maar wat heeft hij u over voeding geleerd?"

Dokter Naram keek me recht aan. "Hij heeft me geleerd, als je je voeding verandert, kun je je toekomst veranderen."

Het was een krachtig statement. Ik wilde de toekomst voor mezelf en mijn vader veranderen, maar wist niet zeker welk voedsel we moesten veranderen. "Ja", zei ik, "ik geloof u. Maar wat moet ik precies eten en wat moet ik vermijden?"

"Dat is de miljard euro vraag", zei dokter Naram terwijl hij zijn soep op had en langzaam naar de deur liep.

"Ik moet nu weer mensen zien, maar ik ben erg blij dat je die vraag stelt. Als je goed leert welke voedingsmiddelen je moet eten en welke je moet vermijden, kan dit jouw leven veranderen. Je krijgt de kracht om te weten wat je ziek maakt, wat je gezond maakt, wat je diep helpt te genezen en wat je kan helpen om boven de honderd te worden met een levendige gezondheid, onbeperkte energie en gemoedsrust."

"Alsjeblieft, dokter Naram, vertel het me. Wat moet ik doen?"

"Kom morgen."

En daarmee liep hij de kamer uit om weer naar patiënten te gaan.

Werkelijk? Dacht ik. Susi en haar moeder werden ook teruggeroepen naar de kliniek om te helpen, en ik bleef alleen achter met mijn gedachten.

Ik dacht terug aan recente gesprekken met mijn vader. Zelfs voordat hij naar India ging bracht hij enkele grote veranderingen aan in zijn dieet op basis van de aanbevelingen van dokter Naram. Het grootste deel van zijn leven bestond het typische dieet van mijn vader uit ontbijtgranen en melk, of spek en eieren als ontbijt. Als lunch at hij kaas sandwiches op tarwebrood en chips. Als avondeten at hij vlees en aardappelen met een glas melk. Dit waren de exacte voedingsmiddelen die dokter Naram adviseerde om te vermijden. Aanvankelijk vroeg mijn vader zich af wat hij kon eten, maar al snel veranderde hij zijn dieet vanaf nul. Hij stopte met het eten van tarwe en zuivelproducten en bijna al het vlees, en begon met het eten van gekookte groene bladgroenten en veel bonensoep.

Hoewel hij aanvankelijk ontmoedigend was, vond hij al snel voldoening in alternatieven die hij nooit eerder had overwogen. Gelukkig ontdekte hij dat er een enorme verscheidenheid aan smakelijke, gezonde voedingsmiddelen waren waarvan hij het bestaan niet kende, en waarvan er vele gemakkelijk te bereiden waren. Mijn vader vond vervangers voor zijn oude favoriete voedsel en nieuwe recepten waar hij echt van genoot. Bovenaan stond het geheime recept van dokter Naram voor mungsoep. Het was rijk aan eiwitten, verminderde ontstekingen, leverde veel energie en gaf hem toch een gevoel van lichtheid. We hebben ook geleerd dat hetzelfde verteringsproces nodig is om de mung te metaboliseren, het helpt het lichaam ongewenste gifstoffen te verwijderen. Alle meesters van dokter Naram die meer dan honderd jaar oud waren, aten mung en heel veel ghee. Hij had mijn vader een recept van de oude meesters gegeven om heerlijke ghee te maken. Dokter Naram noemde ghee 'magisch' omdat het zo effectief is in het helpen evenwicht te brengen in elk van de drie dosha-typen.

Mijn dagboeknotities

Dokter Naram's fantastische Mungsoep recept.*

Genezende voordelen van mungbonen: voedzaam, met ontgiftende effecten, het helpt om alle 3 de dosha's (levenselementen) in evenwicht te brengen. Helpt bij het opruimen van aam (toxiciteit) die na verloop van tijd in het lichaam terechtkomt als gevolg van een slecht dieet, gebrek aan lichaamsbeweging en een zittende levensstijl. Veel van deze ingrediënten kunnen online of in Aziatische / Indiase voedingswinkels worden gekocht.

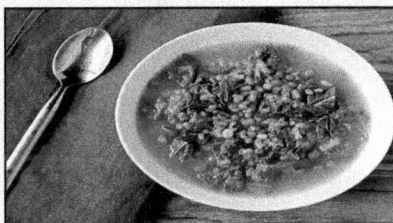

Ingredienten

1 kopje hele groene gedroogde mungbonen - een nacht geweekt in 2 kopjes water en 1 tl. baking soda om gas te verminderen + 1½ tl. zout, 1 el. ghee of zonnebloemolie, 1 theelepel. zwarte mosterdzaadjes, 2 snufjes asafoetida, 1 laurierblad, ½ tl. kurkuma poeder, 1 tl. komijnpoeder, 1 tl. korianderpoeder, 1 snufje zwarte peper, 1½ tl. verse gember, fijngehakt, ½ - 1 tl. of 1 teentje verse knoflook, fijn gehakt.

Voeg nog 2 kopjes water toe om de soep te maken nadat de bonen zijn gekookt of 3 stuks Kokum (gedroogde mangosteen)

Zout naar smaak bij het serveren

Optioneel: 1 kopje gesneden geschilde wortelen, 1 kopje in blokjes gesneden bleekselderij

BEREIDING:

Spoel af, verwijder eventueel vuil en laat de mungbonen een nacht in water weken.

Giet de mungbonen af, voeg de aangegeven hoeveelheid water en zout toe en kook ze in een snelkookpan gaar. Het duurt ongeveer 25 minuten, afhankelijk van je snelkookpan. (De bonen moeten door en door gaar zijn.) Of, in een gewone diepe pan, duurt het 40-45 minuten voordat de bonen volledig gaar zijn. Breng aan de kook en zet vervolgens het vuur laag met de deksel erop of licht open. Voeg Kokum, wortelen en selderij toe na 25 minuten.

Terwijl de bonen koken, verwarm je na ongeveer 20 minuten de olie of ghee in een aparte diepe pan op middelhoog vuur tot ze gesmolten is. Voeg mosterdzaadjes toe.

Als de zaadjes beginnen te knappen, voeg dan de asafoetida, laurier, kurkuma, komijn, koriander, gember, knoflook en een snufje zwarte peper toe en roer voorzichtig en meng goed.

Zet het vuur snel op de laagste stand. Laat ongeveer 10 minuten sudderen - niet aanbranden.

Doe de gekookte bonen met nog 2 kopjes vers water in de pan met de sudderende ingrediënten.

Breng aan de kook en laat nog 5-10 minuten sudderen. Genieten! Kan worden geserveerd met basmatirijst.

* Bonusmateriaal: om te zien hoe je dit mungsoep recept op verschillende heerlijke manieren kunt maken, en om andere smakelijke recepten en dieetgeheimen te ontvangen, ga je naar de gratis lidmaatschapswebsite: MyAncientSecrets.com.

Wacht, wat bedoel je met "Geen pizza"?

Hoewel ik het leuk vond om Susi's ervaringen te horen, struikelden mijn gedachten over het gedeelte waar ze zei dat dokter Naram mensen aanraadde om te stoppen met het eten van pizza, pasta, kaas, tarwe en melkproducten. Ik hield van dat spul. Hoe zou het leven zijn zonder pizza? En hoe zit het met ijs? Waarom dacht dokter Naram dat deze voedingsmiddelen een probleem waren?

Ik deed wat onderzoek en leerde van het werk van dokter Joel Fuhrman, dokter Baxter Montgomery en verschillende andere Amerikaanse en Europese artsen. Hun studies beantwoordden enkele van mijn vragen. Ze onthulden een groeiend aantal onmiskenbare bewijzen over de voordelen van een plantaardig dieet. Een deel van hun onderzoek heeft bijvoorbeeld de impact gedocumenteerd van een plantaardig dieet op mensen met ernstige hartproblemen en verstopte slagaders. Westerse artsen plaatsen meestal een stent om het vat open te duwen, of creëren chirurgisch een bypass rond het hart. Mijn vader had al twee stents en meerdere aanbevelingen voor bypass-chirurgie. Door over te schakelen op een plantaardig dieet en meer te bewegen, zo bleek uit onderzoek, konden mensen de hoeveelheid plaque in hun bloedvaten verminderen en in sommige gevallen volledig elimineren.

Dokter Naram had gezegd: "Als je je voeding verandert, kun je je toekomst veranderen."

Zou het kunnen dat voedsel zo'n grote impact op ons leven heeft? Heeft wat we in onze mond stoppen zoveel invloed op onze gezondheid? De samenhang lijkt misschien voor de hand liggend voor anderen, maar voor mij was het nieuw.

Kan het voedsel dat je eet je geheugen verbeteren?

In een van de klinieken in Italië ontmoette ik een advocaat genaamd Steven die leed aan huidallergieën en astma. Hij vertelde me dat zijn moeder, vader en broer allemaal artsen waren, dus hij dacht dat ze een oplossing voor zijn problemen zouden hebben. Helaas konden ze geen manier vinden om hem te helpen. Alles wat ze probeerden had vreselijke bijwerkingen. Dokter Naram was de eerste die hem hielp begrijpen dat zijn astma niet in de longen begon, maar in zijn spijsvertering. Steven leerde wat hij moest eten en wat hij moest vermijden en welke huismiddeltjes en kruidensupplementen hij moest nemen. Hij zei dat zijn hele leven veranderde toen de huid allergieën en astma verdwenen. Het was een extra bonus dat zijn geheugen ook verbeterde.

"Toen ik dokter Naram ontmoette", zei Steven, "zat ik in mijn eerste jaar rechten en bestudeerde ik dikke en gecompliceerde juridische boeken met duizenden papieren om te lezen. Het was moeilijk om te focussen. Dokter Naram gaf me een dieetvoorschrift en bepaalde remedies om mijn geheugen te helpen verbeteren en vervolgens was ik in staat om alles beter te begrijpen en te onthouden dan voorheen. Mijn testscores zijn verbeterd. Mijn brein kalmeerde, waardoor ik me gemakkelijker kon concentreren en informatie kon vasthouden, wat me hielp vooruitgang te boeken op de universiteit."

Steven merkte op: "dokter Narams geheugen is ook geweldig. Hij herinnert zich wat ik hem al die jaren geleden vertelde, ook al heeft hij sindsdien duizenden patiënten gezien. Als ik kijk hoe hij eruit ziet en hoe zijn geest werkt. Het is alsof de tijd voor hem helemaal niet voorbijgaat!"

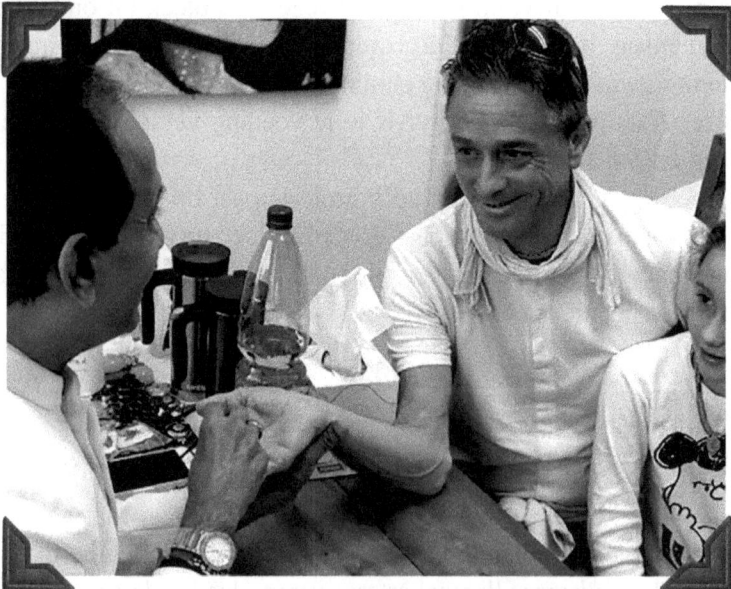

Steven heeft zijn pols laten nemen door dokter Naram.

Mijn dagboeknotities
Extra oude geheime geneeswijze om je geheugen te verbeteren *

Marma Shakti - Druk 6 keer per dag aan de basis van de buitenkant van je linkerduim.

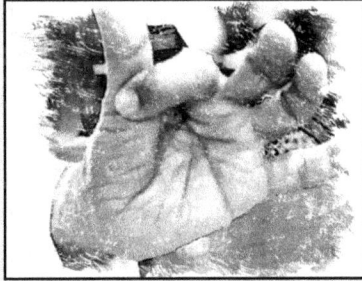

* Bonusmateriaal: om de demonstratie van de marma te zien en voor meer geheugengeheimen, verwijzen wij je naar de gratis lidmaatschapssite My AncientSecrets.com.

Steven vertrouwde me toe dat hij de dieetvoorschriften soms niet helemaal opvolgde, maar dat hij dankbaar was te weten dat hij, als hij zich ziek voelde, de oorzaak kende en hoe hij deze kon omkeren. Hij zei dat toen hij dit nog niet wist, hij niet eens de keuze had om gezond te zijn. Nu had hij een keuze.

Voedsel Geheimen die de meeste meesters je niet zullen vertellen

Net toen ik dacht dat ik de relatie tussen voeding en gezondheid begon te begrijpen, spookte dokter Naram door mijn hoofd. Tijdens zijn pauze, met de opwinding van een kind dat op het punt stond de Kerstman te ontmoeten, zei hij: "Kom met mij en dokter Giovanni mee, Clint! Ik moet je ergens naartoe brengen!"

"Waar naartoe?" Vroeg ik.

"Naar de beste pizza van heel Italië!"

Toen ik hem uitdaagde over het eten van pizza, glimlachte hij. "Mijn meester zei me nooit zo emotioneel star te worden dat ik contraproductief word. Pizza is niet goed voor mijn lichaam, dat is waar. Maar het is erg goed voor mijn emoties. De vraag is dus: hoe kunnen we af en toe van dit voedsel genieten, maar niet ten koste van onze gezondheid?"

Dat klonk voor mij als een goede vraag. Ik luisterde aandachtig.

"Als je deze voedingsmiddelen elke dag of zelfs wekelijks eet, dan creëren ze gifstoffen in je lichaam en zijn ze niet goed voor je spijsvertering. Dan moet je ze een lange periode niet eten, zodat je lichaam kan zuiveren en weer in balans kan komen. Ik volg het hele jaar een heel streng dieet, maar één keer per jaar als ik in Italië ben, wil ik genieten van de beste pizza. Dus ik bereid mijn spijsvertering dagen van tevoren en daarna voor door alleen mungsoep te eten en kruiden te nemen die me helpen te verteren en helpen om geen gifstoffen op te nemen. Op die manier kan ik eten voor mijn emoties en lijdt mijn lichaam er niet onder."

Hij wist precies naar welk restaurant hij wilde gaan. Na meer dan twintig jaar naar Italië te zijn gekomen, wist hij, volgens zijn smaakpapillen, welke plaats "de beste pizza ter wereld" had en welke het lekkerste Italiaanse ijs. Terwijl we genoten van ons eten, wilde hij zeker weten dat ik had begrepen dat wanneer mensen een ziekte overwonnen, zoals zijn moeder of mijn vader, ze dit soort dingen niet konden verteren. Het was voor hen absoluut noodzakelijk om gedisciplineerd te blijven over het eten van voedsel dat gezond voor hen was.

Hij legde uit dat ons lichaam een bufferzone heeft die na verloop van tijd verslijt. Hoewel jarenlang junkfood eten misschien geen invloed lijkt te hebben op jonge lichamen, gaat er op een dag, als we dertig, veertig of vijftig zijn, iets mis. Mensen denken dat het gewoon een onomkeerbaar verouderingsproces is dat alleen kan worden beheerd met medicijnen waarvan de bijwerkingen kunnen leiden tot andere ziekten, waarvoor meer medicijnen nodig zijn. Deze problemen worden eigenlijk niet veroorzaakt door veroudering, maar door de opeenhoping van *aam* of gifstoffen uit voedsel en de omgeving, die uiteindelijk ontstekingen, blokkades en onevenwichtigheden veroorzaken.

Dokter Naram deed een extra klodder hete saus op zijn pizza en nam een hap toen dokter Giovanni me vertelde dat hij op de harde manier had geleerd dat hetzelfde voedsel dat voor de een medicijn is, vergif kan zijn voor een ander.

"Toen ik dokter Naram voor het eerst hete saus zag gebruiken, dacht ik dat het moest zijn omdat het gezond was om te doen, dus begon ik veel hete saus te gebruiken. Al snel werd het te heet in mijn mond. Ik wist niet dat hete saus goed voor hem was, omdat het als medicijn fungeerde omdat hij overwegend *kapha* (water / aarde dosha) is, maar voor mij was

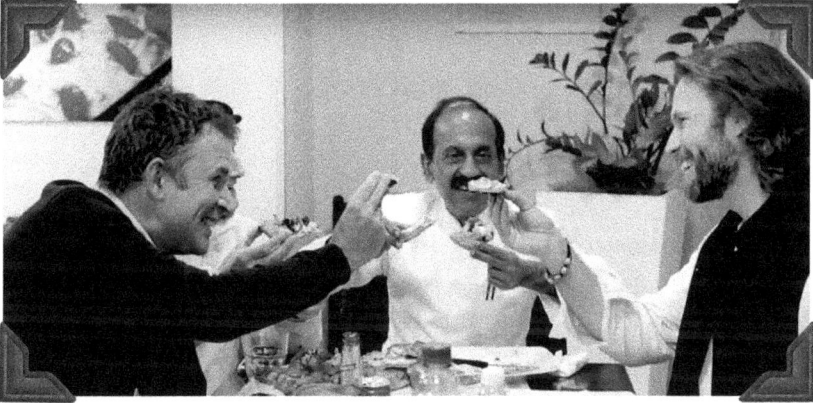

Dokter Naram legde uit hoe en wanneer je zelfs van pizza kunt genieten.

het als een gif. Ik had al veel *pitta* (vuur dosha) in mijn lichaam, dus de hete saus zorgde ervoor dat ik het overbelaste." Hij lachte toen hij zich die pijnlijk aangeleerde les herinnerde. Ik glimlachte ook, dankbaar dat hij het aan mij had doorgegeven voordat ik dezelfde fout maakte.

Terwijl ik genoot van de heerlijke kaas en knapperige korst van mijn plak pizza, begon ik de filosofie van dokter Naram te begrijpen: zodra mensen de principes begrijpen van wat gezondheid creëert versus wat aandoeningen en ziekte veroorzaakt, moeten ze ook onthouden dat er van het leven moet worden genoten. Als je te star en streng wordt, wat heeft het dan voor zin om te leven? Dokter Narams meester leerde hem hoe te weten wat je wilt, bereiken wat je wilt en er vervolgens van te genieten. Dat laatste deel - ervan genieten - was essentieel.

Ik zal nooit vergeten hoe blij dokter Naram keek terwijl hij zijn pizza at.

> *"Hetzelfde voedsel dat voor één persoon een medicijn kan zijn, kan een vergif zijn voor een ander."*
>
> –Dokter Giovanni

Jouw dagboeknotities

Om de voordelen te vergroten en te verdiepen die je zult ervaren door het lezen van dit boek, neem je nu een paar minuten de tijd en beantwoordt voor jezelf de volgende vragen:

Op welke manieren denk je dat het veranderen van jouw voeding jouw toekomst kan veranderen? (Als je een positieve verandering in jouw dieet zou aanbrengen, wat zou er dan anders kunnen gebeuren in jouw geest, lichaam, emoties en relaties?)

_____

_____

_____

_____

Welke andere inzichten, vragen of realisaties kwamen bij je op toen je dit hoofdstuk las?

_____

_____

_____

_____

* Bonus Materiaal: voor een meer gedetailleerde uitleg over de algemene dieetvoorschriften van dokter Naram - evenals zijn geheimen over wanneer / hoe je heel af en toe een dieet zou kunnen 'bedriegen' en het je gezondheid niet zo veel negatief zou laten beïnvloeden - raadpleeg de gratis lidmaatschapswebsite: van MyAncientSecrets.com.

✿

HOOFDSTUK 12

Oude geheimen om ook dieren te helpen?

Degenen die ons het meeste over liefde leren,
zijn niet altijd menselijk.
-Auteur onbekend

Omdat dokter Giovanni een groot deel van zijn dag doorbracht met vertalen voor dokter Naram, ontmoetten wij elkaar laat op een avond. Nadat iedereen weg was, vroeg ik hoe het kwam dat hij met dokter Naram was komen te werken. De medische graad van dokter Giovanni is van de Universiteit van Bologna (die, als een kanttekening, niets te maken heeft met het bewerkte vlees dat ik als kind at, maar in feite de oudste medische school in Europa is). Ik wilde weten wat een briljante arts als hij ertoe bracht om gedurende meer dan zeventien jaar een oude Indiase behandelingsmethode te bestuderen.

Dokter Giovanni vertelde me dat het eenvoudig was. Hij was ontevreden over de oplossingen die de allopathische geneeskunde bood en hij verlangde naar meer, dus ging hij op zoek naar alternatieve medicijnen en behandelingen. Hij hoorde over dokter Naram tijdens een reis naar India in 1984 en wist meteen dat hij iets buitengewoons had gevonden.

"Toen ik bij dokter Naram in de leer ging gebruikte ik zowel westerse geneeskunde als Siddha-Veda samen. Ik heb mijn eigen onderzoek

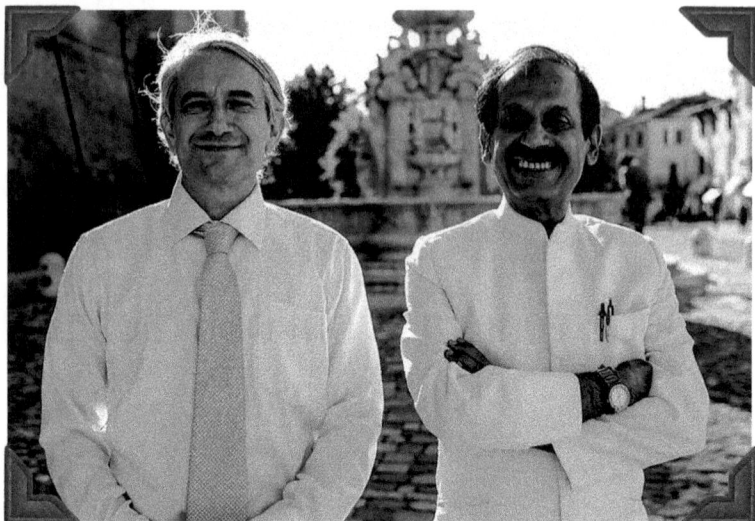

Dokter Naram met een van zijn meest geliefde studenten, dokter Giovanni Brincivalli, MD.

gedaan, met de steun van een professor van mijn medische school naar het gebruik van deze oude methoden voor gevallen van extreme angst en depressie. Na een paar jaar in de leer te zijn geweest bij dokter Naram en verbluffende resultaten te hebben gezien, begon ik deze oude wetenschap exclusief bij al mijn patiënten te gebruiken."

"Hoe denkt u dat het uw medische praktijk heeft beïnvloed?" Vroeg ik.

"Om te beginnen hoef ik nooit meer antibiotica of ontstekingsremmende medicijnen voor te schrijven. Ik zie dezelfde gevallen die elke huisarts ziet en ik ben nog steeds in staat om alleen de diepere geneeswijze te gebruiken die ik van dokter Naram heb geleerd. De resultaten die ik krijg zijn heel erg krachtig. Mensen brengen ook hun dieren mee en de geheimen die dokter Naram me leerde, werken ook voor hen. Ik ben nu verrast als ik geen resultaten zie. Als dat gebeurt dan overleg ik met dokter Naram en dan vindt hij iets in de oude manuscripten dat zelfs in de zeldzaamste gevallen helpt."

Dokter Giovanni werkte momenteel in meer dan twintig steden in Italië. "Mensen komen om verschillende redenen naar mij toe. Het geeft me zoveel voldoening, zoveel rust om oplossingen voor ze te vinden."

Hij beschreef hoe het was om in een psychiatrisch ziekenhuis in Italië te werken. "Ik was radeloos toen ik patiënten zag die depressief, suïcidaal of schizofreen waren of die moorddadige neigingen hadden, opgesloten

werden in kamers. Soms werden ze met kettingen vastgehouden, zodat
ze zichzelf of anderen geen pijn konden doen. Ze werden gedrogeerd
om het probleem te onderdrukken en liepen rond als zombies, zonder
hoop op verbetering. Als ze naar het toilet gingen en de kettingen werden
verwijderd, stonden er twee grote, stevige bewakers om toezicht op hen
te houden om ervoor te zorgen dat ze niet probeerden weg te rennen.
Heel moeilijk om naar te kijken."

Dokter Giovanni beschreef zijn interesse in een wanhopige familie
die hun schizofrene dochter naar dokter Naram bracht. Nadat hij gevallen als de hare in het ziekenhuis had gezien, was hij benieuwd hoe dokter
Naram haar behandeling zou aanpakken.

"Toen ze voor het eerst kwamen lieten de ouders haar sterke medicijnen slikken om haar kalm en onder controle te houden. Ze was traag en
lusteloos en had plotselinge stemmingswisselingen. Ze pakte bijvoorbeeld ineens alle papieren die ze op de tafel zag liggen en scheurde ze
uit elkaar."

Na zes maanden behandeling van dokter Naram veranderde haar
situatie drastisch. Haar medicatie werd gehalveerd en ze begon meer te
lachen. Ze was bewuster en alerter, meer aanwezig en vrolijker.

"We hebben nog nooit een dergelijke verbetering in de ziekenhuisom-
geving gezien of zelfs maar kunnen hopen. Wat ook indruk op me maakte,
was hoeveel het de kwaliteit van leven voor het hele gezin veranderde.
Dit was inspirerend. Toen ik dokter Naram vroeg hoe dit werkte vertelde
hij me dat negentig procent van onze problemen voortkomt uit emotionele
wonden of trauma uit de kindertijd. Toen leerde hij me de oude methoden
om deze wonden te genezen en de afgelopen zeventien jaar heb ik ze
keer op keer zien werken, zelfs in de meest extreme gevallen."

Opnieuw gingen mijn gedachten naar mijn zus die worstelde met een
depressie en uiteindelijk een einde aan haar leven maakte. Ik was nog
niet klaar om er met dokter Giovanni over te praten, maar ik vroeg me af
of dokter Naram haar had kunnen helpen. Het enige dat dokters op dat
moment konden doen, was haar medicijnen geven die niet werkten.

Dokter Giovanni beschreef een ander geval dat hij al vroeg met dokter
Naram zag en dat een diepe indruk op hem achterliet.

Een man die drie grote arteriële blokkades in zijn hart had, leed aan
kortademigheid en kon maar een paar passen lopen zonder pijn in zijn borst.

"Ik heb dit onderwerp op de medische school bestudeerd. Volgens

"Negentig procent van onze problemen komt voort uit emotionele wonden of trauma uit de kindertijd."

–Dokter Naram

de westerse geneeskunde is er geen goede manier om arteriële blokkades te genezen. We kunnen alleen een stent plaatsen en het bloedvat vergroten of een cardiale bypass maken. De cardiologen zeiden tegen deze man dat hij onmiddellijk geopereerd moest worden omdat hij een hoog risico liep op een zware hartaanval. De man weigerde en kwam naar dokter Naram. Nadat hij dokter Naram's advies gedurende drie en een halve maand had opgevolgd, toonden het ziekenhuis en daaropvolgende tests aan dat de blokkades waren genezen." De stem van Dokter Giovanni verraadde hoe onder de indruk hij was van dit resultaat.

"Ik was geïnspireerd", herinnerde dokter Giovanni zich, "omdat ik nooit had gedacht dat dit mogelijk was. Deze man ging door een krachtig, oud proces van diepere genezing. Hij deed panchakarma, nam kruidengeneesmiddelen en volgde een voorgeschreven dieet. Hij nam de verantwoordelijkheid voor zijn leven, veranderde zijn gewoonten en at veel mungbonen en groenten."

Dokter Giovanni keek me aan en zei: "Ik ben trots op je dat je open-staat om hier alles over te weten te komen."

❀

Alle honden gaan naar de hemel, maar waarom eerder gaan dan nodig is?

Omdat ik me meer open voelde om mijn altijd knagende twijfels te uiten, vroeg ik dokter Giovanni: "Denkt u dat er een mogelijkheid is dat er een placebo-effect is omdat mensen er sterk van overtuigd zijn dat het dieet of de remedies zullen werken, ze zich plotseling beter voelen?"

Dokter Giovanni zei: "Goede vraag, Clint. Kijk eerst naar Rabbat, die in coma lag en beter werd. Hoe kon dat gebeuren? Kijk dan hoe dokter Naram ook dieren helpt. Ik heb gezien dat hij veel dieren behandelt, waaronder tijgers, olifanten, honden, paarden, uilen, kangoeroes, kro-kodillen en katten. Geloven dieren dat ze beter zullen worden? Maar de oude methoden genezen ze ook. Via zijn stichting sponsort dokter Naram vele dierenasielen, waarin ze ook de natuurlijke kruidengeneesmiddelen gebruiken om straathonden en andere gewonde of zieke dieren te helpen.

Heb je Paula vandaag ontmoet?"

"Ja," antwoordde ik.

Eerder op de dag was ik verrast toen een vierenzestigjarige vrouw genaamd Paula arriveerde met haar twee honden. Ze was erg emotioneel toen ze me vertelde dat een van haar honden, een zwarte labrador, jaren geleden ziek was en zoveel pijn had dat hij niet kon lopen. De dierenarts kon niet helpen en ze stond op het punt hem in te laten slapen. Paula wist

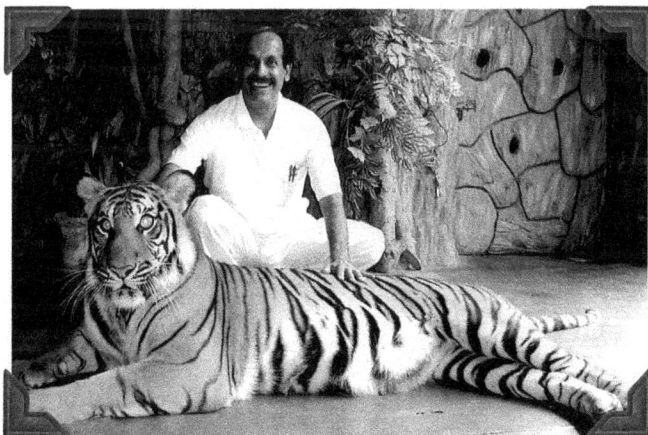

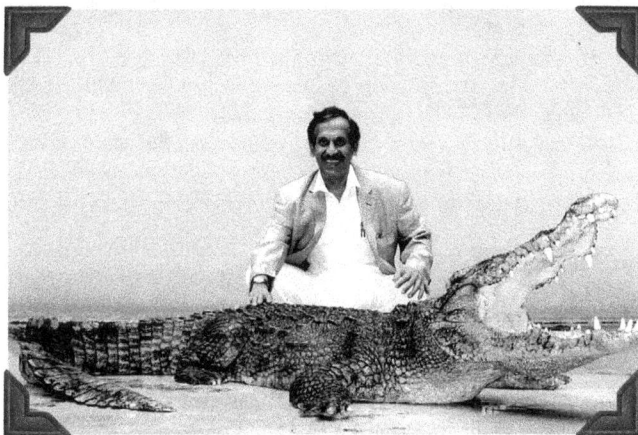

Boven: *Deze Koninklijke Bengaalse tijger kon niet zwanger worden totdat dokter Naram haar polsslag voelde en bepaalde kruiden en dieet gaf, en al snel kreeg ze drie baby's.*
Onder: *Deze krokodil was boos en de dierentuin wist niet waarom... Door de pols ontdekte dokter Naram dat het een obstipatieprobleem was, en nadat hij de juiste kruiden had gekregen, was de krokodil weer gelukkig!*

niet hoe ze het verdriet kon verwerken om ervoor te kiezen haar geliefde hond in te laten slapen. Hij had zoveel pijn dat ze niet wist wat ze anders moest doen. Terwijl ze die ochtend aan het joggen was hoorde ze van een vriend dat dokter Naram in Italië was. Ze ging prompt naar huis, laadde haar hond in de auto en reed door het land om hem te ontmoeten.

"Ik was wanhopig", zei Paula tegen me. "Dokter Naram nam zijn pols en vertelde me precies wat er aan de hand was: mijn hond zat vol met *aam* (gifstoffen) en had osteoporose. Ik heb alles gedaan wat hij me zei te doen. Ik gaf hem de speciale kruidenformules en het beperkte dieet en na slechts een week sprong hij weer in de auto! Hij sprong! Hij liep niet mank meer, en nog drie jaar lang was hij perfect. Misschien omdat dieren niet hetzelfde denken als mensen vind ik dat ze veel zuiverder zijn. Misschien werken de remedies bij hen sneller dan bij mensen. Ik

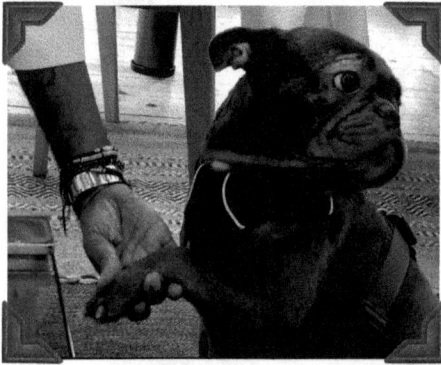

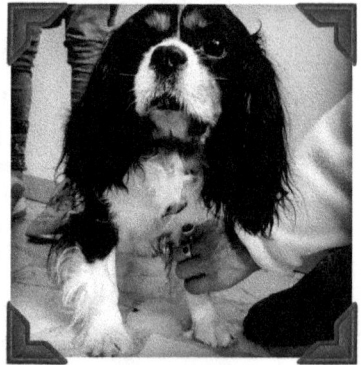

Dokter Naram & dokter Giovanni nemen de pols van honden.

weet het niet, maar dat is wat er is gebeurd. Zelfs toen hij ouder werd, was hij nog sterk en gezond totdat hij thuis vredig overleed."

Bijen helpen?

Dokter Giovanni vertelde me nog een verhaal over een vriendin van hem die imker was. Een verwoestende parasiet besmette haar bijen met een virus en ze stopten met het produceren van honing en begonnen te sterven. Om de parasieten te doden, kozen andere imkers ervoor om de bijen bloot te stellen aan giftige dampen, waardoor helaas ook veel bijen werden gedood. Degenen die het overleefden zaten vol chemicaliën die de kwaliteit van hun honing beïnvloedde. Omdat ze de honing aten en ook van plan waren deze te verkopen zochten de vrouw en haar familie een niet-chemische oplossing. Ze belden dokter Giovanni.

"Ik ging naar de bijen kijken en had aanvankelijk geen idee hoe ik ze kon helpen", legde hij uit. "Hoe vang je de polsslag van bijen zonder gestoken te worden?" Hij glimlachte en ik lachte om het beeld in mijn hoofd van hem die probeerde de polsslag van een bij te vinden. Dokter Giovanni liet me het marma-punt zien voor het versterken van de immuniteit bij mensen en vroeg me toen: "Maar hoe doe je dit voor de bijen?"

"Ik heb wat onderzoek gedaan en geleerd dat dit soort infectie bijen zwak maakt. Ze vliegen niet en sommigen verliezen al hun lichaamshaar.

Mijn dagboeknotities

Oude geheime geneeswijze voor het versterken van de immuniteit. *

Marma Shakti — Aan de rechterkant, middelvinger helemaal bovenaan, drukt u 6 keer, vele keren per dag.

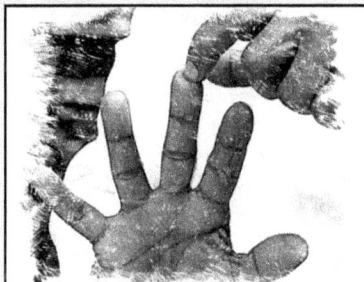

* Bonusmateriaal: voor een krachtig huismiddeltje dat hun immuniteit heeft geholpen om het virus te overwinnen, raadpleegt u de bijlage en bezoekt u de gratis lidmaatschapssite.

Gezonde bijen beginnen te vechten met de zieke bijen omdat ze ze niet als hun eigen bijen herkennen. Dit bracht me op een idee."

Dokter Giovanni herinnerde zich een verhaal van dokter Naram die zijn eigen haar weer liet groeien. Hij ontdekte ook welke kruiden de immuniteit versterken. Hij en de imker vermaalden enkele van dokter Naram's kruidentabletten die waren ontworpen om de immuniteit te versterken en haar te laten groeien, mengden ze met een krachtig huismiddeltje dat honing bevatte en voerden het aan de bijen.

Korte tijd later kreeg dokter Giovanni een telefoontje van de imker.

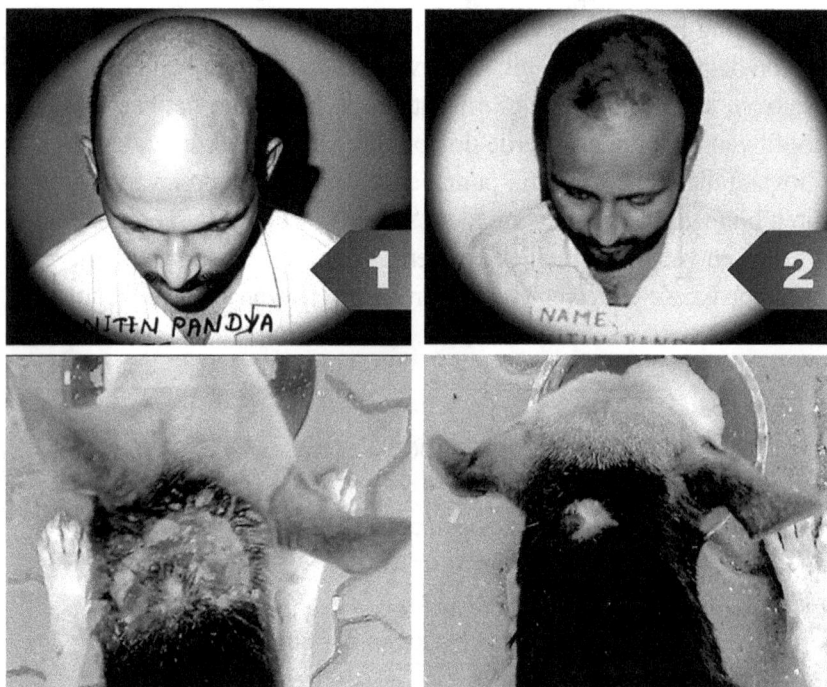

Wetende dat dokter Naram veel mensen hielp, zoals deze man en deze hond, om hun haar terug te laten groeien, gebruikte dokter Giovanni dit als onderdeel van de manier om ook de bijen te helpen.

"Het haar van de bijen groeit weer terug! En ze zien er sterker en gezonder uit."

Langzaam groeide de bijenpopulatie en produceerden een overvloed aan honing. Om het moment en de speciale honing die de bijen maakten te eren, noemden ze het 'Ancient Secrets Honey'. De imker geloofde dat de niet-chemische honing de eigenschappen van immuniteit en uithoudingsvermogen weerspiegelde van de kruidengeneesmiddelen die ze de bijen gaven.

Toen ik dit later met dokter Naram besprak, vertelde hij me: "Geloof het of niet, deze geheime geneeswijze werkt op mensen, dieren en ook planten. Omdat we allemaal een deel van de natuur zijn, zijn dezelfde principes van toepassing."

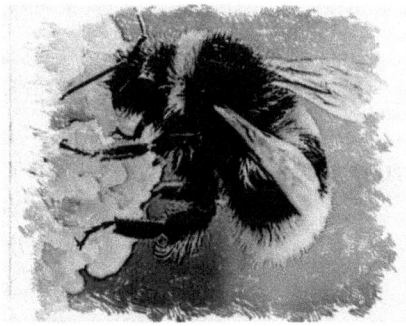

Zelfs bijen zijn geholpen met de oude geheime geneeswijze.

Het verhaal raakte me, aangezien ik in het nieuws had gezien dat bijenpopulaties over de hele wereld slinken, met ontnuchterende vragen over de langetermijneffecten op de mondiale duurzaamheid als deze bestuivers zouden verdwijnen. Waren er maar meer mensen zoals dokter Giovanni die deze praktijken bestudeerden en gebruikten.*

"Welk advies heb je voor anderen die deze methode van oeroude genezing willen leren?"

"Het is een constant proces, Clint." Zei dokter Giovanni.

"Je hebt een open hart en geest nodig. Als je gewoon dingen wilt leren die je kunnen helpen, dan is dat heel goed mogelijk. Iedereen op deze planeet kan oude geheimen leren die hun leven zullen veranderen als ze zich ertoe aanzetten om ze ijverig te volgen. Maar om een genezer te worden heb je innerlijke ontwikkeling nodig, niet alleen technische kennis. Dokter Naram zegt dat een echte genezer zijn niet alleen gaat over weten, maar ook over doen en vooral over je wezen. Wanneer je ook met dieren werkt, kunnen zij vooral jouw wezen voelen. Om de staat van zijn van een meestergenezer te bereiken, moet je je leven hieraan toewijden."

> *"Oude geheime geneeswijzen werken op mensen, dieren en ook planten."*
> –Dokter Naram

---

* *Bonusmateriaal: om meer te ontdekken over oude geheimen voor het communiceren met dieren, evenals geheimen voor het hebben van gezond, vol haar, raadpleegt u de gratis lidmaatschapssite MyAncientSecrets.com.*

"Om een echte genezer te worden, heb je innerlijke ontwikkeling nodig, niet alleen technische kennis."

–Dokter Giovanni

Hij legde uit dat het lastige voor iedereen is dat de meeste mensen verslaafd zijn aan hun gewoonten.

"In Italië denkt iedereen bijvoorbeeld dat een 'goed dieet' pasta, kaas en wijn is. Als ze dan ziek worden willen ze een snelle oplossing met wat pillen. Dat is hun keuze. Maar tegen welke prijs? Er zijn ernstige, langdurige bijwerkingen van die pillen. Als alternatief, wanneer mensen het pad van diepere genezing kiezen, moeten ze de prijs betalen met een bepaalde discipline om hun gewoonten, geduld, volharding en doorzettingsvermogen te veranderen. Als resultaat ervaren ze langdurige diepere genezing en gemoedsrust. Het is maar een keuze. Welke prijs ben je bereid te betalen?"

Dokter Giovanni zweeg even zodat ik kon begrijpen wat hij zei. Ik kon zien wat hij bedoelde met mensen die ik had gezien, inclusief mijn vader.

"Wat inspireert mensen om ervoor te kiezen hun gewoonten, hun leven te veranderen, zodat ze diepere genezing kunnen ervaren?"

"In het begin hebben ze geloof of vertrouwen in de genezer nodig om hun advies lang genoeg op te volgen om het verschil te voelen. Nadat ze resultaten beginnen te zien, gaan ze er lang mee door en delen het met anderen. Deze keuze voor diepere genezing is diepgaand. Voor de meesten vereist het een blijvende verandering van perspectief, wat vaak moeilijk is."

Zijn woorden deden me nadenken over mijn vader en enkele van onze recente gesprekken. Onze ideeën waren aan het veranderen over basale dingen zoals welk voedsel goed voor ons was. Het was een grote verandering voor mijn vader om een uitgebreide ontgiftingskuur in India te ondergaan. Ik vroeg me *uiteindelijk* nog steeds af: *zouden deze veranderingen in zo'n extreem geval als mijn vader wel genoeg verschil maken?* Er stond veel op het spel. Mijn vader heeft veel geld, tijd, moeite en hoop geïnvesteerd in het herstructureren van zijn leven, zodat hij kon voldoen aan elk advies die dokter Naram hem gaf. Ik vreesde dat als het niet zou werken, hij misschien meer depressief en ontmoedigd zou worden dan voorheen en zich weer zou voorbereiden op zijn eigen dood.

Praten met degenen die baat hadden bij dokter Naram's benadering gaf me meer vertrouwen dat dit een vertrouwd oud systeem was dat werkte. Maar zou het voor mijn vader werken?

❦

Ongebruikelijke update van mijn vader

Op een dag maakte ik een wandeling door het stadscentrum van Milaan. Ik was blij te ontdekken dat ik gratis wifi op mijn telefoon had. Toen ik mijn e-mail opende, zag ik dat ik een update van mijn vader had ontvangen.

3 augustus 2010 - Dag 3-rapport

Het is 19:15 uur in Mumbai, 06:45 uur in Utah. Ik ben aan het einde van mijn tweede behandelingsdag, ben beter aangepast en voel me een beetje comfortabeler in de zeer verschillende levensomstandigheden in Mumbai in tegenstelling tot Salt Lake City. Mijn dieet vandaag bestond uit een bord gesneden papaja als ontbijt en een kom mungbonensoep voor lunch en diner. De activiteiten van de dag bestonden uit yoga van 7.30 uur tot 8.30 uur, ontmoeting met dokter Swapna, een van de grote doktoren hier in de Ayushakti-kliniek, en nog een volledige massage met een warme, korrelige substantie waardoor ik me krachtig geschrobd voelde. Ik stel me voor dat het lijkt op het gevoel van een auto nadat hij uit een wasstraat komt; behalve na het wrijven blijft er een stof achter die je gedurende drie tot vier uur niet mag afwassen. Ik moet mijn koude douche voor vandaag nog nemen. Buiten dat, kon ik de twintig verschillende kruidengeneesmiddelen gebruiken die ik zowel 's ochtends als 's avonds gebruik. Als gevolg hiervan lijkt de meeste buikpijn en pijn op de borst die ik heb gehad verdwenen te zijn - ik denk dat er niet veel in mungbonensoep en gesneden papaja zit om het spijsverteringssysteem te belasten. Eigenlijk is het eten lekker en ik leek niet veel meer te willen, dus de hoeveelheid is voldoende. Het restaurant zal me alles serveren wat ik wil, maar dat is alles wat ik vandaag heb gewild.

Ik las zijn e-mail terwijl ik onder de boog van een uitgestrekte fontein in het midden van een open plein zat. Mijn vader deed yoga? Ik glimlachte bij de gedachte. Mijn glimlach werd nog groter toen ik las dat hij zich anders begon te voelen.

Hij zei ook dat een van zijn favoriete onderdelen was om interessante mensen in de kliniek te ontmoeten, uit Kenia, Engeland, Duitsland en elders. Een geval dat veel indruk op hem maakte was een vrouw die aan multiple sclerose leed en twintig jaar lang niet kon lopen. Met de hulp van dokter Naram verloor ze meer dan vijftig pond en had nu een baan bij het Rode Kruis in Duitsland. Haar droom om naar India te komen was om haar lichaam in een goede conditie te krijgen zodat ze weer kon lopen. Mijn vader beschreef de emotie toen hij keek hoe ze haar eerste stappen zette.

Later die avond had ik contact met mijn vader via Skype om meer te horen. Hij vertelde me dat toen hij met de behandelingen begon, zijn lichaam zo strak was dat de massages ongemakkelijk waren. Toen ik hem vroeg of hij ervan genoot, lachte hij en zei: "Ik weet niet zeker of 'genieten' het juiste woord is, maar ik ben er dankbaar voor."

Hij legde uit dat de eerste fasen van de behandeling bedoeld waren om gifstoffen uit zijn lichaam te verwijderen, wat tijd en geduld kostte. De volgende stappen waren om zijn lichaam weer sterk te maken.

Zelfs als mijn vader zich nog niet zo goed voelde was het nog een troost om bij de andere patiënten te zijn en hun verhalen te horen. Goed en gezond eten en een vaste routine maakten het ook gemakkelijker. Al met al klonk hij hoopvol. Doordat hij meer op zijn gemak was begon ik me wat minder zorgen te maken en me meer ontspannen te voelen.

Met mijn gedachten, die in rondjes draaiden door het goede nieuws van mijn vader en alle verhalen die dokter Giovanni en anderen die dag met me deelden, vroeg ik me opnieuw af waarom niet meer mensen wisten van de diepere genezingsmogelijkheden van Siddha-Veda.

Inmiddels had ik zoveel mensen (en dieren) ontmoet wier levens waren veranderd door dokter Naram en zijn werk. Ik dacht ook na over hoe ik aan het veranderen was. Mijn staat van zijn veranderde naar een meer geaarde, vredige plek in mijzelf. Ik wist niet hoe of waarom, maar ik voelde me beter over mezelf en over het leven in het algemeen. Mijn vragen veranderden van "Werkt dit?" naar "Hoe werkt dit?" en uit "Hoe kan iemand in dit spul geloven?" naar "Waarom weten niet meer mensen dat dit bestaat?"

Met zoveel bewijs was de scepticus in mij minder zichtbaar naarmate ik meer hoop kreeg dat dit echt een solide, voorspelbare benadering van genezing was. En als dat het geval was, waarom was het dan zo moeilijk voor mensen om ervoor te kiezen om het te volgen? Waarom is het zo moeilijk om veranderingen aan te brengen die onze gezondheid ten goede komen? Waarom moesten de meeste mensen die naar dokter Naram kwamen een punt van wanhoop bereiken voordat ze beseften dat er een gezondere, betere manier van leven was? En waarom waren ongezonde gewoonten zo moeilijk te doorbreken?

Jouw dagboeknotities

Om de voordelen van het lezen van dit boek te verdiepen en te vergroten, neem je nu een paar minuten de tijd en beantwoordt je voor jezelf de volgende vragen:

Welke oude wonden heb je die je vandaag de dag waarschijnlijk nog steeds bezig houden?

_____

_____

_____

Aan welke oude gewoonten ben je "verslaafd", die je waarschijnlijk weerhouden van wat je het liefst wilt?

_____

_____

_____

Welke wijsheid denk je dat we kunnen leren van dieren, insecten en / of planten?

_____

_____

_____

Welke andere inzichten, vragen of realisaties kwamen bij je op toen je dit hoofdstuk las?

_____

_____

_____

HOOFDSTUK 13

❧

Lessen uit de geschiedenis: grootste obstakels en grootste ontdekkingen

Een simpele verandering van denken is alles wat nodig is om de loop van je leven voor altijd te veranderen.
–Jeff Spires

Op zoek naar antwoorden tijdens mijn resterende tijd in Milaan, zocht ik contact met twee mensen. De eerste was mijn vriend dokter John Rutgers, die een medische graad behaalde maar ook vele vormen van alternatieve en complementaire geneeskunde studeerde. Ik had hem jaren eerder ontmoet en hoorde hem verschillende opmerkelijke ervaringen van genezingen met alternatieve geneeswijzen delen.

Destijds vond ik het leuk om bij John te zijn, maar om eerlijk te zijn, vond ik dat zijn perspectieven een beetje. . . nou, excentriek waren. Nu moest ik toegeven dat mijn eigen opvattingen over gezondheid mijn opties beperkten, aangezien ik alle meningen die niet in de mainstream pasten zou bagatelliseren. Sinds ik dokter Naram had ontmoet, was mijn perspectief steeds breder geworden. Mijn zogenaamde excentrieke vriend John leek opeens iemand wiens waardevolle inzichten ik gewoon niet had willen horen. Ik voelde dat hij me een aantal dingen kon helpen begrijpen en vroeg of hij tijd had voor een Skype-gesprek.

195

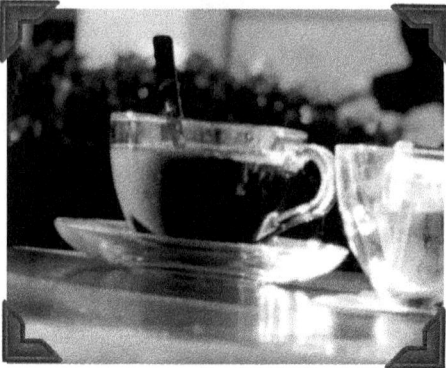

Dikke Italiaanse warme chocolademelk... Yum!

Om zeker te zijn van een sterke internetverbinding, vond ik een café in een schilderachtig deel van de stad, dat niet alleen geweldige wifi had, maar ook dikke warme chocolademelk met de consistentie van een gesmolten chocoladereep. Ik vond het geweldig. Met mijn internetverbinding en Italiaanse warme chocolademelk op zijn plaats, vertelde ik John enkele dingen die ik had gehoord en gezien tijdens de sessies van dokter Naram in India, Californië en Italië.

Hij was oprecht geïnteresseerd en ik waardeerde zijn oprechte betrokkenheid bij mijn stortvloed van twijfels en vragen.

"Waarom hebben ze, met al het geld dat aan Amerikaanse medische onderzoeksuniversiteiten is uitgegeven, nog niet ontdekt hoe ze moeten doen wat dokter Naram doet? Als dit soort genezing mogelijk is en deze mensen levensveranderende resultaten zien, waarom weet men dan niet meer over dit soort medicijnen? Waarom is er weerstand tegen?"

John zweeg even. "Laten we beginnen met het grote geheel. Sinds het begin van de mensheid hebben de mensen geprobeerd manieren te vinden om uit te leggen wat buiten onze controle leek te liggen - stormen, seizoenswisselingen, hongersnood, maar ook ziekte en kwalen. Gebeurtenissen die mensenlevens en gewassen beïnvloedden zorgden voor een grote behoefte om orde te vinden. Daardoor hadden we meer controle over de uitkomst van deze gebeurtenissen, wat op zijn beurt onze overlevingskans verhoogde. Vind je dat logisch?"

"Misschien."

"Neem oude beschavingen. Ze keken omhoog en zagen de sterren en planeten aan de nachtelijke hemel die zich bewogen op een manier die ze niet konden verklaren. Ze gingen hen beschouwen als goden die de elementen op aarde beheersten, zoals het weer of iemands gezondheid, op basis van hun gemoedstoestand. Ze creëerden verhalen rond deze hemellichamen om anders onverklaarbare gebeurtenissen te verklaren, die hielpen betekenis te geven aan de wereld om hen heen. In feite is het dezelfde impuls als de wetenschap", vervolgde John.

"Hoewel wetenschap en religie soms op gespannen voet met elkaar lijken te staan, zijn ze in feite uitingen van hetzelfde: een verlangen naar orde in ons leven."

Toen ik opgroeide speelde geloof een grote rol in mijn leven, en daarna verlegde ik als universitair onderzoeker mijn focus naar de wetenschap. Hoewel ik persoonlijk nooit het gevoel had dat wetenschap en geloof met elkaar in conflict waren, hoewel ik zeker degenen kende die dat wel deden, heb ik nooit het idee overwogen dat ze zich in hetzelfde gebied bevonden.

John voegde er vervolgens aan toe: "Als wij mensen eenmaal een overtuiging hebben gevonden die onze geest een gevoel van orde, betekenis en voorspelbaarheid geeft en we vinden zekerheid in die overtuiging dan wordt het moeilijk om te veranderen, ongeacht het bewijs dat we tegen het tegendeel hebben. We verzamelen zoveel mogelijk bewijs om ons geloof te versterken en tegelijkertijd negeren, vrezen of verwerpen we elk bewijs dat dit betwist. Hoe vaak bezoeken mensen bijvoorbeeld een kerk die niet van hen is of lezen ze een boek van iemand met een politiek standpunt dat de hunne uitdaagt?"

"Niet vaak", gaf ik toe.

"Precies. Het menselijk brein is bang voor wanorde en onzekerheid, dus probeert het ze te weerstaan om de orde te handhaven. En we beperken ons door deze neiging en het wordt een obstakel om nieuwe ideeën te zien waarvan we kunnen profiteren. Neem het geval van Galileo - hij was een Italiaan. Weet jij veel over zijn verhaal?"

Ik keek uit het raam van het café over de charmante Italiaanse straat en zag kleren tussen de gebouwen te drogen hangen.

"Stond Galileo niet bekend om zijn ontdekking dat de aarde om de zon draait, en niet andersom?"

"Eigenlijk was het Copernicus die wiskunde gebruikte om dit te ontdekken in de 16e eeuw, maar niemand besteedde er op dat moment veel aandacht aan. Achttienhonderd jaar vóór Copernicus daagde de Griekse filosoof Aristoteles het idee uit dat de planeten en sterren gewoon goden waren die ronddwalen. In plaats daarvan stelde hij voor dat het objecten of bollen waren die in een vast pad rond de aarde roteerden, wat mensen accepteerden. In 1609 gebruikte Galileo de telescoop om naar de nacht te kijken en concludeerde dat Copernicus gelijk had: niet alles draaide om de aarde."

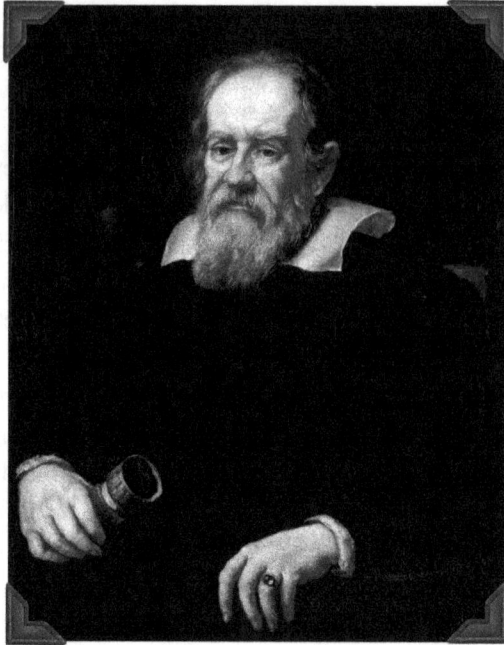

Portret van Galileo Galilei, Justus Sustermans, 1636. Van Wikimedia gehaald.

Terwijl ik naar de straat staarde, vroeg ik me af hoe deze buurt in Milaan er in de jaren 1600 zou hebben uitgezien. De geplaveide straten en oud uitziende gebouwen maakten het gemakkelijk voor te stellen. John vervolgde: "Galileo publiceerde zijn bevindingen in het Italiaans en niet in het gebruikelijke Latijn, zodat de massa het kon lezen. Latijn was alleen toegankelijk voor academici. Hij leverde bewijs dat het eerdere geloof over de aarde onjuist was. Met een nauwkeuriger begrip van het zonnestelsel zou er veel kunnen worden verbeterd, inclusief de kalender, het begrip van seizoenen, enzovoort. En, hoe denk je dat mensen reageerden?"

"Ik denk dat mensen het moeilijk vonden om te accepteren", zei ik.

"Ik herinner me dat ik op school hoorde dat de paus hem destijds tot huisarrest veroordeelde, toch?" Ik dacht na over wat dokter Giovanni zei: dat wanneer een nieuw standpunt wordt gepresenteerd, het voor mensen moeilijk is om van perspectief te veranderen."

"Ja. Waarom denk je dat academici, de kerk, de wetenschappelijke gevestigde orde van zijn tijd en zelfs de paus zo bezorgd zouden zijn over het feit dat Galileo het idee aanvecht dat de aarde het centrum van het universum was?"

Toen ik de laatste slok van mijn warme chocolademelk nam, probeerde ik erachter te komen waarom ze zo'n standpunt zouden innemen.

"Ik weet het niet," zei ik. "Waarom?"

"Mede omdat het menselijk brein bestand is tegen wanorde. In dit geval waren mensen bang voor een idee dat in tegenspraak was met iets dat zeker leek. Het is wat onderzoekers 'confirmation bias' [voorkeur voor bevestiging] noemen, en het is een van de ergste fouten die we ooit kunnen maken: iets te vroeg afwijzen omdat het indruist tegen wat we denken dat we al weten."

"Dat begrijp ik", zei ik en deelde mijn aanvankelijke weerstand tegen dokter Naram en zijn werk.

"In feite heb ik het nog steeds moeilijk, en daarom heb ik je gebeld."

"Kijk", zei John. "Het is niet dat mensen nooit zullen accepteren wat dokter Naram doet. Eigenlijk ontdekken steeds meer artsen de voordelen van zaken als meditatie, yoga en plantaardige diëten. Maar de reguliere geneeskunde heeft het nog niet geaccepteerd omdat het tijd en geld kost om onderzoek te doen en de resultaten te verspreiden. Vooral omdat de paradigma's van de westerse wetenschappelijke modellen niet weten hoe ze de impact van deze traditionele oude wetenschappelijke genezingsmethode kunnen begrijpen of zelfs maar meten."

"Wat bedoel je met paradigma's?" Vroeg ik.

"Laten we zeggen dat je aan het voetballen bent, en een stel honkbalspelers komt je vertellen dat je geen echte sport speelt omdat je je niet aan de regels van hun sport houdt. Om hun mening te rechtmatigen wijzen ze je erop dat je geen knuppel gebruikt en dat de bal te groot is en de verkeerde vorm heeft. De waarheid is dat je je gewoon niet aan de regels van honkbal houdt. Evenzo heeft het westerse wetenschappelijke en medische paradigma bepaalde vaste aannames waardoor het op bepaalde manieren kijkt. Dit leidde tot een aantal grote ontdekkingen en maakte het toch ook blind voor het zien van andere dingen. Dat betekent niet dat andere vormen van wetenschap of onderzoek niet bruikbaar zijn. Dokter Naram speelt niet hetzelfde spel als westerse doktoren, maar dat betekent niet dat wat hij doet niet klopt."

Hij gaf me nog een analogie: "Je kunt een vis niet met een vogel vergelijken en zeggen dat de ene beter is dan de andere - ze doen verschillende dingen. Je kunt een vis niet beoordelen op hoe goed hij kan vliegen."

"Je kunt niet zeggen dat voetbal geen sport is, omdat het zich niet aan de regels van honkbal houdt. Dokter Naram speelt niet hetzelfde spel als westerse doktoren, maar dat betekent niet dat wat hij doet niet klopt."
—Dokter John Rutgers

"Ik begrijp die analogie", zei ik. "Maar gaat wetenschap niet verder dan cultuur?"

"In feite hebben wetenschappen, net als culturen, hun eigen aannames en regels voor wat dingen betekenen en wat belangrijk is. Zoals je verhaal over je hoofdpijn en de uienringen. In het westerse model zou men een experiment opzetten om te kijken of uienringen inderdaad hoofdpijn helpen verlichten. In een dubbelblind onderzoek wisten noch artsen noch de patiënten wie de placebo (in wezen een suikerpil), de bewezen pijnstiller of de nieuwe stof - in jouw geval uienringen - kreeg. Daarna zouden ze zien of de patiënten die de met uien behandeld waren andere resultaten lieten zien. Slaat dat ergens op?"

Ik knikte.

"En als ze niet kunnen bewijzen dat er significante verschillen zijn tussen de uienringen en de placebo, dan zou een traditionele wetenschappelijke studie vaststellen dat deze traditionele vorm van genezing niet effectief is."

"Dus je zegt dat de moderne wetenschap niet heeft aangetoond dat dit spul beter is dan placebo?" Vroeg ik.

"Dit alles bewijst dat hun testmethoden nog niet effectief zijn in het onthullen van de effectiviteit van genezingsmodaliteiten en -procedures buiten hun eigen kaders. Dokter Naram vertelde je dat er veel verschillende soorten hoofdpijn zijn en dat uien specifiek nuttig zijn voor een van de typen. Hij personaliseert de zorg op basis van dingen die hij in de pols kan voelen en die moderne westerse medische apparatuur bij lange na niet kan detecteren. Terwijl de westerse wetenschap vaak zegt: 'Je hebt hoofdpijn, dus hier is een pil', klinkt het alsof dokter Naram onderscheid maakt in welk type hoofdpijn je hebt en vervolgens naar je specifieke constitutie kijkt om uit een breed scala aan remedies te kiezen."

"Je kunt een vis niet met een vogel vergelijken en zeggen dat de een beter is dan de ander - ze doen verschillende dingen."
—Dokter John Rutgers

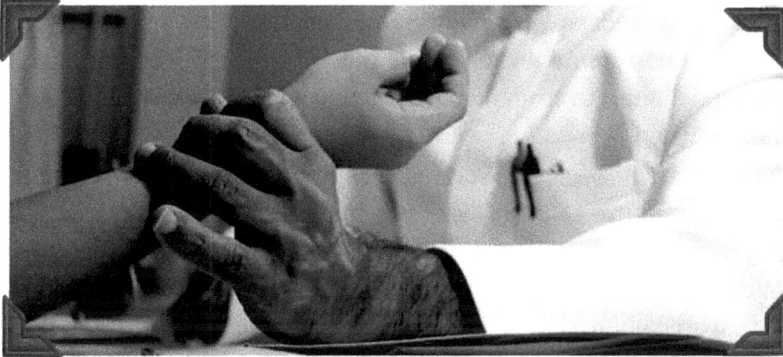

Dokter Naram voelt de pols van iemand, waardoor hij subtiele onevenwichtigheden en blokkades kan detecteren die het fysieke, mentale en emotionele welzijn beïnvloeden.

"Oké", zei ik, terwijl ik het begon te begrijpen, "omdat dokter Naram geen ziekte behandelt maar de behandeling personaliseert voor de hele persoon kunnen de meest gebruikelijke validatiemethoden binnen de kaders van het westerse wetenschappelijke model het niet meten?"

"Juist", zei John.

"Maar wat me opvalt, is dat de meest wijze doktoren met briljante geesten en open harten, degenen die echt mensen willen helpen eraan komen. De eed van Hippocrates, geen kwaad te doen, is een eed die alle nieuwe doktoren afleggen bij het begin van hun carrière. In het licht van deze eed zien veel wijze doktoren dat hun huidige methoden patiënten schade kunnen berokkenen in vergelijking met de oude natuurlijke remedies, waarna ze openstaan voor andere complementaire manieren om te helpen met genezing. De grootste ontdekkingen

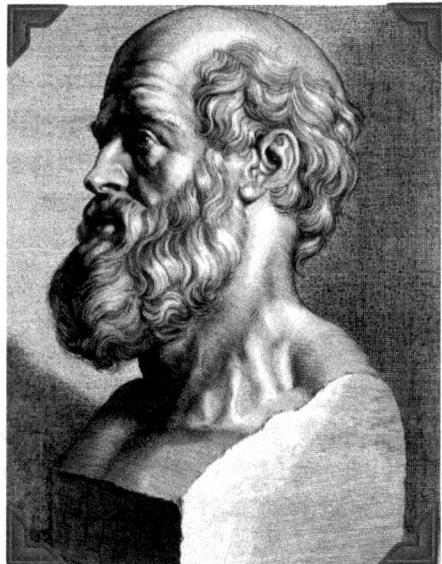

Hippocrates, een griekse arts die de "vader van de geneeskunde" wordt genoemd. Gravure door Peter Paul Rubens, 1638. Met dank aan de National Library of Medicine.

worden altijd gedaan door mensen die bereid zijn zich open te stellen voor iets nieuws en onbekends. De meeste gewone mensen verzetten zich tegen nieuwe overtuigingen totdat hun andere opties hen in de steek hebben gelaten."

"Dat is waar", zei ik. "Veel mensen komen naar dokter Naram als laatste redmiddel, in plaats van een manier om te voorkomen - wat hij beweerd dat zijn technieken kunnen - dat ze geen ziekte hoeven te krijgen of hoeven te lijden. Als dat waar is, zou het hen veel moeite en pijn besparen voordat de problemen beginnen. Waarom richt de westerse geneeskunde zich niet meer op preventie?"

"Kijk", zei John. "Elke cultuur heeft vanaf het begin de bron van jeugd, welzijn en genezing gezocht. Er is altijd gezocht naar sjamanen, medicijnmannen en -vrouwen om mensen te helpen oplossingen te vinden om de gezondheid te behouden of ziekte te overwinnen, de ene effectiever dan de andere. Het is belangrijk om te begrijpen hoe de westerse geneeskunde de 'westerse' geneeskunde is geworden."

Wat lawaai buiten het raam deed me opkijken. Ik zag een groep schoolkinderen langslopen, pratend met geanimeerde Italiaanse stemmen. Ik concentreerde me weer op John toen hij een korte en fascinerende geschiedenis van de westerse geneeskunde, zoals wij die kennen, met me begon te delen.

"Lange tijd", legde hij uit, "hebben doktoren in de Verenigde Staten een combinatie van genezingsmethoden toegepast, waaronder natuurgeneeskunde, homeopathie, hydrotherapie en thomsoniaanse geneeskunde, die sterk afhankelijk was van inheemse amerikaanse kruidengeneesmiddelen en zweetbaden. Toen in 1910 een studie werd uitgevoerd om te bepalen welke genezingsmethode het meest effectief was, resulteerden de bevindingen uiteindelijk in de sluiting van 120 medische scholen, waardoor er slechts 32 overbleven. Volgens de manier waarop ze dingen in het rapport maten, werd het beste model gevonden aan de Johns Hopkins University. Het werd bekend als 'allopathie', van Griekse oorsprong die 'ander lijden' betekende. In wezen verwees het naar de praktijk van genezing door tegenstellingen. Als iemand een slechte hoest heeft, geef hem dan een hoestonderdrukker.

"Een toestroom van geld van financiers die de geneeskunde in Amerika probeerden te helpen standaardiseren, gecombineerd met de voorkeur voor allopathie, zorgde voor een grote verschuiving in beleid en regelgeving. De verschuiving had enkele positieve effecten, zoals de uitroeiing van polio en een afname van het aantal verkopers van slangenolie. Het creëerde ook een aantal belangrijke beperkingen. Het leidde tot de systematische onderdrukking van effectieve vormen van holistische genezing die niet in hetzelfde paradigma pasten."

Ik heb hier nog nooit iets van gehoord. Ik verschoof in mijn stoel en daagde uit wat John zei. "Kijk, zelfs met zijn nadelen is er vraag over de hele wereld naar ons westerse medische systeem. Het moet effectiever zijn dan andere methoden."

"Denk er op deze manier over na," antwoordde John. "Als allopathie, het dominante model van de geneeskunde op dit moment echt superieur is in het begrijpen van gezondheid, welzijn en een lang leven, waarom is de levensverwachting van artsen dan lager dan die van de gemiddelde persoon? En waarom is het zelfmoordcijfer onder artsen zo hoog? Maar waarom worden zoveel mannen, vrouwen en kinderen in de westerse samenleving zwaarlijviger en depressiever? Waarom zien we meer ziekte, niet minder? Ik ben het ermee eens dat er vorderingen zijn, maar het lijkt me ook dat het dominante paradigma iets mist."

Later, terugdenken over wat John zei, besefte ik hoeveel van wat hij me vertelde van toepassing was op wat dokter Naram aan het doen was. Mensen hadden hun eigen ideeën en filosofieën over voeding: wat was goed om te eten en wat niet, wat maakte hen ziek en wat te doen om gezond te blijven. Die overtuigingen gaven hen een gevoel van zekerheid. En als iemand die overtuigingen betwiste was het moeilijk voor hen om van perspectief te veranderen, tenzij ze wanhopig waren en iets anders moesten zoeken.

Ik had veel om over na te denken. Jarenlang geloofde ik dat ik openstond voor andere manieren van denken en ik vond het heerlijk om me daarin onder te dompelen tijdens mijn reizen. Nu realiseerde ik me hoe vast mijn overtuigingen waren. Ik accepteerde zoveel dingen als waar, omdat ze waren wat mij was geleerd. Ik geloofde oprecht dat Amerika en Europa de beste artsen ter wereld hadden. Ik heb nooit overwogen dat ons medische systeem blinde vlekken had, dat het fundamentele componenten zou kunnen missen om gezondheid, welzijn en een lang leven te begrijpen en te bevorderen. Ik was perplex. Wie kon ik vertrouwen als ik effectieve gezondheidszorg nodig had?

Toen ik door Mexico reisde, had ik een universiteitsprofessor uit Duitsland ontmoet die in Toronto woonde, Ludwig Max Fischer (ook bekend als Max). Hij bracht een groot deel van zijn leven door met het onderzoeken van oude helende traditles over de hele wereld. Ik was meteen gefascineerd door zijn kijk op zaken die ik maar moeilijk kon begrijpen. Ik nam contact op met Max en vroeg of we konden bellen, en hij ging verder waar John was gebleven.

"Waarom ben je begonnen met het onderzoeken van dit gebied?" Vroeg ik.

"Toen ik een jonge professor was, had ik buikpijn die anderhalf jaar aanhield." Met een zacht Duits accent had Max 'stem een warme, rustgevende klank waardoor ik het gevoel kreeg dat ik met een wijze grootvader sprak.

"Ik ging naar dokters in heel Europa en de Verenigde Staten. Ze gaven me de ene behandeling na de andere, maar niets werkte - en sommige bijwerkingen waren vreselijk." Het werd zo erg dat hij het grootste deel van de tijd bedlegerig was.

"Uit wanhoop ontmoette ik een genezer uit een oosterse traditie. Hij vertelde me dat er een onbalans was tussen de elementen in mijn systeem: 'Te veel hout in je lichaam', zei hij. Ik herinner me toen dat ik dacht: Hij kan niet serieus zijn! Ik heb geen hout gegeten. In mijn academisch geschoolde oren klonk het belachelijk. Uit wanhoop volgde ik het advies van de genezer op en was verrast hoe snel ik beter werd."

"Dat is geweldig", zei ik.

"Wat geweldig is", antwoordde Max, "dat hoewel ik mijn gezondheid terug kreeg, ik er gemengde gevoelens over had. Aan de ene kant was ik dankbaar dat het advies werkte. Aan de andere kant was ik gefrustreerd. Ik was te trots om toe te geven dat mijn westerse opleiding mij in de steek had gelaten. Het kostte een tijdje om mijn gevoelens te verwerken, maar tijdens mijn zoektocht naar de waarheid begon ik een levenslange studie en onderzoek naar oude helende traditles uit de hele wereld."

Ik was gefascineerd door wat Max zei. Hij vervolgde: "Pas later ontdekte ik inzichten in hoe die genezer mijn probleem zo snel analyseerde en oploste. Ik realiseerde me dat we in de moderne westerse geneeskunde van alles een gevecht maken. We bestrijden ziekten, we bestrijden bacteriën, we bestrijden kanker. In het oosterse systeem, en in andere oude tradities, gaat het niet om vechten, maar om het creëren van evenwicht door zuivering. Grote genezers van deze oude tradities zijn bedreven in het identificeren van onevenwichtigheden en het voorschrijven van remedies om het systeem te reinigen en opnieuw in evenwicht te brengen."

"Als deze oude vormen van genezing zo effectief zijn", vroeg ik, "waarom bagatelliseren of verwerpen zoveel gerespecteerde mensen ze dan? Toen ik bijvoorbeeld probeerde een vriend van me, een dokter uit Amerika, te vertellen over wat ik in India zag, zei hij meteen dat deze kruiden en oude methoden niet wetenschappelijk bewezen zijn."

Max luisterde aandachtig en antwoordde bedachtzaam: "Ik geloof dat het arrogant van ons is in het moderne westerse systeem om automatisch een andere benadering af te wijzen door deze 'niet wetenschappelijk bewezen' te noemen. Dat betekent alleen dat het niet past in onze beperkte en relatief jonge traditie van 'modern medische wetenschap', die nog maar een paar honderd jaar bestaat. Het concept van 'allopathische' geneeskunde kwam pas in beeld in 1810. Daarentegen zijn zoveel van de zogenaamde 'alternatieve' wetenschappen al duizenden jaren verfijnd door grote geleerden en genezers, rekening houdend met veel variabelen die onze wetenschappers nog niet hebben overwogen, waarvan vele van onze instrumenten dat niet kunnen meten."

"Daarentegen zijn zoveel van de zogenaamde 'alternatieve' wetenschappen al duizenden jaren verfijnd door grote geleerden en genezers."

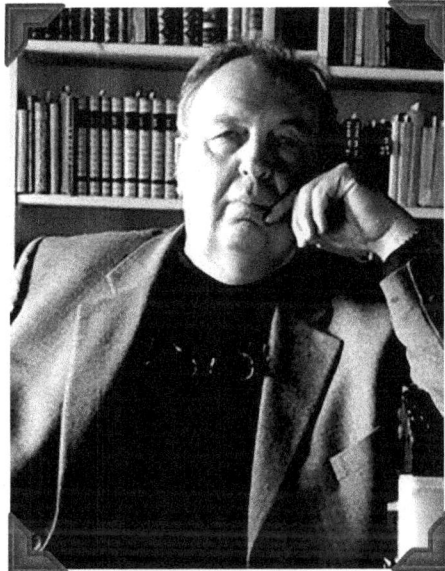

Professor Ludwig Max Fischer, PhD.

"Terwijl Max sprak, dacht ik eraan hoe dokter Naram zoveel gesprekken begon door te verwijzen naar zijn ononderbroken afstammingslijn van genezers die meer dan 2500 jaar teruggaat. Ik moest toegeven dat als iets zo lang zou duren, het iets goeds moest doen.

"Ons perspectief is ook erg reductionistisch", vervolgde Max. "Hiermee bedoel ik dat we een scheiding maken tussen lichaam en geest. De westerse geneeskunde breekt bijvoorbeeld een persoon in delen op en concentreert zich vervolgens alleen op die delen. We houden alleen rekening met dingen die we kunnen meten. We vertrouwen primair op het vastleggen van statische gegevens over die onderdelen door die in kaarten en grafieken te plaatsen. En als we niet vinden wat we zoeken dan gaan we ervan uit dat *afwezigheid van bewijs een bewijs is van afwezigheid* - maar dat is het niet!

"In tegenstelling hiermee kijkt de oude geneeswijze naar het hele systeem. Ze begrijpen hoe het ene onderdeel alle andere onderdelen beïnvloedt en hoe ze ze allemaal in balans kunnen worden gebracht."

Max zei dat sommige oosterse tradities erkennen dat bepaalde wijsheid en kennis niet in een boek kunnen worden vastgelegd, in een cursus kunnen worden onderwezen of met instrumenten kunnen worden gemeten. Het kan alleen worden geleerd en doorgegeven door een directe overdracht van een meester naar een leerling. Het erkent dat er kracht schuilt in de collectieve wijsheid en ervaring van meesters in een lijn die gedurende duizenden jaren is ontwikkeld. Dat leek zeker het geval te zijn met dokter Naram en de lijn van genezers waar hij deel van uitmaakte.

Ik dacht terug aan wat John zei over dokter Naram, die niet in een van de categorieën paste waar mensen in de wereld tegenwoordig mee te maken hebben. Voor dokter Naram gaat het er niet om oud of modern, westers of oosters, homeopathisch of allopathisch, ayurvedisch of Chinees te zijn, of iets anders. Het gaat over diepere genezing en ontdekken wat werkt.

"Je was nieuwsgierig naar dokter Naram omdat je de resultaten van zijn aanpak zag, toch?" Max vroeg mij.

Dat was juist.

"De meeste mensen weten niet hoe elektriciteit werkt, maar als ze midden in een donker huis een licht zien, lopen ze er meestal naartoe."

Ik moest lachen door de vergelijking.

"Hoewel mensen zoals dokter Naram werken volgens regels en kaders die de meesten van ons niet begrijpen, zien we zijn zorgzaamheid en toewijding aan patiënten. Hij is een licht waar zoveel mensen zich in hun donkerste uren tot aangetrokken voelen. Ze weten misschien niet hoe het werkt, maar een brandend verlangen naar gezondheid leidde hen naar hem toe. Er is een boeddhistisch gezegde: "Wanneer de student klaar is, verschijnt de leraar." Evenzo geloof ik dat wanneer de patiënt open en klaar is, de genezer verschijnt."

"De meeste mensen weten niet hoe elektriciteit werkt, maar meestal zien ze licht in het midden van een donker huis en lopen er naartoe. Dokter Naram is een licht waar zoveel mensen zich in hun donkerste uren tot aangetrokken voelen. Ze weten misschien niet hoe het werkt, maar een brandend verlangen naar gezondheid leidde hen naar hem toe."

–Dokter Ludwig Max Fischer

Door de gesprekken met John en Max voelde ik een verandering in mij, alsof tektonische platen zich opnieuw schikten. Ze hielpen me te begrijpen dat dokter Naram een echte wetenschap gebruikte, met inwendig samenhangende principes die hem hielpen problemen te zien en op te lossen die de westerse geneeskunde nog niet begreep. Hoewel nuttig, daagde dit besef mij ook uit. Zou het kunnen dat wat ik mijn hele leven als waar heb aanvaard - dat de westerse geneeskunde de beste wetenschap was die mensen hadden om zichzelf te genezen in tijden van ziekte - niet de absolute waarheid was, maar slechts een overtuiging die ik had? Is het mogelijk dat ons medische systeem blinde vlekken heeft en componenten mist die fundamenteel zijn voor het begrijpen en bevorderen van gezondheid, welzijn en een lang leven?

Jouw dagboeknotities

Om de voordelen die je zult ervaren door het lezen van dit boek te verdiepen en te vergroten, neem je nu een paar minuten de tijd en beantwoordt je voor jezelf de volgende vragen:

Welke dingen heb je in je leven geloofd waarvan je later ontdekte dat ze niet waar waren?

_____

_____

_____

_____

Kun je momenten bedenken waar je pas naartoe bent geweest (bijvoorbeeld een leraar, een healing), toen je er eenmaal echt klaar voor was, het zich plotseling aandiende?

_____

_____

_____

_____

Welke andere inzichten, vragen of realisaties kwamen bij je op toen je dit hoofdstuk las?

_____

_____

_____

_____

HOOFDSTUK 14

❧

Geheimen om het doel in je leven te ontdekken

De zin van het leven is om je gave te ontdekken.
Het doel van het leven is om het weg te geven.
-Pablo Picasso

Er is een beroemde gotische kathedraal in Milaan, de Duomo. Het is een van de grootste kathedralen in Italië en dokter Naram houdt ervan om het elke keer te bezoeken als hij in de stad is. Terwijl Simone, de landencoördinator van dokter Naram ons door de drukke straten naar het Duomo reed dacht ik na over hoeveel en hoe snel mijn perspectief over de wereld en mijzelf aan het veranderen was. Er was een strijd gaande in mij en ik kon niet achterhalen waarom ik zo'n gebrek aan vrede en richting voelde.

"Herinner je je de drie grootste prestaties die je in dit leven kunt bereiken volgens de lijn der genezers?" Terwijl we samen op de achterbank zaten, ondervroeg dokter Naram me opnieuw.

Ik probeerde het me te herinneren. "Laten we kijken. Nummer één is om te weten wat je wilt; nummer twee is om te bereiken wat je wilt; en nummer drie is genieten van wat je hebt bereikt?"

"Correct. Siddha-Veda is een denkrichting die op deze manier helpt op fysiek, mentaal en emotioneel niveau." Hij lachte.

"Kan ik een onschatbaar geheim met je delen dat mijn meester met mij heeft gedeeld?" Vroeg dokter Naram. "Deze gaat over het ontdekken en bereiken van wat je wilt in het leven. Je raadt nooit hoe het bij mij is gebeurd. Op een dag vroeg mijn meester me: 'Wat wil je?' En ik zei:

'Hoe weet ik dat?' Toen gaf hij me een geweldig cadeau door me de geheime marma te laten zien. Dit is hetzelfde marmapunt dat ik bij mijn moeder gebruikte om te ontdekken wat ze wilde."

Dokter Naram's meester zei hem zijn ogen te sluiten, de marma zes keer op het topje van zijn rechter wijsvinger in te drukken en dan stil te zijn. Na enige tijd stelde hij dokter Naram een reeks vragen om over na te denken. Dokter Naram benadrukte het belang en de waarde van die vragen en hoeveel ze mijn leven zouden kunnen veranderen.

"Deze vragen zijn een miljoen dollar waard die je jezelf kunt stellen om het doel in het leven te ontdekken:

Als je nog maar zes maanden te leven had, wat zou je dan het liefst willen doen of zijn?

Als je wist dat je niet kon falen, wat zou je dan het liefst willen doen of zijn?

Als je tien miljoen dollar op de bank had en nooit meer hoefde te werken, wat zou je dan het liefst willen doen of zijn?"

Terwijl Simone onze auto door de straten van Milaan bleef manoeuvreren, schreef ik de vragen op en voelde een vertrouwd ongemak. Zelfs indien ik mezelf toestond om deze vragen aan mezelf te stellen, zou ik dan antwoorden hebben? De meeste dagen had ik geen idee wat ik wilde doen of zijn in mijn leven, in schril contrast met deze man, die altijd intens gefocust en aanwezig was.

Dokter Naram vervolgde: "Mijn antwoord op de vraag van mijn meester was: 'Ik zou graag een geweldige genezer willen zijn.' Hij vertelde me: 'Hoe duidelijker de doelen, des te zekerder zijn de kansen.' Daarna hielp hij me meer helderheid te krijgen door een specifiek beeld in mijn hoofd te schilderen. Hij drukte op verschillende marmapunten op mijn vinger terwijl hij me aanvullende vragen stelde."

"Wat bedoel je met 'grote genezer?', Vroeg Baba Ramdas.

Dokter Naram antwoordde: "Ik wil de beste polsgenezer op deze planeet zijn, een meester van deze oude geheime geneeswijze."

Zijn meester moedigde hem aan en zei: "Heel goed, Pankaj. Schrijf het op."

"Hoe duidelijker de doelen zijn, des te zekerder zijn de kansen."

–Baba Ramdas
(De meester van dokter Naram)

Dokter Naram vertelde me: "Ook al kwam een deel van dit verlangen vanuit ego en angst, zodat ik mijn vader en alle anderen kon bewijzen wat ik waard was, daagde mijn meester me niet uit en ontmoedigde mijn dromen niet. Integendeel, hij moedigde het aan! Hij stelde toen een andere moeilijke vraag: "Hoe weet je dat je de beste bent?"

Dit is het moment waarop dokter Naram zijn eigen verhaal onderbrak, me aankeek en zei: "Ik deel dit niet met je vanwege mijn ego, dus probeer het alsjeblieft te begrijpen. Het gaat niet om mij op dit moment, of om indruk op je te maken, maar om je te inspireren om na te denken over wat mogelijk is. Omdat je oprechte vragen stelt en probeert om meer over je leven te ontdekken wil ik dat je slaagt. In 1982 schopte mijn vader me na een gevecht uit huis. Ik had minder dan een dollar op zak. ik was boos, eenzaam, verward, gefrustreerd, ongezond en depressief. Ik wist die nacht niet waar ik heen moest om te slapen. Het was dankzij mijn meester dat ik uiteindelijk ontdekte wie ik was en wat mogelijk was om van mijn leven te maken."

Dokter Naram zei dat zijn meester hem vragen bleef stellen: "Hoe weet je dat je de beste polsgenezer bent?"

"Als ik honderdduizend mensen heb gezien, zal ik het weten."

"Wat nog meer?"

"Ik zal het weten wanneer mensen uit zes landen naar me toe komen."

"Fantastisch, schrijf het nu op. Wat nog meer?"

"Ik zal de beste zijn als Moeder Teresa naar me toe komt en zegt: "Dokter Naram, je doet het beste werk op deze planeet."

"Zeer goed. Wat nog meer?"

"Ik zal ook weten wanneer Zijne Heiligheid de Dalai Lama komt en me vraagt om zijn pols te lezen."

Mijn dagboeknotities

Aanvullende Marma Shakti-geheimen om duidelijkheid te krijgen over wat je wilt. * (Vervolg van hoofdstuk 9, p.136)

7) Druk 6 keer op het onderste gedeelte van je wijsvinger van je rechterhand.

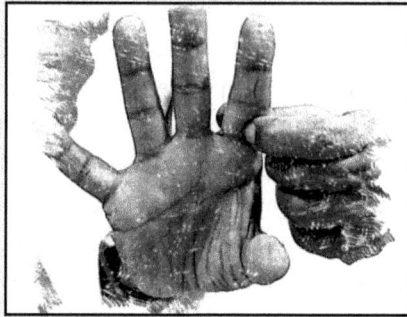

8) Stel jezelf de vraag: "Als ik krijg of word wat ik wil, hoe zou dat dan precies eruit zien?"

9) Schrijf de antwoorden op die bij je binnenkomen en blijf vragen stellen totdat er een duidelijk beeld is gevormd.

* Bonusmateriaal: om dokter Naram jou door dit proces te laten begeleiden, verwijzen wij je naar de video's in de gratis lidmaatschapswebsite: MyAncientSecrets.com.

Dokter Naram zweeg even en zei: "Al deze verlangens kwamen in mijn hart voordat ik een enkele patiënt had gezien. Ik had alleen een droom. Mijn meester was bemoedigend, maar toen ik het mijn vrienden en familie vertelde, lachten zij. Ze konden niet begrijpen waarom zoveel mensen mij op zouden willen zoeken, of waarom de Dalai Lama of Moeder Teresa geïnteresseerd zou zijn in mijn polsdiagnose."

"Als iemand een droom heeft, steun hem dan. Maak ze niet belachelijk, zei dokter Naram. "Ik gaf mijn droom op dat moment bijna op. Maar met de aanmoediging van mijn meester begon het proces om genezer te worden. Het begon langzaam, maar het tempo nam toe en bleef groeien en groeien. Mijn doel was om mensen uit zes landen te laten komen en nu doen mensen uit meer dan honderd landen pogingen om naar me toe te komen en ik ze heb kunnen helpen. Zijne Heiligheid de Dalai Lama kwam vaak zijn pols te laten lezen. Moeder Theresa kwam ook naar mijn kliniek en omhelsde me."

"Hoe was dat?" Ik vroeg me af.

'Het was alsof duizend moeders me omhelsden. Maar toen ze haar armen om me heen sloeg zei ze: 'Dokter Naram, ben jij zwanger?'

Ik schrok. Ik wist niet wat ze bedoelde tot ze me vertelde dat ze verrast was door hoe dik ik was. In die tijd had ik erg overgewicht, 220 pond. Haar vraag hielp me de hypocrisie in te zien van het proberen anderen gezondheid te brengen maar het te druk hebben om het bij mezelf toe te passen. Ik schrok zo erg dat ik de manuscripten begon te bestuderen om oude geheimen voor gewichtsverlies te ontdekken. Ik ben bijna honderd pond afgevallen."*

Na die eerste ontmoeting met Moeder Teresa, zei dokter Naram dat ze hem belde om te vragen of hij mensen wilden helpen die onder haar zorg vielen.

"Moeder Teresa hield echt van mensen en daarom wilde ze zien dat ze genazen", vertelde dokter Naram me. Met deze liefde zag ze dit als haar persoonlijke taak toen ze probeerde om hen te helpen met de beste moderne methoden die niet werkten of slechte bijwerkingen veroorzaakten. Toen ze dokter Naram belde met de vraag om mensen met zoveel problemen te helpen, en ze beter zag worden, werd ze voor de grap boos op hem.

"Waarom heb je me niet dertig jaar eerder ontmoet!" ze zei. "Wij hadden zoveel mensen kunnen helpen."

Ze herkende dat dokter Naram hulpmiddelen had die de ziekte van mensen hielpen oplossen op een veilige, niet-toxische, langdurige manier. Dokter Naram zei dat het een van de gelukkigste dagen van zijn leven was toen Moeder Teresa zei: "dokter Naram, jouw werk is de mooiste en meest pure vorm van genezing op deze planeet. Ik hou echt van je. Laten we samenwerken."

Dokter Naram zei: "Je kunt van mensen houden, maar als je niet de juiste tools of methoden hebt om hen te helpen, dan voel je de frustratie en de pijn. Vooral als je ze ergens mee probeert te helpen en hoe je 'helpt'

Bonusmateriaal: Om de oude methode te ontdekken die dokter Naram gebruikte om op een gezonde manier af te vallen die duizenden mensen over de hele wereld heeft geholpen, verwijzen wij je naar de video's op de gratis lidmaatschapswebsite:: MyAncientSecrets.com.

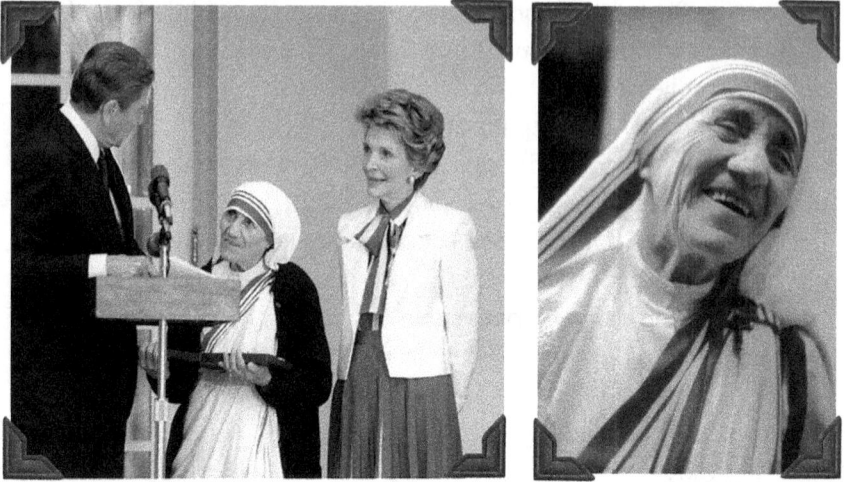

Heilige Moeder Teresa ontvangt Medal of Freedom van president Ronald Reagan in 1985. Afbeeldingen opgehaald van Wikimedia.

alleen maar meer problemen veroorzaakt. Ik ben mijn meester zo dankbaar dat hij me deze zes oude gereedschappen gaf die diepe genezing brengen. En ik ben Moeder Teresa dankbaar dat ze me heeft laten zien dat ze een waar verlengstuk van liefde is."

Dokter Naram haalde toen iets onder zijn overhemd vandaan om aan mij te laten zien. Om zijn nek, onder zijn witte jasje, en dicht hangend bij zijn hart, waren verschillende betekenisvolle items. Er waren snaren van *mala-* en *rudraksha*-kralen die zijn meester hem had gegeven; een draad van moslimgebedkralen die hem werden aangeboden door een vrome moslimvrouw wiens leven dokter Naram redde; een heilig medaillon geschonken door een groot Sikh meester; en een halsketting met een christelijk kruis aan hem gegeven door Heilige Moeder Teresa die was gezegend door paus Johannes Paulus II.

"Hier is het, ik wilde dat je haar kostbare geschenk dat ze me heeft gegeven zou zien. Ik zal altijd de tijd die ik heb doorgebracht met moeder Teresa koesteren." Hij wikkelde zijn vingers rond de hanger met een kneepje, alsof hij haar op die manier wilde omhelzen en zei: "Maar laten we terugkomen op het punt. Dit gaat over jou. Als je echt gelooft, als je echt ontdekt wat je wilt van je leven, gaan er dingen gebeuren.

Zodra je die droom of dat brandende verlangen ontdekt, wil ik je na verloop van tijd geven wat mijn meester mij gaf: de tools om die droom van je hoger bewustzijn naar je onderbewustzijn te brengen en naar je bewuste geest, om die droom realiteit te laten worden in dit leven."

Ik schreef dit in mijn aantekeningen omdat ik het wilde onthouden, maar ook omdat ik hem niet in de ogen kon kijken terwijl hij zoveel intensieve aandacht en zorg voor mij had. Ik was onrustig en doorzeefd met onzekerheid op dat moment in mijn leven. Ik wilde geloven dat ik duidelijkheid kon scheppen in mijn leven, maar ik wilde niet teleurgesteld zijn als het nooit zou gebeuren.

Dokter Naram herhaalde nadrukkelijk: "Het belangrijkste is, om te weten wat je wilt, bereiken wat je wilt en genieten van wat je hebt bereikt."

Ik vroeg: "Hoe doe ik dat?"

Jaag nooit op geld; jaag uitmuntendheid na

Dokter Naram zei: "Ik zou graag willen dat je meedoet aan een yagna."

Een yagna is een ceremonie of proces met een specifiek doel. Hij zei dat de focus hiervan ligt op het ontdekken van jezelf, door te vragen: "Wie ben ik? Waar ga ik heen? En hoe ga ik verder, sneller en zekerder zodat ik vervuld ben in het leven?" Het was geen mysterie waarom hij mij voorstelde om deel te nemen.

"Als eerste stap zal ik dokter Giovanni vragen om je te laten zien welk voedsel je moet eten om je lichaam en je geest te voeden en om gezond, alert, gefocust en vol energie te blijven, zodat je je dromen kunt verwezenlijken."

Op dit punt vond Simone een parkeerplaats. Voordat we uit de auto stapten om de Duomo-kathedraal binnen te gaan, wendde dokter Naram zich tot mij. "Clint, mijn meester heeft me iets verteld dat ik je wil vertellen."

Met een intensiteit die ik nooit zal vergeten, zei hij: "Jaag nooit op geld. Ik wil dat je ideeën achterna jaagt, geweldige ideeën, en ik wil dat je grote dromen najaagt en verwezenlijkt. Jaag geen succes na; in plaats daarvan, jaag en bereik uitmuntendheid."

> *"Ontdek zelf: wie ben ik? Waar ga ik heen? En hoe ga ik verder, sneller en zekerder, zodat ik vervuld ben in het leven?"*
>
> –Dokter Naram

> *"Jaag nooit op geld. Achtervolg ideeën, geweldige ideeën; jaag grote dromen na en verwezenlijk ze."*
>
> –Baba Ramdas
> (De meester van dokter Naram)

Hij vertelde me dat als ik mijn hartsverlangen kon ontdekken en volgen, de passie zou komen. Dokter Naram vervolgde: "Als je eenmaal vol passie bent en uitmuntendheid nastreeft, zal succes vanzelfsprekend zijn. Er zal genoeg geld volgen en er zullen belangrijke dingen in je leven gebeuren."

"Zoals?" Vroeg ik.

"Je zult gelukkig en tevreden zijn en je zult je uiteindelijk vervuld voelen."

Ik schreef dit snel in mijn aantekeningen voordat we uit de auto stapten. Terwijl we onder de prachtige ingang van de kathedraal liepen, zei dokter Naram: "Alleen als je dit doet, zullen mensen echt luisteren je als je spreekt. Ze zullen je opmerken en je zult een geweldige tijd hebben. Geloof het of niet, maar elke dag beïnvloedt iedereen op een positieve of negatieve manier andere mensen. Als je ontdekt wat je wilt, bereikt wat je wilt en geniet van wat je hebt bereikt, wordt je een kern met een rimpeleffect - je begint de wereld op een positieve manier te beïnvloeden en je helpt mee om deze wereld gezonder en gelukkiger te maken."

Dokter Naram stopte met lopen om me recht aan te kijken en zei: "Clint, weet je waarom ik in jou geïnteresseerd ben?"

Ik schudde mijn hoofd nee en verschoof mijn voeten. Hoewel ik opnieuw het ongemak voelde om op deze manier in het middelpunt van de belangstelling te staan, was ik benieuwd waarom hij zoveel tijd met mij doorbracht.

> *"Als je ontdekt wat je wilt, bereikt wat je wilt en geniet van wat je hebt bereikt, word je een kern met een rimpeleffect - je begint de wereld op een positieve manier te beïnvloeden."*
>
> –Dokter Naram

"Het is omdat je uit 'seva' komt. Jouw daden laten zien dat jouw hart echt om dienstverlening gaat; aan jouw vader, ja, en voor iedereen die je ontmoet.

Het lijkt erop dat je een beetje in de war bent over waar je het meest van dienst kunt zijn. Ik geloof dat je een rol te spelen hebt om de wereld te helpen een betere plek te worden. Waarom ben je anders hier? Ik wil dat je je rol ziet, wat die ook mag zijn. Ik wil dat je het weet."

Mijn hart klopte sneller bij elke zin die hij uitsprak.

"Voordat ik mijn doel vond", vervolgde dokter Naram, "leidde mijn meester me om tien dagen in stilte door te brengen. Dit is een van de meest inzichtelijke, krachtigste dingen die je in het leven kunt doen."

> *"Een periode in stilte verblijven is een van de meest inzichtelijke, krachtigste dingen die je in het leven kunt doen."*
>
> –Dokter Naram

Hij zei dat maar heel weinig mensen zo lang in stilte doorbrengen, maar hij deed het regelmatig en beschouwde het als een van de belangrijkste en meest ïnvloedrijke dingen van zijn groei.

Toen we weer begonnen te lopen, vroeg hij me: "Waarom drinken mensen? Waarom roken mensen? Of raken verslaafd aan eten of films of andere dingen? Ze willen weglopen; ze willen niet bij hun innerlijke zelf zijn. Ze zijn niet geduldig genoeg in hun ongemak om de diepere lagen van hun wezen te ontdekken."

Het werd me duidelijk dat ik vast zat aan de gewoonte om weg te rennen van mezelf. Niet met drugs of alcohol, maar met werk, reizen en entertainment. Ik zag hoe zelfs mijn dienstverlenende activiteiten een welkome afleiding waren van het ongemak van bij mezelf zijn. Ik besefte dat ik niet wist wie ik was en niet wist hoe ik lang genoeg met mezelf alleen moest zijn om erachter te komen. Ik had een vaag idee, maar dat was mistig en grotendeels gebaseerd op hoe ik dacht dat anderen me zagen. Om mijn ongemak te verminderen zou ik harder werken en beter mijn best doen - of me af laten leiden door een nieuwe relatie of door de nieuwste technische snufjes. De opwinding van die momenten verdwenen snel en de leegte zou weer naar binnen sluipen, me vertellen dat er meer moest zijn en ik iets miste.

Terwijl we buiten naar de Duomo stonden te kijken, concludeerde dokter Naram: "Er zijn veel van dit soort geheimen. Elke keer dat je naar India terugkeert, moet je in stilte verblijven. Ik kan je een aantal vragen stellen die je jezelf kunt stellen, maar eerst moet je de pure stilte ingaan."

Ik wist dat dit belangrijk was, maar ik voelde me gefrustreerd omdat ik niet wist hoe ik meer moest doen dan luisteren. Theorie is één ding, en mijn dagelijkse realiteit was een andere. Hoe kon ik aannemen wat ik

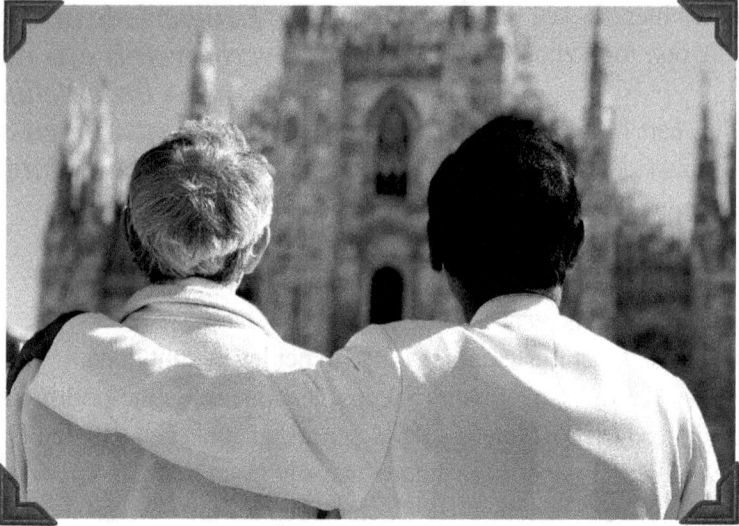

Dokter Naram met dokter Giovanni, omhoog kijkend naar de Duomo.

van dokter Naram hoorde buiten de aantekeningen op mijn bladzijde om het ook werkelijk te gaan doen?

Hoe zou ik ze in mijn dagelijkse leven kunnen toepassen?

Jouw dagboeknotities

Om de voordelen die je ervaart te verdiepen en te vergroten, neem je nu een paar minuten de tijd en beantwoord de volgende vragen voor jezelf.

Sluit je ogen, druk op het marma- punt op het bovenste deel van je wijsvinger op je rechterhand en stel jezelf deze vragen een voor een op volgorde.
Schrijf na elke vraag de eerste gedachten en ideeën op die in je komen.

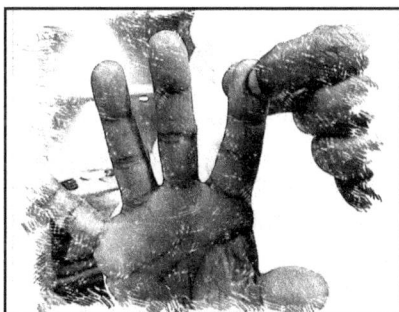

Als je nog maar zes maanden te leven had, wat zou je dan het liefst willen doen of zijn?

_____

_____

_____

_____

Als je wist dat je niet kon falen, wat zou je dan het liefst doen of worden?

_____

_____

_____

_____

Als je tien miljoen dollar op de bank had en nooit meer hoefde te werken wat zou je het liefst willen doen of zijn?

_____

_____

_____

_____

Welke andere inzichten, vragen of realisaties kwamen bij je op nadat je dit hoofdstuk had gelezen?

_____

_____

_____

_____

HOOFDSTUK 15

❧

Olifanten, Pythons en Onbetaalbare momenten

*Het gaat er niet om hoeveel je doet, maar hoeveel liefde je
steekt in wat je doet, dat telt.*
−Sint Moeder Teresa van Calcutta

Mumbai, India

Na mijn tijd in Italië vloog ik naar India om bij mijn vader te zijn.
Toen ik bij de kliniek aankwam, was ik opgetogen hem te zien
lopen. Sterker nog, hij straalde op een manier die ik al een tijd niet meer
had gezien. Andere patiënten vertelden me over de transformatie die ze
hadden gezien sinds hij arriveerde. Hij lachte en zei dat, hoewel zijn
lichaam nog steeds zwak was, hij merkte dat een aantal van zijn problemen afnam. Hij verheugde zich erop om naar huis te gaan om opnieuw
te worden getest.

Gedurende de korte tijd die ik met mijn vader in India had, nodigde
dokter Naram ons bij hem thuis uit. We werden begroet door zijn vrouw,
Smita, die alle klinieken in India leidde, inclusief de panchakarma kliniek
waar mijn vader werd geholpen. Ze verwelkomde ons hartelijk in haar
huis. Bij binnenkomst zagen we de tienjarige zoon van dokter Naram,
Krushna, een gigantische python vasthouden.

Zelfs in mijn korte interacties met Krushna kon ik zien dat hij speciaal was. In plaats van verslaafd te zijn aan zijn telefoon of videogames, zoals veel andere kinderen van zijn leeftijd, was Krushna bij ons aanwezig. Ook al was hij de zoon van een beroemd persoon, hij was down-to-earth, nederig en liefdevol. Ik merkte dat iedereen bij hem wilde zijn omdat het zo goed het voelde in zijn aanwezigheid.

"Zou je het willen vasthouden?" vroeg hij ons. Hoewel het eerst lastig was, was het fascinerend om de textuur, het gewicht en de kracht van de slang te voelen hoe het lichaam door mijn handen bewoog en zich een weg baande door mijn armen naar mijn nek terwijl ik probeerde kalm te blijven. Toen ik zei dat ik klaar was, hielp Krushna me het uit mijn ledematen te ontwarren. Nadat we een heerlijke maaltijd van mung-bonensoep en groenten hadden gegeten, waarschuwde iemand ons dat er een olifant vooraan stond. We voerden het kalebassen uit de tuin en terwijl het met zijn slurf voedsel uit onze handen pakte, was ik onder de indruk van de enorme omvang van dit verbazingwekkende dier. Op een gegeven moment gaf dokter Naram de olifant een instructie. Met zijn slurf pakte de olifant een bloemenkrans van dokter Naram's hand en hing die om mijn vaders nek. De glimlach op het gezicht van mijn vader was onbetaalbaar.

Toen de olifant wegging, vroeg ik dokter Naram naar het proces dat mijn vader doormaakte en de dingen waar ik me nog steeds zorgen

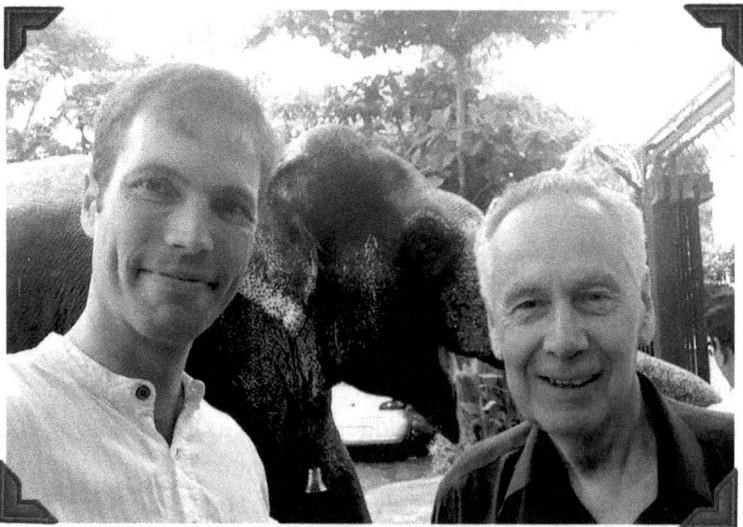

Mijn vader en ik samen in India, met Laxmi de olifant.

over maakte. Ik ben misschien overbezorgd overgekomen, maar het weerhield me er niet van om te informeren naar de veiligheid en de effectiviteit van wat mijn vader ervoer en innam. Bij mijn ongeduld over enkele van de problemen die mijn vader nog had zei dokter Naram: "Dit is geen quick-fix programma, Clint. In sommige situaties kan genezing onmiddellijk plaatsvinden. Maar in de meeste gevallen werkt de oude genezingsmethode na verloop van tijd om mensen dieper en dieper te genezen. Je kunt niet zwanger zijn en tegen je arts zeggen dat je de baby over twee maanden wilt hebben wanneer het negen maanden duurt. Sommige dingen kosten gewoon tijd, moeite en energie, of we het nu leuk vinden of niet. Mijn meester heeft me één heel belangrijk ding geleerd: "Het kost tijd om jezelf en anderen te genezen."

Hoewel ik het begreep, was ik benieuwd naar de uiteindelijke resultaten voor mijn vader. Ik maakte me zorgen dat hij zich op zo'n onbekend pad bevond. Ik vroeg dokter Naram naar de veiligheid van de kruiden-supplementen die mijn vader na zijn vertrek uit India moest blijven gebruiken. Dokter Naram zei: "In plaats van dat ik al jouw belangrijke vragen beantwoord, wat dacht je ervan om naar de fabriek te gaan waar ze worden vervaardigd?"

> *"Dit is geen quick-fix-programma. De oude genezingsmethode-werkt gedurende de loop van de tijd om mensen dieper en dieper te gene-zen. Mijn meester heeft me één heel belangrijk ding geleerd: 'Het kost tijd om jezelf en anderen te genezen.'"*
> –Dokter Naram

Een nepwetenschapper?

Nadat ik mijn vader op het vliegtuig naar huis had gezet, bracht ik mijn laatste dagen in India door met reizen naar de fabrieken en laboratoria waar de kruiden van dokter Naram werden geproduceerd en getest. Ik kwam opdagen terwijl ze me niet verwachtten.

Ik was meteen onder de indruk van hoe schoon en netjes alles was. Iemand stemde ermee in om me een rondleiding te geven. Ik moest mijn schoenen bedekken, mijn handen ontsmetten en een haarnetje dragen.

Alles was modern; alleen al de apparatuur voor standaardisatie en testen moet honderdduizenden dollars hebben gekost. De hele faciliteit kostte werkelijk miljoenen om op te zetten en volgde volledig iets dat de industrie CGMP (current good manufacturing practice [huidige goede fabricagemethode]) noemt. Halverwege mijn tour belde een van de beheerders met dokter Naram. Ik waardeerde oprecht wat ik zag en vertelde hem dat wat hij deed en eruit zag van wereldklasse was.

Dokter Naram zei snel: "Oh nee, dat is niet goed. Mijn meester vertelde me dat we de grootste ter wereld moeten creëren. 'Wereldklasse' is niet goed genoeg. Laat het me weten als je iets ziet dat we kunnen verbeteren."

Hij vervolgde: "Kun je je voorstellen dat toen ik net begon, ik de kruidenformules in mijn eigen keuken bereidde? We hebben een lange weg afgelegd. En nog steeds zorg ik ervoor, net als toen, dat elke formule die we produceren met dezelfde liefde wordt gemaakt als een moeder die haar eigen baby voedt."

Na mijn rondleiding ging ik zitten en sprak met twee van de wetenschappers die decennialang met dokter Naram hadden samengewerkt, dokter Pujari en Guy Kavari. Dokter Pujari liet me trots de laboratoriumtest zien.

"Mijn meester vertelde me dat 'wereldklasse' niet goed genoeg is. We moeten de beste van de wereld creëren."
–Dokter Naram

"We zorgen ervoor dat elke tablet of lotion veilig is, vrij van dingen als bacteriën of zware metalen."

Hij beschreef hoe gedetailleerd en ijverig ze waren om ervoor te zorgen dat elke fles kruiden gestandaardiseerd was in termen van kwaliteit en vrij van gifstoffen. Oude meesters benadrukten het in lijn houden van de dingen met de natuur, zelfs door de hele plant te gebruiken in plaats van actieve ingrediënten te extraheren. Hij zei dat mensen zich soms zorgen maken omdat twee flessen van hetzelfde kruidensupplement verschillende kleuren kunnen hebben. Hij legde uit dat, omdat er geen kunstmatige chemicaliën of kleurstoffen worden gebruikt, de natuurlijke variatie van kleuren in dezelfde planten ervoor kan zorgen dat verschillende batches van dezelfde formule een iets andere tint krijgen. Net zoals twee voorraden broccoli op een kruideniersmarkt verschillende tinten groen kunnen hebben, hoewel het beide verse broccoli zijn.

"Deze variatie in kleur," vertelde hij me, "is een teken dat alles volledig natuurlijk is."

Dokter Pujari zei dat hij door zijn opleiding in farmaceutisch onderzoek helemaal niet in de oude geneeskunst had geloofd. Daarna deed hij zijn eigen tests en de resultaten toonden de effectiviteit van deze kruiden en methoden aan.

Guy Kavari legde uit dat kort nadat hij met dokter Naram begon te werken het duidelijk was dat er geen bestaande codex of database bestond in India, in Ayurveda of waar dan ook in het Westen voor de kruiden en procedures die dokter Naram wilde gebruiken. Ze bouwden een nieuw laboratorium, testten zorgvuldig honderden kruiden, documenteerden hun eigenschappen en creëerden hun eigen bibliotheek.

Toen ik Guy vroeg hoe hij dokter Naram als persoon zou omschrijven zei hij zonder aarzelen: "Twee woorden: humanitair en geniaal."

Het verbaasde me dat hij dit zo snel en zelfverzekerd zei.

"Waarom?" Vroeg ik.

Hij zei dat de meeste mensen in deze branche gewoon kosten wilden besparen, dus kregen ze de goedkoopste rauwe producten en de snelste verwerkingsmethoden. Dokter Naram, aan de andere kant, wilde de hoogste kwaliteit, ongeacht de prijs of de tijd die het kostte.

"Zijn deze kruiden daarom duurder dan de meeste andere kruidensupplementen?" Vroeg ik.

Guy zei dat hij de kosten kende om de kruidenproducten op deze manier te produceren, en ook de prijs waarvoor dokter Naram ze verkocht. "Er is nauwelijks winst voor hem. Voor die passie noem ik hem een humanitair."

"En waarom geniaal?" Vroeg ik.

"Jaren geleden, voordat de regeringen van India of Amerika zich zelfs maar zorgen maakten over zware metalen, stond dokter Naram erop dat alle producten die hij maakte vrij van zware metalen zouden moeten zijn. Dus vanaf het allereerste begin hebben ze de beste grondstoffen en innovatieve processen uitgevonden om ervoor te zorgen dat elk product vrij was van zware metalen, ongeacht kosten of moeite te besparen."

Later vertelde ik dokter Naram mijn ervaring in de fabriek. Hij zei me hoe dankbaar hij was voor de mensen die ik ontmoette. Ze zorgden ervoor dat de oude processen werden gevolgd. Ze garandeerden ook dat elke formule de hoogste normen van moderne nutraceutische testen doorstaan. Dokter Naram vertrouwde me problemen, meningsverschillen en moeilijkheden toe die hij vaak had bij het werken met een nieuwe wetenschapper. De processen die zijn meester en de oude teksten adviseren, waren enorm verschillend van wat werd onderwezen of begrepen op de hedendaagse universiteiten. Wetenschappers begrepen niet dat dokter Naram erop aandrong om ervoor te zorgen dat bepaalde mantra's werden uitgesproken voor en tijdens de productie van de kruiden, of waarom dingen alleen op bepaalde manieren en op bepaalde tijden gecombineerd moesten worden. Vooral als het langer duurde en meer kostte dan op een eenvoudigere manier.

In het geval van Guy Kavari kwam het conflict toen dokter Naram zei dat een bepaald kruid het hevig bloeden tijdens de menstruatieperiode van vrouwen verlichtte, pas om middernacht bij volle maan moest worden geoogst. Guy vond dit onzin en zei dat tegen dokter Naram. Hij zei dat hij als wetenschapper niet in sprookjes geloofde en weigerde dat kruid om middernacht te oogsten.

"Je bent eigenlijk helemaal geen wetenschapper", antwoordde dokter Naram. "Je bent nep."

Guy was overrompeld en verdedigde zich. "Ik ben een wetenschapper; daarom geloof ik deze onzin niet."

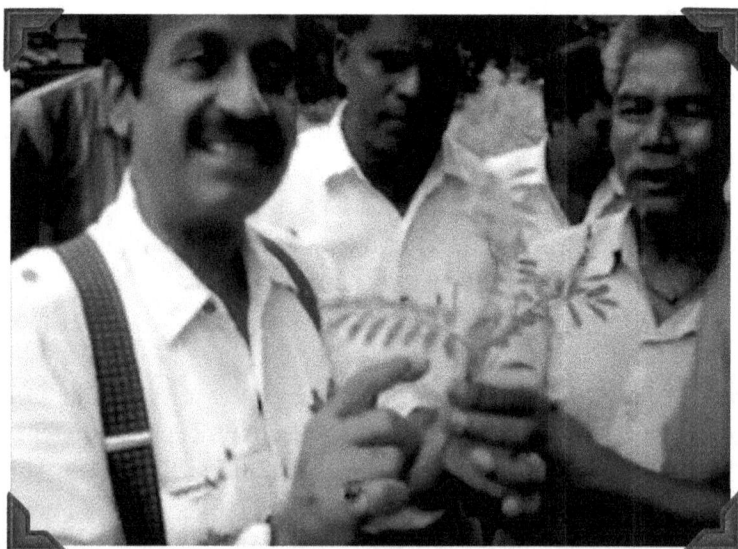

Dokter Naram op het platteland waar kruiden worden verzameld, houdt een plant vast met sap dat helpt pijn te verminderen en de immuniteit te versterken.

"Je bent een nepwetenschapper en gelooft dat iets waar is waarvan je niets weet", zei dokter Naram. "Als je een echte wetenschapper was, zou je een hypothese hebben, maar geen conclusie. En je zou het testen om te zien wat waar is."

Guy had het gevoel dat hij een uitdaging kreeg die hij niet kon weigeren, dus ontwierp hij een uitgebreide studie om te bewijzen dat dokter Naram ongelijk had. Hij oogstte dat specifieke kruid op verschillende tijdstippen van de dag, ook om middernacht bij volle maan. Vervolgens testte hij de potentie van het actieve ingrediënt met hun apparatuur. Hij nam de verschillende monsters, mengde ze in de formule en gaf ze aan vrouwen met menstruatieproblemen.

De resultaten waren schokkend voor Guy. De kracht van de kruiden die om middernacht bij volle maan werden geoogst was bijna twintig keer hoger dan wanneer exact hetzelfde kruid overdag werd geoogst. Wanneer gemengd met het supplement en gegeven aan vrouwen die het nodig hadden, waren de resultaten duidelijk beter. Vanaf dat moment stemde Guy ermee in om de procedure van het oogsten van de kruiden en het samenstellen van de formules precies te volgen zoals beschreven staat in de oude manuscripten.

Hij ontdekte andere fascinerende resultaten in hun laboratorium die in strijd waren met zijn opleiding. Tot zijn verbazing nam het ranzigheidsniveau af en nam de houdbaarheid toe bij het volgen van specificaties in de oude teksten.

Mijn vragen over de veiligheid van de kruiden zijn opgelost. Tegelijkertijd werd ik geïnspireerd om mensen te zien werken met zoveel passie en uitmuntendheid.

Verontrustende e-mail van mijn vader

Vanuit India ben ik via Thailand naar China gevlogen om een presentatie te geven op een academische conferentie. Ik werd omringd door professoren en studenten die spraken over de verschillende technologische ontwikkelingen en hoe deze het onderwijs zouden beïnvloeden. Nadat ik tijd met dokter Naram had doorgebracht, was het teruggaan naar mijn 'normale' leven op zijn zachtst gezegd desoriënterend. De manier waarop ik mezelf en de wereld zag was aan het veranderen. Als ik een aantal dingen waarvan ik getuige was geweest met anderen probeerde te delen, keken ze me vaak met een ongelovige blik aan en het gesprek werd beëindigd. Ik besloot dat het niet mijn taak was om iemand ergens van te overtuigen. Mijn vader werd beter en dat was het enige dat belangrijk voor me was.

Toen ik in China aankwam mailde ik mijn vader en moeder om ze te laten weten dat ik veilig was en vroeg ik hoe het met ze ging. Binnen een dag ontving ik verontrustend nieuws van mijn vader.

10 september 2010

Hoi zoon,
Je verbaast me constant. Je praat over overnachten in Bangkok en naar China gaan voordat je naar het volgende land reist alsof je de nacht doorbracht in Provo en op weg was naar ons huis in Salt Lake City.
Ik probeer nog steeds bij te komen van mijn reis naar India. Toen ik thuiskwam, ervoer ik een instorting van mijn energie. Ik kan niet veel doen. Bedankt dat je ons je schema hebt gegeven. Wanneer ga je weer in contact komen met dokter Naram? Als ik binnenkort een paar vragen heb, kun je misschien antwoorden krijgen, omdat ik niet begrijp wat er in mijn lichaam gebeurt.
Weet alsjeblieft dat je in mijn gebeden bent dat je reis veilig en vrucht-baar zal zijn voor alle betrokkenen.

Hou veel van je,
Papa

Ik schreef hem snel terug met de contactgegevens van het callcenter van dokter Naram, dat hem zou verbinden. Ik voelde het ongemakkelij-ke, stille verdriet terugkomen en me weer omhullen. Had de genezing uit de oudheid na al die tijd, kosten en moeite en dokter Naram mijn vader gefaald?

Jouw dagboeknotities

Om de voordelen van het lezen van dit boek te verdiepen en te vergroten, neem je nu een paar minuten de tijd en beantwoordt je voor jezelf
de volgende vragen:

Noem een of twee dingen die alles zouden veranderen als je ze in je
leven met nog meer uitmuntendheid zou doen:

_____

_____

_____

_____

Welke goede dingen in jouw leven zijn er gekomen als resultaat van
geduld en streng onderricht?

_____

_____

_____

_____

Welke andere inzichten, vragen of realisaties kwamen bij je op toen je
dit hoofdstuk las?

_____

_____

_____

_____

HOOFDSTUK 16

❧

Een onverwacht nieuw probleem

Zeg niet: 'Het is ochtend' en verwerp het met de naam van giste-
ren. Zie het voor het eerst als een pasgeboren kind zonder naam.
–Rabindranath Tagore

Na China keerde ik terug naar Finland om aan de universiteit van Joensuu te werken (die later de Universiteit van Oost-Finland werd). Ik woonde in een kleine stad, bedekt met sneeuw, niet ver van de Russische grens. Hoewel ik een diepe liefde heb voor Finland, de mensen en mijn werk daar, voelde ik na zijn verontrustende e-mail een dringende behoefte om mijn vader te zien. Dit gevoel groeide toen mijn vader belde om te vragen wanneer ik weer thuis zou zijn om persoonlijk over zijn gezondheid te praten. Hij noemde 'een nieuw probleem'. Ik was angstig en verward en vloog zo snel mogelijk naar huis.

Toen ik voor de deur van het huis van mijn ouders stond vroeg ik me af wat mijn vader wilde bespreken. Het was meer dan zes maanden gele-den dat ik hem voor het eerst had voorgesteld aan dokter Naram in LA. Was hij al beter? Zou ik een verandering in hem opmerken? Of heb ik hem voor niets de halve wereld rondgestuurd? Leed hij nog steeds? Ging het erger worden? Slechts een half jaar eerder vertelde hij me dat hij de volgende ochtend misschien niet meer zou meemaken. De herinnering was nog vers en gevoelig.

Mijn vader begroette me bij de deur met een blik die ik niet thuis kon brengen. We liepen zijn kantoor binnen en zaten in dezelfde stoelen als waarin we de laatste keer zaten dat ik daar was. Maar deze keer verbrak hij het oogcontact met mij niet door naar de grond te kijken.

Hij nestelde zich in de stoel en haalde diep adem.

"Zoon, er is een nieuw probleem."

Mijn hart zonk. Ik zette me schrap en vroeg: "Wat bedoel je?" Vanachter zijn bureau haalde hij een schoenendoos tevoorschijn en opende die. Het was gevuld met flessen pillen.

"Mijn probleem is dat ik niet weet wat ik met al deze pillen moet doen. Ik heb ze niet meer nodig!" Een brede glimlach gleed over zijn gezicht. Van de twaalf medicijnen die hij vóór India had ingenomen, had hij er nu maar één nodig. Ik hield mijn adem in en slaakte een zucht van verlichting! Zijn glimlach was aanstekelijk en ik lachte verrast.

Het bleek dat het gebrek aan energie die hij na India ervoer van korte duur was, omdat hij al het bekende oude voedsel begon te eten dat hij niet mocht eten. Dus hij leed aan de gevolgen. Nadat hij de huismiddeltjes had ingenomen en zijn dieet weer had aangepast, begon hij zich meteen beter te voelen.

Ik kon het niet geloven. Slechts een half jaar eerder had hij ondraaglijke pijn en wist niet hoelang hij nog zou leven. Zijn lichaam was zo zwak dat zelfs simpele dingen, zoals opstaan uit een stoel of door de gang lopen, enorme uitdagingen waren. Hij werd verteerd door een vermoeidheid die me bang maakte. Zijn geheugen ging in de richting van Alzheimer, hij kon z'n zin niet afmaken en vergat snel dingen. En het was hartverscheurend om te zien hoe hij in een ernstige depressie terechtkwam.

Nu, slechts een paar maanden nadat hij dokter Naram had ontmoet en gedisciplineerd was in het opvolgen van zijn advies, was mijn vader een veranderd man. Hij had geen cholesterolproblemen meer, zijn bloeddruk was normaal en hij worstelde niet meer met bloedsuikerproblemen. Tijdens het proces had hij periodieke ontmoetingen met zijn vaste doktoren die zijn voortgang in de gaten hielden en tot zijn verbazing hadden ze gezegd dat hij bepaalde medicijnen niet meer nodig had. Toen ik hem weer zag had hij er bijna geen enkele meer nodig!

Misschien wel het belangrijkste voor mijn vader was dat alle pijn in zijn benen en borst was verdwenen, dus nu had hij ook geen pijnstillers meer nodig.

"In feite," zei hij, "is er geen enkele pijn meer in mijn lichaam!"

Hij beschreef hoe hij twintig keer meer energie, fysiek vermogen en mentale alertheid had. Hij kon weer aan het werk en had het gevoel dat hij een verschil maakte op de planeet. Toen ik zag hoe mijn vader zich nuttig en productief voelde en bijdroeg aan het grotere goed, zoals altijd zijn missie was, voelde ik me meer vervuld dan ooit tevoren.

Mijn gedachten waren aan het racen. Zou dit echt kunnen gebeuren? Wat een heilig moment! Wat een mooi cadeau!

Zelfs terwijl ik dit schrijf, terwijl ik terugdenk aan dat moment, stromen de tranen van dankbaarheid over mijn wangen.

Het meest betekenisvolle moment was toen mijn vader me recht in de ogen keek en zei: "Nu heb ik weer een belangrijk verzoek voor je, zoon."

De stapels mappen en papieren met alle materialen die hij tijdens

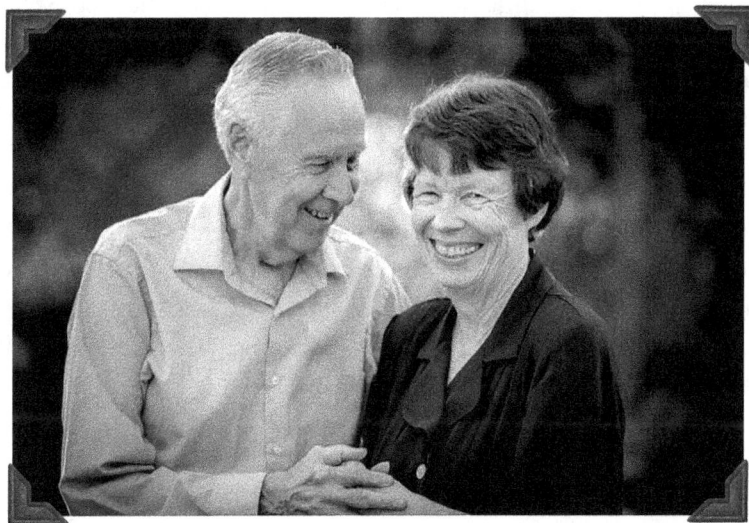

Papa en mama lachen weer.

zijn leven had verzameld hadden hun rechtmatige plaats bovenop mijn vaders bureau weer ingenomen en lagen niet meer verstopt in een lade van zijn bureau.

Weet je nog dat ik over dat boek vertelde dat hij wilde schrijven, waarin hij zijn levenswerk samenvatte om kinderen te helpen om goede ideeën te herkennen en goede keuzes te maken? Toen hij ziek was en een depressie hem verteerde, verloor mijn vader het zicht en de hoop op dat doel.

Hij legde zijn hand op de stapel papieren en zei: "Ik wil het schrijven van *The Missing Piece in Education* [het missende stuk in educatie] afmaken en ik heb je hulp nodig. Zoon, wil je mijn co-auteur zijn?"

Ik was buitengewoon vereerd, en hoewel ik niet kon stoppen met lachen, stroomden de tranen over mijn wangen.

"Absoluut," zei ik tegen hem.

Wat een ander verzoek dan degene die hij zes maanden eerder maakte! Ik hoopte dat het schrijven van dit boek helend zou zijn voor mijn vader, iets bevredigends zou zijn dat een deel van zijn nalatenschap zou worden. Ik wist niet dat het mij ook zou genezen. Maar dat is een verhaal voor een andere keer.

Na het opmerkelijke herstel van mijn vader begon ik te zien wat dokter Naram voor mensen deed als een olieverversing was voor je lichaam. Wanneer je de filters in je auto vervangt, kun je zien hoeveel smurrie zich heeft verzameld. We zien het niet in ons lichaam, maar het is er. Als we het niet reinigen en er niet goed voor zorgen, manifesteert het zich als een storing. Toen de filters in het lichaam van mijn vader werden schoongemaakt, verdwenen zijn gezondheidsproblemen.

Ik voelde me dankbaar voor dokter Naram en die oeroude geneeswijze en zag met mijn eigen ogen de verbazingwekkende transformatie die mijn vader doormaakte. Ik belde dokter Naram om hem te bedanken, maar er kwam geen antwoord. Wat ik niet wist was dat, naarmate de gezondheid van mijn vader gestaag verbeterde, de vader van dokter Naram in coma raakte en dood werd verklaard.

Jouw dagboeknotities

Om de voordelen van het lezen van dit boek te verdiepen en te vergroten, neem je nu een paar minuten de tijd en beantwoordt je voor jezelf de volgende vragen:

Van wie houdt je? Ken je hun grootste droom?

_____

_____

_____

_____

Hoe kun jij ze ondersteunen om dit te bereiken? Of hoe kun je ze helpen om het voor hen duidelijker te krijgen, als ze nog niet zeker weten wat ze willen?

_____

_____

_____

_____

Welke andere inzichten, vragen of realisaties kwamen bij je op toen je dit hoofdstuk las?

_____

_____

_____

_____

HOOFDSTUK 17

❦

Afscheid nemen

Wat is het meest opmerkelijke van de hele wereld? Dat iedereen
zal sterven, maar nooit denkt iemand dat het hen zal overkomen.
–Geparafraseerd uit de Bhagavad Gita, een 5000 jaar oude tekst

Dokter Naram wist dat het niet goed ging met zijn vader. Hij bezocht hem vaak in de afgelopen jaren en was altijd in staat om hem te helpen. Deze keer was de prognose van zijn vader nijpend. Voordat hij naar het huis van zijn ouders ging, nodigde dokter Naram dokter Giovanni, Luciano en Vinay uit om met hem mee te gaan, onzeker over wat hij zou ontdekken.

Toen ze aankwamen werden ze bij de ingang in tranen begroet door de broer van dokter Naram, Vidyutt, zijn moeder, de rest van zijn familie en de dokter, die net de overlijdensakte aan het invullen was. Het was te laat.

"Ik wil hem zien." Dokter Naram vertelde het aan zijn broer.

Dokter Naram liep naar het bed waar het lichaam van zijn vader lag. Hij stak zijn hand uit om de pols van zijn vader vast te houden en werd enthousiast toen hij iets opmerkte. Zijn vingers bespeurden een heel zwakke pols. Hij vroeg dokter Giovanni onmiddellijk om de bloeddrukmeter te halen om zijn bloeddruk en pols te testen. Dokter Giovanni deed het en het apparaat toonde aan dat er geen pols was. Dokter Naram vroeg hem opnieuw te testen, en hetzelfde resultaat, geen pols, geen bloeddruk. Dokter Naram vroeg dokter Giovanni om snel gember en ajwain-poeder uit de keuken te halen. Iedereen in huis vroeg dokter Giovanni waarom hij ze nodig had. De behandelend arts keek ook op met een verbaasde uitdrukking op zijn gezicht en de familie legde hem uit dat dokter Naram een polsgenezer was. Hij schudde zijn hoofd en ging weer verder met zijn papierwerk.

Dokter Naram droeg dokter Giovanni op om het droge mengsel van ajwain en gemberpoeder onder de voeten van zijn vader te wrijven. Tegelijkertijd nam dokter Naram ghee en drukte op specifieke marmapunten op zijn handen, voeten, buik en hoofd. Na een paar minuten leunde hij dicht bij het oor van zijn vader en zei: "Papa, als je je bewust bent, als je me kunt horen en wilt leven, steek dan je hand, je voeten of gewoon je vinger op. Zo niet, dan nemen ze je lichaam mee om je nu te verbranden."

Zijn vader stak zijn hele hand op!

Dokter Naram kon zijn opwinding niet bedwingen toen hij zijn broer vertelde dat hun vader nog leefde. De behandelende arts was sceptisch en beschuldigde dokter Naram ervan zelf zijn vaders hand te bewegen. Iedereen kwam de kamer binnen en keek toe terwijl dokter Naram de procedure herhaalde. Deze keer tilde zijn vader zijn hele been op en de behandelende arts sprong geschokt terug.

Terwijl ik naar dit deel luisterde, lachte ik terwijl ik me de hele scène voor me zag. De dokter dacht dat het misschien rigor mortis zou zijn totdat dokter Naram het proces voortzette. Dokter Narams vader hield van de goeroe Sai Baba. Dit wetende, vroeg dokter Naram dokter Giovanni om te helpen bij het drukken op de marmapunten en terwijl hij dit deed, zei hij de gemeenschappelijke begroeting van Sai Baba's aanhangers, "Sai Ram".

Een vaag maar duidelijk antwoord kwam uit het bed: "Sai Ram".

Iedereen was stomverbaasd. Met een brede glimlach van verbazing zei dokter Giovanni opnieuw: "Sai Ram".

Een steeds luidere "Sai Ram!" kwam van de vader van dokter Naram. Bij het horen van dit lachte iedereen in de kamer van vreugde, een aantal van hen door tranen heen.

Alleen de dokter glimlachte niet. Met de ondertekende overlijdensakte

nog nat van de inkt, ging dit zijn be-
vattingsvermogen te boven. Hij verklaarde deze man dood, en nu sprak
hij? In plaats van die avond afscheid
te nemen van hun vader, zei de familie
goedendag tegen de dokter.

Hij was sprakeloos toen hij de deur

*"Het is belangrijk dat we
bepaalde dingen in het
leven zo afmaken
dat zielen in vrede
kunnen rusten."*
–Dokter Naram

uit liep. De vader van dokter Naram, wakker en bewust, herstelde de
week erop voldoende waardoor hij rechtop kon gaan zitten, lopen en met
zijn familie kon praten. De behandelend arts die de overlijdensakte had
ondertekend belde om de paar dagen de broer van dokter Naram voor
een update over "die vreemde zaak". Elke keer was hij verrast om te
horen dat de patiënt nog leefde en straalde.

Dokter Naram's vader voelde zich snel goed genoeg om een of andere
onafgemaakte zaak te voltooien, ondertekende belangrijke documenten
en voerde belangrijke gesprekken
met zijn vrouw, kinderen en
kleinkinderen.

"Het is belangrijk dat we
bepaalde dingen in het leven voltooien, zodat onze ziel kan rusten
in vrede, zei dokter Naram.

Toen ik zei hoe opmerkelijk
dat was, herhaalde dokter Naram
de woorden van zijn meester:
"Geef nooit de hoop op!"

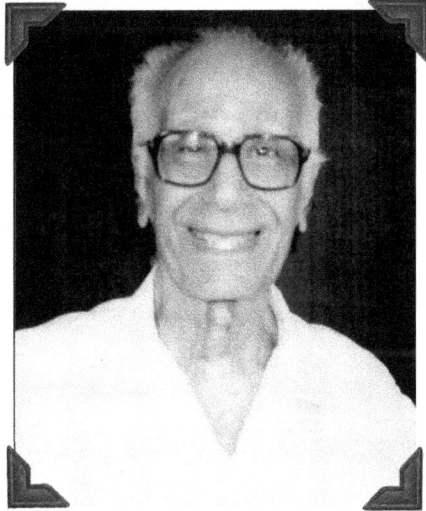

*Dokter Naram's vader,
Pankaj Khimjibhai Naram.*

Mijn dagboeknotities
Aanvullende oude geheime geneeswijze om iemand in coma te helpen * (Vervolg van hoofdstuk 1)

4) Huismiddeltje — Meng droog gemberpoeder en ajwainpoeder samen en wrijf het onder de voeten van de persoon in coma.

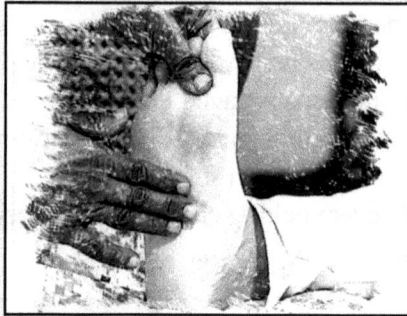

5) Marma Shakti - Terwijl je op de punten drukt die in hoofdstuk 1 (op pagina 15) worden beschreven, spreekt je de naam van de persoon uit op een manier die hem het meest bekend voorkomt.

* Bonusmateriaal: om dokter Giovanni & dokter Naram over dit moment te horen praten, en om deze methode beter te begrijpen, verwijzen wij je naar de gratis lidmaatschapswebsite: MyAncientSecrets.com.

Jouw dagboeknotities

Om de voordelen van het lezen van dit boek te verdiepen en te vergroten, neem je nu een paar minuten de tijd en beantwoordt je voor jezelf de volgende vragen:

Welke dingen in je leven zou je graag afmaken voordat je sterft (bijv. Angst onder ogen zien, iemand vergeven, iets bereiken, iemand vergeving vragen, een uitdaging overwinnen, enz.)?

_____

_____

_____

_____

Welke andere inzichten, vragen of realisaties kwamen bij je op toen je dit hoofdstuk las?

_____

_____

_____

_____

HOOFDSTUK 18

❧

Oude wijsheid, moderne wereld

Alle reizen hebben geheime bestemmingen waarvan de reiziger niet op de hoogte is.
–Martin Buber

Kort na deze schijnbaar wonderbaarlijke gebeurtenissen kwam dokter Naram bij me op bezoek voor een prijsuitreiking in New Jersey, waar hij werd geëerd voor het helpen van 9/11 brandweerlieden en eerstehulpverleners. Terwijl ik tussen duizenden mensen stond te praten en te wachten tot de ceremonie zou beginnen, wist ik in mijn hart dat ik dokter Naram een vraag moest stellen die me al een tijdje bezig hield.

Ik glimlachte toen ik Marshall en José zag, twee van de oprichters van *Serving Those Who Serve*, die ik eerder in New York had ontmoet. Ze hielpen nu mensen die andere rampen hadden overleefd en hoopten dat dokter Naram hen zou blijven steunen.

Dokter Naram lachte toen hij me zag. "Zo blij dat je kon komen, Clint." Ik was vereerd om daar te zijn.

"Bent u zenuwachtig?" Vroeg ik. "Ik heb gehoord dat de gouverneur van New Jersey hier is om u de onderscheiding te overhandigen."

"Meer vernederd," antwoordde hij.

"Waarom is dat?"

"Ik weet dat er kracht in deze lijn zit, de geheimen die vastgelegd zijn in de oude teksten en de leringen van mijn meester. Ik ben gewoon een doorgeefluik van deze oude wijsheid voor de moderne wereld. En over mijn meester gesproken, ken je het verhaal van hoe ik wist wat deze brandweerlieden van 9/11 zou kunnen helpen?"

"Hoe?"

"Straatkinderen in Mumbai!" hij zei.

"Straatkinderen?"

"Ja, na de duizend dagen training gaf mijn meester me een opdracht, of *seva* (uitgesproken als *say-vah*) - dienstbaarheid. Hij vertelde me dat de eerste mensen die ik moest helpen, in Dharavi waren, de op een na grootste sloppenwijk ter wereld."

Dokter Naram beschreef hoe hij de straatkinderen ontmoette die daar woonden met hun vuile gezichten en gescheurde kleren. Hij voelde hun polsslag en gaf ze kruiden waarvan hij dacht dat het hen zouden helpen. Maar toen hij terugging ontdekte hij dat niets werkte en dat de kinderen nog steeds ziek waren van longproblemen, slaapproblemen, depressie, angst en hoesten, en dat hun polsslag nog steeds een opeenhoping van gifstoffen in hun lichaam vertoonde. In de war, raadpleegde dokter Naram zijn meester en kreeg te horen dat hij dieper moest gaan en meer over deze kinderen moest leren.

Dokter Naram ging terug en vroeg de kinderen waar ze woonden en werkten. Hij ontdekte dat ze in een chemische fabriek werkten. De fabriek wilde niet betalen voor machines om de bakken met chemicaliën te roeren, dus huurde hij straatkinderen in om erin rond te zwemmen. Hij schrok, meldde dit bij de autoriteiten en ging terug naar zijn meester om te kijken wat hij nog meer kon doen om deze kinderen te helpen.

Samen bestudeerden ze de manuscripten om te zien of er in de oudheid iets werd gebruikt om moeilijke gifstoffen, zoals zware metalen, te verwijderen. Ze raakten enthousiast toen ze een mogelijke oplossing ontdekten. In oude oorlogen doopten soldaten de punten van hun pijlen en speren in chemisch gif. De genezers in de Siddha-Veda-lijn moesten manieren vinden om mensen te helpen het gif vrij te geven. Ze identificeerden zevenentwintig kruiden (waaronder kurkuma en neem) die zouden kunnen helpen bij het verwijderen van deze giftige zware metalen. Op basis van wat ze vonden, creëerden dokter Naram en zijn meester een nieuwe formule om het met de straatkinderen te proberen.

"Het werkte en de kinderen werden beter! De gifstoffen werden uit

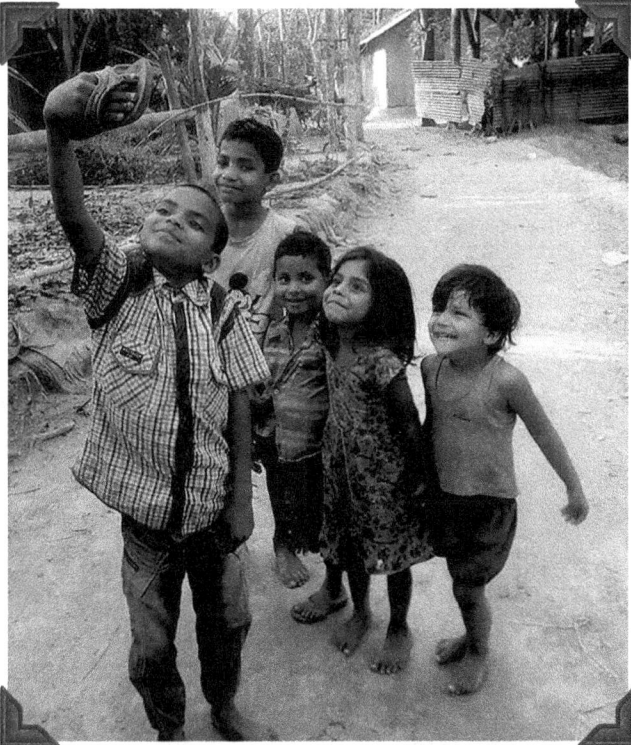

Virale foto van straatkinderen die een 'selfie' maken met hun sandaal.
Opgehaald van Google Afbeeldingen.

hun lichamen verwijderd. Mijn vertrouwen in de principes van mijn meester en deze oude teksten namen toe toen we zagen dat ze in zo'n dramatisch geval hielpen. Toen gebeurde 9/11, en het was iets dat de wereld en Amerika nog nooit hadden gezien."

Toen dokter Naram werd uitgenodigd om de brandweerlieden te helpen die dag en nacht in de put van Ground Zero werkten, wist hij dat ook zij soortgelijke gifstoffen in hun lichaam hadden door het inademen van dampen, in contact met zoveel giftig afval. Hij wist ook dat de westerse geneeskunde nog geen manier had om deze gifstoffen te verwijderen. "Het was mij een genoegen en een eer om hen van dienst te zijn. Ik dank mijn meester dat hij me heeft geleerd hoe ik zo nuttig kan zijn voor mensen in nood. Iedereen, zelfs in het dagelijks leven is ook tot op zekere hoogte vervuild. Iedereen inhaleert uitlaatgassen van auto's en vrachtwagens, eet bewerkte of gemodificeerde voedingsmiddelen die vaak worden bewaterd door zure regen, wordt blootgesteld aan straling van mobiele telefoons, het eten van vlees of planten die vervuild zijn en ervaart een andere kwaliteit zonlicht vanwege atmosferische problemen met de ozonlaag. Dus zelfs als we op 9/11 niet in New York waren geweest, hebben we allemaal deze oude geheimen nodig om gifstoffen uit ons lichaam te verwijderen."

Hoewel het allemaal heel fascinerend was, kon ik de brandende vraag die ik hem moest stellen niet vergeten. Net toen ik op het punt stond mijn mond open te doen, onderbrak iemand ons om dokter Naram naar het podium te brengen.

Ik zat in mijn stoel in het publiek en las het programma met meer verhalen van de brandweerlieden en eerstehulpverleners die baat hadden bij de hulp van dokter Naram. Een van hen was Darren Taylor, een brandweerman van de FDNY. Hij schreef:

"Ik werd twee dagen na de aanvallen op het World Trade Center naar Ground Zero gezonden. Ik werkte in het algemeen herstel en zoeken van lichamen en aan algemene verkenning en brandbestrijding. Ik begon ongeveer een maand na het werk effecten op mijn gezondheid op te merken

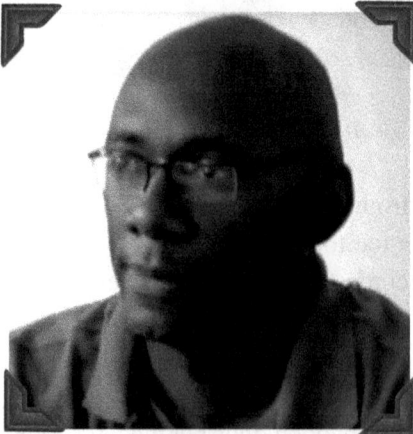

na regelmatige rondleidingen in de stad. Ik werd vaker verkouden. Soms werd ik 's nachts wakker met een hoestbui, een droge hoest. Ik was een beetje depressief en mijn immuunsysteem werkte slechter. Ik voelde me over het algemeen zieker - niet zo gezond als normaal. Toen ik voor het eerst hoorde over dit programma en deze kruiden was ik niet geïnteresseerd. Maar na maanden op Ground Zero te hebben gewerkt werden mijn symptomen erger. Ik was er bezorgd over en dacht erover na om iets natuurlijks uit te proberen. Ik ben blij dat ik dat

Na 9/11 gebruikte brandweerman Darren Taylor, FDNY, de kruiden van dokter Naram om gifstoffen uit zijn lichaam te verwijderen, de immuniteit te versterken en slaap te verbeteren, en een veel gezonder en gelukkiger leven te hebben!

gedaan heb. Door de kruiden een tijdje te nemen merkte ik dat mijn verkoudheid zo goed al weg was en dat mijn hoestbuien minder werden. Ik had meer uithoudingsvermogen. Ik voelde me gewoon beter. Ik was minder depressief. Ik was beter in staat om door te gaan met mijn leven en de medische zorgen achter me te laten. Ik kon meer slapen en beter slapen. Nu voel ik me over het algemeen heel goed. Dank aan jullie allemaal voor de service die jullie bieden. Veel succes om het bij meer mensen te krijgen."

Een andere eerstehulpverlener zei dat ze de kruiden ongeveer een jaar had ingenomen toen er iets verbazingwekkends gebeurde: haar longfunctietests lieten normale waarden zien en, voor het eerst in jaren, kon ze van haar inhalator af. Zij schreef:

"En er is een bijkomend voordeel; Met de kruiden kon ik helemaal stoppen met roken. Ik voelde dat de rook van sigaretten helemaal uit mijn lichaam verdween. Ook al was ik een jaar gestopt met roken, ik had nog altijd een hunkering. Ik denk dat de kruiden de nicotine die in mijn poriën van mijn lichaam waren opgeslagen, uit mijn lichaam werkten. Soms plaste ik en dan rook mijn urine naar een asbak. Ik had zoiets van: 'Waar komt dat vandaan?' En ik denk dat de kruiden de nicotine uit mijn systeem hebben gewerkt. Alles is zo veel verbeterd in de loop van het afgelopen jaar en ik schrijf het toe aan de kruiden van dokter Naram. Ik denk dat ze gif uit elk deel van je lichaam halen."

Ik bleef zo verhaal na verhaal lezen. Ik dacht eraan hoe krachtig het was dat José werd geleid om dokter Naram te ontmoeten en deze organisatie oprichtte om de eerstehulpverleners van 9/11 te helpen. Ik wed dat hij geen idee had toen hij dokter Naram voor het eerst ontmoette dat dit de weg was die zijn leven zou inslaan.

Toen dacht ik terug aan Reshma en Rabbat. Toen ze dokter Naram voor het eerst op televisie zag, had ze waarschijnlijk geen idee dat ze hem zou ontmoeten om het leven van haar dochter te redden. Toen dokter Giovanni dokter Naram voor het eerst ontmoette, had hij geen idee dat zijn hele leven zou worden besteed aan het leren van de oude geheime geneeswijze en deze te gebruiken bij zijn patiënten. Mijn gedachten waren gericht op de onverwachte leiding en het wonder van dit alles.

Op dat moment herinnerde ik me een gebed dat ik had opgezegd toen ik een kind was en worstelde met de dood van mijn zus Denise. Ik bad dat God me zou leiden naar waar ik het meest van dienst kon zijn, zodat ik degenen kon helpen die pijn hadden.

Ik sloot mijn ogen en mijn geest ging open voor het mysterie van wat zich sindsdien had ontvouwd. De dood van mijn zus leidde me naar Gary Malkin en het Wisdom of the World-project. Om het te helpen slagen, ontmoette ik Gail Kingsbury, en zij stelde me voor aan dokter Naram. Mijn verliefdheid op Alicia leidde me naar India. De afnemende gezondheid van mijn vader bracht me ertoe de oude geheime geneeswijze dieper te onderzoeken, enzovoort. In alle gevallen was ik verbaasd te zien dat de beste dingen in mijn leven gebeurden als ik anderen probeerde van dienst te zijn. Het was duidelijk dat op die momenten, vooral toen mijn hart erop gericht was anderen te helpen, een hogere goddelijke kracht me naar de plek leidde waar genezing voor ons allemaal werd geboden. Een beetje overweldigd door de overvloed van inzichten, vroeg ik me af waar het leven me nu naartoe zou leiden.

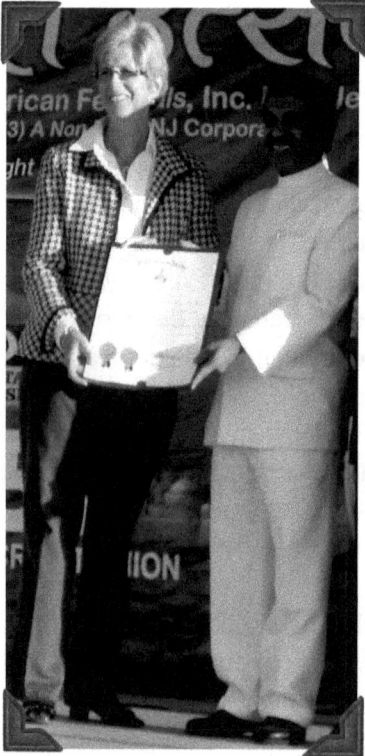

Dokter Naram ontvangt een onderscheiding van de staat New Jersey, uitgereikt door de voormalige gouverneur Christine Todd Whitman, voor het helpen van duizenden 9/11 Brandweerlieden en eerstehulpverleners.

Toen ik de omroeper in de microfoon hoorde spreken, opende ik mijn ogen en richtte mijn aandacht op het podium. Na wat algemene introducties en formaliteiten kwam de nu voormalige gouverneur van New Jersey, Christine Todd Whitman, naar de microfoon. Ze bedankte dokter Naram voor het helpen van duizenden 9/11 brandweerlieden, politieagenten en andere eerstehulpverleners. Ze hield de onderscheiding vast die door de staatswetgever van New Jersey aan dokter Naram werd uitgereikt, en las een gedeelte van wat erin stond: "De Senaat en de Algemene Vergadering van de staat New Jersey zijn trots en verheugd om dokter Pankaj Naram te huldigen en te eren, een zeer gewaardeerde specialist op het gebied van oude geneeswijze en polsdiagnose, bekend om zijn filantropische inspanningen voor het versterken van de geest met zorgzaamheid en mededogen in de dienst van de eerste hulpverleners van de terroristische aanslag van 9/11, vanwege zijn uitstekende staat van dienst aan onze gemeenschap op gezondheidsgebied en voor het promoten van zijn oude geneeskundige wetenschap over de hele wereld."

Gouverneur Whitman was klaar met het lezen van de brief en vroeg vervolgens dokter Naram om naar het podium te komen. Ze schudde hem trots de hand en presenteerde hem de onderscheiding. Ze leidde hem naar de microfoon, zijn witte pak contrasteerde met de donkere kleuren achter hem. Dokter Naram begon op zijn eigen speciale manier te spreken.

"Namaste. Ik krijg deze onderscheiding om te worden geëerd, samen met de oprichters van *Serving those who Serve*: Marshall, José, Nechemiah en Rosemary. Maar de echte helden van de dag zijn de brandweerlieden, de politie en anderen die tot het in het centrum van het gevaar gingen en hun leven riskeerden. Het minste wat we kunnen doen is hen helpen hun gezondheid en hun leven terug te krijgen. In mijn lijn van genezers beschouwen we onszelf niet als helden. We zien degenen die naar ons toe komen als een dienst aan ons, door ons toe te staan onze oude methoden te gebruiken om hen te helpen. Mijn meester zei dat dit een manier was om tot verlichting te komen. Wat doen mensen om geluk te bereiken, of wat wij moksha noemen, wat verlichting of vervulling is? Sommigen volgen het pad van meditatie, anderen het pad van gebed, anderen succes in zaken of in de strijd. In India noemen we deze paden *karmayog, bhaktiyog* of *gyanyog*. Volgens mijn meester krijg je op het pad van een genezer alleen verlichting of vervulling als je patiënten gelukkig zijn. Mensen helpen genezen is onze bron voor verlichting en geluk. We behandelen iedereen als een tempel. Je kunt zeggen dat een patiënt een tempel of een kerk is, of een moskee, of een gurudwara. Dit zijn allemaal namen van gebedshuizen. Mijn meester leerde me dat God in ieder van ons woont, dus jij bent een tempel. Als dit waar is, wanneer wordt God dan gelukkig? Als je de tempel schoonmaakt! Elke persoon heeft veel compartimenten zoals geest, emoties en ziel. Wanneer deze worden schoongemaakt, ervaren we een fysieke, mentale en emotionele transformatie. Het resultaat is dat we kunnen blijven bereiken wat we willen in het leven. Ik ben mijn meester zo dankbaar dat hij me de principes van de oude wetenschap heeft geleerd die deze diepere transformatiemogelijkheden biedt aan iedereen die het gebruikt."

Terwijl hij sprak, dacht ik aan de glimlach op het gezicht van mijn vader toen hij me de doos met medicijnen liet zien die hij niet langer nodig had. Ik was zo dankbaar dat dokter Naram hielp om de gifstoffen uit zijn lichaam te spoelen en zijn dosha's weer in evenwicht te brengen. Ik glimlachte dat ik zelfs wist wat dat woord dosha nu betekende! Ik vroeg me af welke andere oude principes ik zou kunnen leren die mij en anderen zouden kunnen helpen. Ik dacht aan het elfjarige meisje Rabbat dat uit haar coma kwam en 'mama' zei toen ze wakker werd, en aan de tranen in haar moeders ogen. Ik dacht aan het gejuich van de verpleegster waarbij dezelfde methode ook haar eigen zus hielp. Ik dacht aan rabbijn Stephen Robbins uit Californië, die van zijn sterfbed afging en geen rolstoel meer nodig had en nu weer in de sportschool trainde, er tien jaar jonger uitzag en zich er jonger bij voelde. Ik herinnerde me de man met de frozen shoulder die volledig mobiel werd, Giovanni en de bijenhouders die hun bijenkorf redden, de vrouw die een baby kreeg na de menopauze, en zo veel van de mensen die me vertelden "dokter Naram heeft mijn leven gered." Ik dacht na over de mensen in de fabriek van dokter Naram die de kruiden maakten volgens de oude methoden, met zoveel precisie en liefde, en alle brandweerlieden die er baat bij hadden.

"Dit staat bekend als *seva* of dienst van een genezer. Mijn meester heeft me geleerd dat het geen seva is voor de patiënt, maar voor de genezer", vervolgde dokter Naram.

"Mijn meester heeft me ook geleerd dat de genezer eerst twee obstakels moet wegnemen om mensen te kunnen helpen. Welke zijn de twee obstakels? Ego en angst.

"Te midden van onuitsprekelijk gevaar lieten deze grote brandweerlieden, politieagenten en anderen die op 9/11 hielpen, ego en angst achter. Het zijn geweldige voorbeelden van het soort echte seva, of dienst, dat vervulling schenkt. Mijn meester heeft me geleerd dat God hier in ieder van jullie is. En het is mijn eer om de goddelijke held in ieder van jullie te dienen, op welke manier dan ook."

Het publiek barstte los in een staande ovatie. Toen dokter Naram van het podium kwam, werd hij omringd door een menigte mensen. Toen ik naar hem keek, voelde ik mijn hart opzwellen van volledige waardering voor wie hij is, waar hij zijn leven aan wijdt en hoe het zoveel mensen heeft gezegend.

Toen ik van het kijken naar dokter Naram weer naar binnen keek, zag ik dat de scepticus die ik oorspronkelijk was, bijna helemaal was weg gesmolten. Buiten dat, voelde ik een gevoel van doelgerichtheid en een diepere vrede dan ooit tevoren in mijn leven. Het was geen reis die ik had gepland, maar desalniettemin had het leven me op dit pad gebracht, en ik voelde dat er een reden voor moest zijn. Natuurlijk waren er nog veel grijze gebieden - zoveel dingen die ik nog niet kon begrijpen. Maar in plaats van die dingen automatisch buiten beschouwing te laten, ging mijn geest open voor een niet aflatende nieuwsgierigheid, in de wens ze zelf uit te testen en te ontdekken hoe ze werkten.

Pas later op de avond hadden dokter Naram en ik weer een moment samen, toen ik eindelijk mijn brandende vraag kon stellen.

De brandende vraag

Nu de drukte eindelijk voorbij was, was er een moment van stilte toen alleen dokter Naram en ik zaten te wachten op de auto die hem spoedig zou komen halen. Hij sprak over zijn meester en vertelde me hoe trots hij zich voorstelde dat zijn geliefde Baba Ramdas zou zijn als hij zou zien dat de oude geheimen mensen over de hele wereld op de diepste manieren zouden helpen.

"Ken je een van de grootste geheimen van geluk en succes, Clint? Dankbaarheid. Geef altijd eer aan degenen die het je hebben geleerd."

Dokter Naram vertelde vanuit een zeer gevoelige plek: "Voordat mijn meester zijn lichaam verliet, hielp hij me mijn levenswerk en missie te ontdekken. Hij leerde me dat deze missie verder gaat dan naties, religie, politiek, kaste, geloofsovertuiging en ras. Het is voor de *gehele* mensheid. Hij zei dat genezing uit de oudheid is als een lotusbloem. Ken je de lotusbloem?"

Dokter Naram's zus Varsha vertelde me eens dat dokter Naram's voornaam, Pankaj, vertaald in het Engels "lotus" betekent.

"Mijn meester zei: 'Het is net als bij de schitterende witte lotusbloem opkomt uit de donkere modder om

> *"Een van de grootste geheimen van geluk en succes is - dankbaarheid. Geef altijd eer aan degenen die het je hebben geleerd."*
> –Dokter Naram

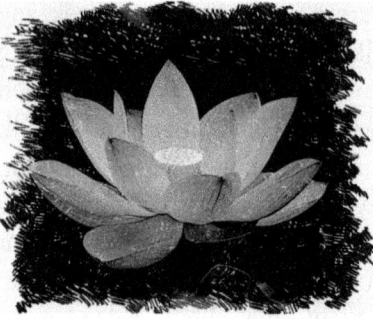

Dokter Naram's meester zei dat hij als een lotusbloem moest zijn.

zijn helderheid en geur met ons allemaal te delen, zo moeten deze oude geheime geneeswijzen zich openen om hun diepere genezende schoonheid en kracht te onthullen en aan met de hele mensheid te tonen', het is geen religie, sekte of iets dergelijks. Het is gewoon een denkrichting waar iedereen lid van kan worden en waarvan iedereen kan profiteren - door te leren hoe ze zichzelf en anderen kunnen helpen om dieper en dieper te genezen. Mijn meester hielp me ook mijn missie te ontdekken: het beschermen, behouden en de voordelen van deze geheimen in elk hart en naar elk huis op aarde brengen."

Ik luisterde, onder de indruk van de staat van dankbaarheid waaruit dokter Naram sprak. Omdat ik niet langer kon wachten, zei ik: 'dokter Naram, mag ik u een belangrijke vraag stellen?"

Hij knikte.

"Ik ben ervan overtuigd dat meer mensen moeten weten dat deze genezingsmethoden een optie zijn. Wat u weet en doet kan zoveel mensen op deze planeet helpen. Ze kiezen er misschien niet voor, maar ze moeten tenminste weten dat er een keuze is."

> *"Deze missie van genezing uit de oudheid gaat verder dan natie, religie, politiek, kaste, geloofsovertuiging en ras. Het is voor de gehele mensheid. Het is een denkrichting waar iedereen baat bij kan hebben - door te leren hoe ze zichzelf en anderen kunnen helpen om dieper en dieper te genezen. "*
>
> –Dokter Naram

Eindelijk sprong mijn brandende vraag uit mijn mond, "Hoe kan ik u helpen?"

Het tastbaar ernstige moment veranderde toen dokter Naram een glimlach liet zien en een rustige maar hoorbare lach liet horen als antwoord op mijn vraag. Ik was zo in de war, het moet op mijn gezicht te zien zijn geweest. Hij zei: "Bedankt, Clint. Ik wil hulp en heb hulp nodig. Alleen niet van jou."

Ik was geschokt. Ik fronste mijn

wenkbrauwen toen ik probeerde te achterhalen of ik hem goed had gehoord.

Hij zei: "Ik ken je nu, en je geest is veel te druk." Hij lachte weer.

"Ik. . . Ik begrijp het niet."

Dokter Naram keek me vriendelijk aan en zei: "Je kent nu Siddha-Veda's zes sleutels van diepere genezing. Hopelijk leer je ze allemaal beter kennen door ze te gebruiken voor jouw leven en dat van anderen. Maar op dit moment, Clint, zelfs als ik enkele van de andere meest fundamentele geheimen met je zou delen die mijn meester me heeft geleerd, zou je ze niet goed begrijpen. Je zou ze met je intellect proberen te achterhalen, ze niet met je hart begrijpen of ze in je wezen integreren. Zoals ik al zei, je geest is veel te druk."

Het spoor bijster vroeg ik: "Wat kan ik dan doen?"

"Ik ben bereid zoveel dingen met je te delen, zelfs diepere geheimen, als je er eenmaal klaar voor bent." Hij zweeg even en vervolgde: "Maar voordat je me echt kunt helpen, moet je eerst iets voor jezelf doen."

"Ik wil leren. Ik zal alles doen! Wat wilt u dat ik doe?" dokter Naram glimlachte en zei: "Kom morgen."

Jouw dagboeknotities

Om de voordelen van het lezen van dit boek te verdiepen en te vergroten, neem je nu een paar minuten de tijd en beantwoordt je voor jezelf de volgende vragen:

Waar ben je het meest dankbaar voor in je leven?

Naar wie heb je je geleid gevoeld om elkaar te ontmoeten in je leven, waarmee je vandaag contact kunt opnemen en je dankbaarheid kunt uiten?

Welke andere inzichten, vragen of realisaties kwamen tot je toen je dit hoofdstuk las en dit boek voltooide?

Toewijding

Ik draag dit boek op ter nagedachtenis aan mijn zus Denise.
Ik blijf altijd van je houden.

Ik had misschien niet de middelen of kennis om je te helpen toen je
nog leefde. . . maar ik draag dit boek in jouw naam op, in de hoop dat
het veel mensen ertoe brengt hoop en een pad van diepere genezing te
vinden.

❧

En speciale toewijding aan de legendarische meester-genezer,
dokter Naram.
Dank u voor het toewijden van uw levenskracht aan het beheersen
en delen van deze oude geheime geneeswijze, ten behoeve van elk huis
en elk hart op aarde.

Geachte lezer,

Bedankt voor het lezen van dit, Boek # 1, en voor het met mij meebeleven tijdens het eerste jaar van mijn levensveranderende reis met dokter Naram!

Op de overige pagina's heb ik een nawoord gezet (met een update over wat er sindsdien is gebeurd en hoe dit op jou van toepassing is), een auteursnoot (met informatie over een geschenk voor jou van onschatbare waarde) en een bijlage (met een verklarende woordenlijst met nieuwe woorden, enkele bonussen met oude geheime remedies en ook andere nuttige informatie).

Maar eerst wilde ik een korte epiloog delen waarvan ik denk dat je die leuk zult vinden.

❀

Goddelijke leiding, zelfgenezende geheimen en de principes voor het manifesteren van je dromen naar de realiteit

Schrijf je naam niet in het zand, de golven zullen het weg-
spoelen. Schrijf je naam niet in de lucht, de wind kan hem
wegblazen. Schrijf je naam in het hart van de mensen met wie je
in contact komt. Dat is waar het zal blijven.
-Auteur onbekend

Dhaka, Bangladesh (drie jaar later)

Het vliegtuig landde. Dokter Giovanni en ik liepen de luchthaven binnen, niet zeker wat te verwachten. Hoewel we in de vier jaar sinds we elkaar voor het eerst ontmoetten vaak samen reisden, waren we geen van beiden in Bangladesh geweest. Onze ongerustheid verdween snel. De immigratie-ambtenaren en grenswachten waren vriendelijk, behulpzaam en grappig. Ik kwam erachter dat Bangladesh zich in 1947 afscheidde van India als onderdeel van Pakistan, voordat het in 1971 onafhankelijk werd. Sindsdien heeft het land twee vrouwelijke premiers gehad. Ik moest mijn eigen vooroordelen onder ogen zien over hoe een moslimland eruit zou zien. Terwijl amerikaanse media benadrukten dat sommige islamitische staten vrouwen niet zouden laten autorijden, was ik verrast dat dit islamitische land al een tweede vrouwelijke premier had. In de Verenigde Staten hebben we nog geen vrouwelijke president gehad.

Nadat we onze tassen hadden opgehaald, ontmoetten we Kalim Hussain in de lobby. *"As-salāmu 'alaykumu"*, zei hij tegen ons, de traditionele begroeting in Bangladesh, die 'vrede zij met jullie' betekent.

Voordat ik aankwam, leerde ik het juiste antwoord: *"wa 'alaykumu s-salām"*, wat betekent: "En voor jou."

"Mijn dochter verheugt zich er erg op om je te zien", zei hij.

We liepen naar buiten en zagen verschillende mensen, waaronder een mooie jonge vrouw. Toen we dichterbij kwamen, herkende ik haar ogen - en haar glimlach. Ik staarde vol ontzag.

"As-salāmu 'alaykumu, dokter Clint, dokter Giovanni", zei ze. Rabbat was nu veertien. Ik vroeg me af: wie was deze persoon, zo mooi, zo intelligent, zo levendig? Ze was niemand minder dan het kleine meisje dat uit de coma kwam in het ziekenhuis in Mumbai. Hoewel haar uiterlijk volledig was veranderd in de drie jaar sinds we haar zagen, was haar stem precies hetzelfde. De zachte en ritmische intonatie was rustgevend voor mijn oren en ziel.

"Wa 'alaykumu s-salām", zei ik, nauwelijks in staat om te praten. Ik kon mijn ogen niet van haar afhouden. Haar Engels was zelfs beter dan toen we elkaar ontmoetten en ze straalde een ongelooflijke vriendelijkheid en zelfvertrouwen uit. Ik heb niet lang gewacht voordat ik vroeg of ik een foto mocht maken. Toen ze naast dokter Giovanni stond merkte ik dat ze nu bijna even lang waren. Een jaar eerder ontving ik een Facebook-vriendschapsverzoek, maar ik wist aanvankelijk niet van wie het was. Ik was verheugd te beseffen dat het Rabbat was! Het bracht alle emoties van haar geweldige herstel terug. Hoe interessant is deze wereld, dacht ik. Hoe ingewikkeld met elkaar verbonden zijn we allemaal. Toen we eenmaal in de auto stapten, vroeg ik haar iets wat mij verwonderde: "Waarom heet je Facebook-naam Swan Bella?"

"Ken je het boek Twilight?" Vroeg zij.

"Ja."

"Dat is de naam van de hoofdpersoon."

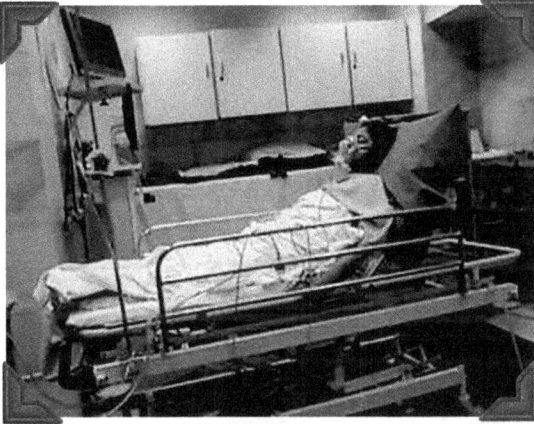

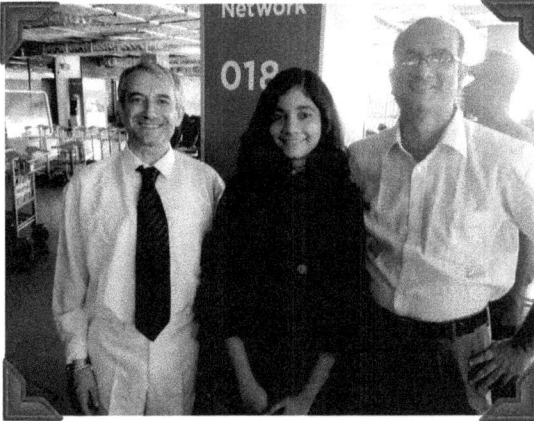

Boven: *Rabbat toen we haar voor het eerst ontmoetten in het ziekenhuis in Mumbai.*
Onder: *met dokter Giovanni en haar vader op het vliegveld in Dhaka.*

"Heb je het boek gelezen?" Vroeg ik.

"Nee, ik vond de naam gewoon leuk."

We lachten allebei.

"Hoe gaat het nu met je?" Vroeg ik haar.

"Sterk als een paard."

Toen we eenmaal bij haar thuis waren aangekomen, begroetten Rabbats moeder, Reshma, haar broer en verschillende familieleden ons. Reshma was dolblij om ons te verwelkomen.

"In Bangladesh hebben we een traditie om onze gasten iets zoets te geven", zei ze, terwijl ze een bord tevoorschijn haalde gevuld met een verscheidenheid aan snoepjes die ik nog nooit eerder had gezien.

"We hebben ook een cadeau voor jou", zei dokter Giovanni.

"Nee, het geschenk ben jezelf, dat je gekomen bent. We zijn zo blij", zei Reshma.

Dokter Giovanni had verschillende armbanden en medaillons meegenomen van dokter Naram voor Rabbat en haar familie.

Ze gaven ons een fantastische maaltijd met rijst en groenten, gevolgd door nog meer snoep. We praatten, soms worstelden we om elkaar te begrijpen, maar we lachten veel.

Na de maaltijd liepen Rabbat en Daanish (spreek uit Dah-nish), een van haar twee jongere broers, met ons mee naar hun school. Daanish had hetzelfde donkere haar, sprankelende ogen en nieuwsgierigheid naar de wereld als Rabbat. Makkelijk in de omgang, vriendelijk en duidelijk erg intelligent en hij had een aanstekelijk enthousiasme over het leven. Terwijl we met zijn vieren door de smalle straat naar de school liepen, kwamen we langs voedselverkopers en winkels waar mensen in de deuropeningen bleven hangen. Koeien en kippen zwierven door de straten en we stopten om ze te voeren. Rabbat en Daanish kochten voor ons allemaal kokosnoten van een kar en de verkoper gebruikte zijn scherpe mes om ze open te breken. We dronken het zoete water rechtstreeks uit de kokosnoot en Daanish liet me zien hoe ik het witte vruchtvlees binnenin moest eten. Een paar kleine meisjes volgden ons en ik dacht dat ze misschien honger hadden, dus bood ik ze wat van mijn kokosnoot aan. Ze draaiden zich om en renden zo snel ze konden weg en verdwenen om de hoek. Even later zagen we dat ze om de hoek naar ons keken, met elkaar pratend en giechelend. Ik merkte al snel dat iedereen die we tegenkwamen op straat naar ons keek.

"Ze zijn nieuwsgierig", zei Daanish lachend.

"Ze zien niet vaak buitenlanders zoals jij."

"Hoe kunnen ze zien dat we buitenlanders zijn?" Vroeg ik.

"Je bent zo lang en je huid is zo bleek. Weet je hoe we mensen zoals jij noemen? "

"Wat?"

"Dode mensen", zei hij. "Omdat je huid zo bleek is, lijkt het alsof je al dood bent. Je ziet eruit als een vampier."

We lachten om hoe grappig dat klonk.

Tegen de tijd dat we op school kwamen, hadden we een grote groep kinderen achter ons aan. Omdat ik met hen in contact wilde komen, vroeg ik via Daanish of ze een lied wilden zingen. Ze begonnen het nationale volkslied van Bangladesh te zingen, waarbij hun jonge stemmen harmonieus samenvloeiden.

Meer kinderen en een paar volwassenen kwamen bijeen om te zien wat er gebeurde. Zodra ze klaar waren met hun lied, stond dokter Giovanni voor iedereen op en zong het volkslied van Italië. Iedereen vond het geweldig.

Ik kon niet wachten om naar huis te bellen en mijn vader en moeder te vertellen over de geweldige en diepgaande ervaring door Rabbat weer te zien en mijn verblijf in Bangladesh. Ik wist dat mijn vader het geweldig vond om elk leuk en fascinerend detail van mijn reizen te horen.

Toen Rabbat ons de school liet zien, legde ze uit dat het een Engelse school was en dat wiskunde een van haar beste vakken was. Ze gaf ons een voorbeeld: "Toen ik in coma lag, raadde de hoofdarts van het ziekenhuis aan om me van de beademing af te halen en me te laten sterven. Een andere dokter gaf me 10 procent overlevingskans. Maar dokter Naram nam die 10 procent en maakte het in het kwadraat."

"Wat bedoel je?" Vroeg dokter Giovanni.

"Hij maakte het vierkant." Ze legde uit: "Tien in het kwadraat is gelijk aan tien keer tien. Dokter Naram gaf me 100 procent overlevingskans." We lachten allemaal.

"Hoe voel je je nu?" Vroeg ik.

"Nu voel ik me 110 procent."

Toen werd Rabbat serieus. "Moeder heeft me verteld dat ze alles heeft opgegeven", zei ze. "Toen ze me naar India bracht voor mijn behandelingen in het ziekenhuis, was al ons geld op. Ze was gescheiden van mijn vader, haar andere kinderen, ons gezin, thuis - alles. We hebben veel verloren, en toch zei ze dat ze het belangrijkste had gevonden en gewonnen: mijn leven."

Rabbat en Daanish namen ons mee naar andere familieleden die in de buurt woonden. Iedereen gaf ons snoep, en dokter Giovanni en ik, die al vol waren, namen beleefd de kleinste. We ontmoetten de ouders van een van hun jongere neven, die, zo hoorden we, ziek en aan het braken was.

Dokter Giovanni gaf ze wat kruiden en huismiddeltjes. Toen we terugkwamen bij het huis van Rabbat, las ik de eerste hoofdstukken van dit boek voor aan Reshma, Rabbat en haar familie.

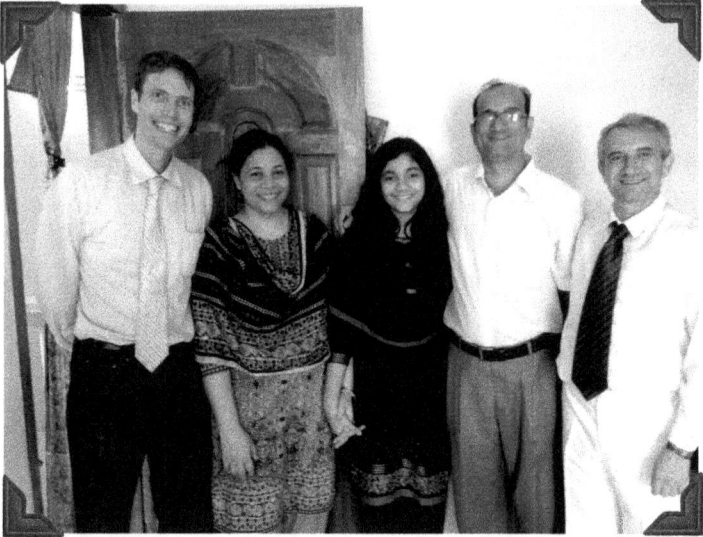

Ik, Reshma, Rabbat, haar vader en dokter Giovanni in hun huis in Bangladesh.

Ze luisterden aandachtig, beleefden elk detail opnieuw en deelden meer context.

"Deel je ons verhaal?" Vroeg Reshma.

"Ja, ik denk dat het zoveel mensen hoop zal brengen", zei ik. "Ik kan me voorstellen dat ze zich geïnspireerd zullen voelen om te weten dat als je je hart volgt en luistert naar de innerlijke stem die van God komt, of je mag het de geest of Allah noemen, diepere genezing op deze manier mogelijk is. Jouw verhaal heeft mijn leven veranderd en ik hoop dat het ook vele anderen zal helpen."

"We waren op het punt van wanhoop", zei Reshma. "Maar er was een oplossing, er was hoop. Vertel alsjeblieft ons verhaal zodat er meer mensen hierover komen te weten. Het is een wonder; Rabbat is bij ons."

De telefoon van dokter Giovanni ging. Het was dokter Naram die eerst met Rabbat wilde spreken en daarna met Reshma, die in tranen uitbarstte toen ze met hem sprak. Ik herinnerde me de eerste keer dat ik haar zag en hoe anders deze tranen waren dan die ik toen op haar wangen zag. Ten slotte gaf ze me de telefoon.

"Nu weet je", zei dokter Naram langzaam, "waarom ik 's nachts zo goed kan slapen. Je hebt enkele gevallen gezien, maar bedenk hoeveel er in de afgelopen zesendertig jaar van mijn werk en in de duizenden jaren van mijn afstamming zijn geweest. Ik ben het niet, dat weet ik, maar ik ben dankbaar dat ik er deel van uitmaak. Ik dank mijn meester elke dag dat hij mij deze geheimen heeft geleerd, zodat ik anderen van dienst kan zijn."

"U helpt mensen enorm," zei ik, terugdenkend op wat ik had gezien en ervaren sinds ik dokter Naram ontmoette, hoeveel ik leerde over het menselijk hart, over hoop, over genezing en veerkracht. "Ik wou dat meer mensen u konden ontmoeten dokter Naram."

"Bedenk dat ik niet degene was die Rabbat hielp, het was dokter Giovanni. Ik hoefde er niet eens te zijn als de oude geneeswijze en principes er zijn. En het was het geloof van haar moeder, Reshma, dat de transformatie veroorzaakte. Iedereen die zo'n brandend verlangen en geloof heeft kan leren deze oude geheimen te gebruiken om hun leven te verbeteren en te transformeren. In zekere zin zou je ze zelfherstellende geheimen kunnen noemen."

Voordat hij afscheid nam zei dokter Naram: "Gezondheid en leven terugkrijgen is één ding. Nu is de echte vraag voor Rabbat, voor jou Clint, voor mij en voor iedereen deze: 'Wat doen we met ons leven terwijl we leven in ons hebben?' Wat ik het meest voor je wil, is ontdekken wat je wilt en hoe je je dromen kunt verwezenlijken."

Voordat hij het telefoongesprek beëindigde zei dokter Naram met zekerheid: "Als je de principes van deze oude wetenschap echt begrijpt, Clint, zal het alles veranderen."

Pas nu, meer dan tien jaar sinds de eerste ontmoeting met dokter Naram, kan ik zien hoe waar die bewering bleek te zijn.

Jouw dagboeknotities

Wat zijn de meest waardevolle inzichten, vragen of realisaties die je tijdens het lezen van dit boek hebt gekregen?

_____

_____

_____

_____

Wat zou je, als er iets is, willen ondernemen om vanaf dit punt het anders in jouw leven te doen?

_____

_____

_____

_____

❀

Mystieke wonderen van liefde

"Als de student er klaar voor is, verschijnt de docent. Als de student er echt klaar voor is, verdwijnt de leraar. "
–Lao Tzu

Je hebt nu dit boek gelezen waarin het verhaal van mijn eerste jaar met dokter Naram wordt verteld. Mijn reis met hem duurde meer dan tien jaar, en jij maakt er nu deel van uit.

Ik begon dit boek door te zeggen: "Je leest deze woorden niet per ongeluk ... ik geloof dat je op dit moment met een specifieke reden naar dit boek bent geleid."

Ken je al jouw redenen al? Wat heeft het voor je gedaan? Ik wil je graag ondersteunen op je reis, waar je pad je nu ook heen leidt. In 'het woord van de auteur', wat ik hierna deel, staat een geschenk dat onschatbaar waardevolle bronnen bevat die ik voor jou heb samengesteld.

Maar daarvoor wil ik van hart tot hart een ervaring delen die plaatsvond vlak voordat dit boek werd gepubliceerd. Het spreekt boekdelen over hoe kostbaar elke dag van ons leven is.

Op 19 februari 2020 ontving ik het hartverscheurende nieuws dat ik onmiddellijk terug moest naar Mumbai, aangezien dokter Naram onverwachts was overleden. In eerste instantie kon ik het niet geloven. Zelfs als dokters hem dood hadden verklaard dacht ik dat hij een manier zou vinden om eraan te ontsnappen.

Dokter Naram was alleen op reis geweest tijdens een reis naar zowel Nepal als Dubai. Meestal ging ik elke reis met hem mee, maar deze keer had hij me gevraagd om in India te blijven en een conferentie in Delhi bij te wonen. Ik ontving elke dag berichten en telefoontjes van hem terwijl hij op reis was en deelde hij enkele van zijn nieuwe inzichten en ontdekkingen. Hij vertelde me bijvoorbeeld enthousiast dat hij zevenentwintig belangrijke trends en uitdagingen zag waar de wereld naar op weg was, inclusief de viruspandemie en hoe de oude geheime geneeswijze bij elk van hen konden helpen. Toen we de komende uitdagingen bespraken, was ik zo dankbaar dat we, wat we ook tegenkwamen, dokter Naram en deze oude geheimen hadden om ons te helpen. Een van de laatste patiënten die dokter Naram in Dubai zag vertelde me: "Hij was vol levendige energie, raakte ons hart, bracht ons hoop en maakte ons allemaal aan het lachen. We hadden nooit gedacht dat het onze laatste keer met hem zou zijn."

Toen dokter Naram aan boord was van zijn vlucht terug naar India belde hij naar huis en sprak met zijn zoon Krushna, zijn vrouw Smita en enkele bezoekers in zijn huis, Inga en Jack Canfield (Jack is de co-auteur van de *Chicken Soep voor de Soul-serie*). Ze waren naar India gekomen, net als mijn vader, om een maand lang een panchakarma wellnessretraite te beleven.

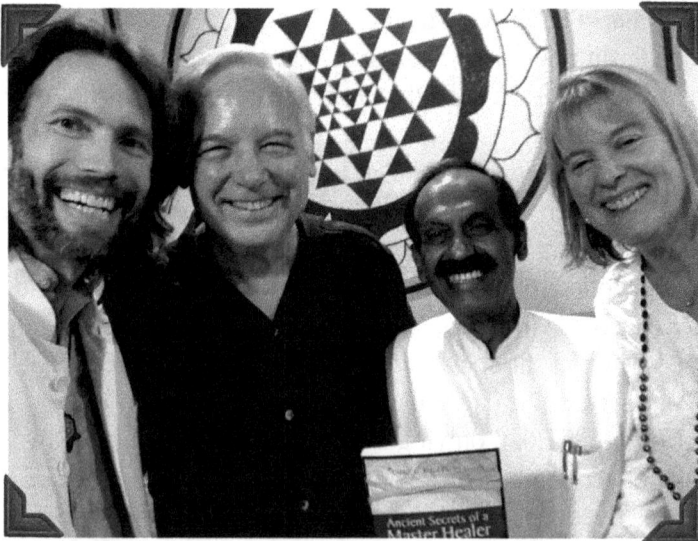

Dr. Clint G. Rogers met Jack en Inga Canfield en dokter Naram. Foto genomen de dag voordat dokter Naram India naar Nepal reisde.

Het gesprek dat dokter Naram met elk van hen had was licht, joviaal en vol liefde.

Toen zijn vlucht eenmaal in Mumbai was geland, belde dokter Naram Vinay om te zeggen dat hij veilig was aangekomen en vroeg of de auto daar was om hem op te halen. Ergens tussen het verlaten van het vliegtuig en het door de douane gaan, meldden luchthavenbeambten dat dokter Naram plotseling instortte. Hij werd onmiddellijk met een ambulance naar het ziekenhuis gebracht waar ze hem bij aankomst dood verklaarden. Zonder autopsie te doen, beweerden ze dat de doodsoorzaak hartfalen was en het lichaam werd minder dan 12 uur later verbrand. In India is het gebruikelijk om het lichaam heel snel te verbranden, omdat men gelooft dat de geest dan vrijer kan zijn om verder te gaan.

Mijn geest kon niets begrijpen van wat er gebeurde. Ik was slechts een paar maanden eerder bij dokter Naram in Berlijn, toen een Duitse arts verschillende harttesten uitvoerde en ontdekte dat zijn hart normaal functioneerde voor een man van zijn leeftijd. Dat is des te meer reden waarom ik het nieuws moeilijk te geloven vond.

Omdat ik nog in Delhi was, haastte ik me meteen terug naar Mumbai. Omdat mijn lichaam verdoofd en geschokt was, nam ik een taxi rechtstreeks van het vliegveld naar het crematorium. Terwijl we door het drukke verkeer reden bleven pijnlijke gedachten door mijn hoofd stromen. "Dit kan niet waar zijn. Hij leek zo onoverwinnelijk! Hoe kan dit zijn overkomen met mijn mentor, mijn leraar, mijn vriend?! We hebben hem nodig!

Mijn taxi stopte vlak nadat de familie van dokter Naram was aangekomen met zijn lichaam voor de crematie.

Terwijl ik door de mensenmenigte naar zijn lichaam liep, maakte ik oogcontact met iedereen, en er kwam een stortvloed van herinneringen boven. Ik kende hun verhalen en ik wist hoezeer dokter Naram iedereen had liefgehad en geholpen. Ik kon mijn tranen niet bedwingen. Toen de realiteit van zijn overlijden steeds meer inzonk, voelde ik de vernietigende last van het verlies - voor degenen die hem kenden en voor al degenen die hem nu niet zouden kunnen ontmoeten.

De laatste jaren van dokter Narams leven was ik als zijn schaduw. Nu omhelsden zijn broer, studenten en beste vrienden me, en velen zeiden hoe dankbaar ze waren voor wat ik had gedaan met het verzamelen van de verhalen en geheimen over het leven van dokter Naram.

Het was al moeilijk genoeg geweest om mijn emoties in bedwang te houden, dus stel je voor hoe het voelde toen ik naast dokter Narams zoon liep. Toen we elkaar voor het eerst ontmoette was Krushna tien jaar oud. Nu was hij twintig en was al jaren een van mijn beste vrienden. Nog maar een maand eerder had ik Krushna zien spreken voor een publiek van 300.000 mensen en iedereen zijn hart zien raken. We waren samen naar de VS, Nepal en Europa gereisd, hadden zoveel meegemaakt, en toch hadden we dit moment nooit verwacht. Toen ik mijn arm om zijn schouder sloeg om hem te ondersteunen, stroomde er een nieuwe stroom tranen over mijn wangen.

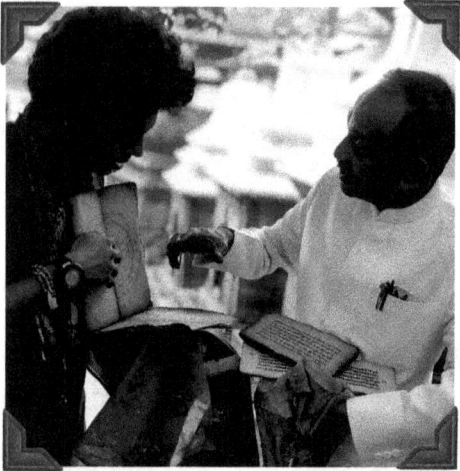

Dr. Naram leert zijn zoon Krushna de geheime basisprincipes van het functioneren van de oude remedies van de Siddha-Veda.

Toen was het Krushna die me troostte. Hij sprak met mij en met anderen in de buurt met een kalme en duidelijke stem.

"Je weet dat hij niet zijn lichaam is. Zijn lichaam is net als een overhemd, en nu is hij op zoek naar een nieuw overhemd. Zijn dood moet niet worden gerouwd, maar zijn leven moet worden gevierd."

Ik was onder de indruk. Hoe kon Krushna zo gegrond, wijs en liefdevol zijn, zelfs in deze moeilijke situatie? Hij liep van persoon tot persoon terwijl hij hun handen vasthield, soms met zijn hand op hun hart of om hun schouder, om elke persoon die hij aanraakte te troosten.

Terwijl ik hiervan getuige was, had ik het gevoel dat ik de stem van dokter Naram in mijn hoofd hoorde, met bitterzoete woorden die in mijn hoofd kwamen. Tientallen keren in de jaren dat we samen doorbrachten, telkens als hij enthousiast raakte omdat ik net een van de belangrijkste geheimen van zijn afkomst had geleerd, vertelde dokter Naram me vreugdevol: "Ik ben zo blij dat je dit ding eindelijk hebt geleerd! Nu kun je het in de toekomst met Krushna en anderen delen." Maar nu ik naar Krushna keek, had ik het gevoel dat ik nog veel van hem wilde leren.

In de afgelopen tien jaar heb ik foto's en video's van dokter Naram over de hele wereld gemaakt en zijn genezingswerk en missie gedocumenteerd. Uit gewoonte haalde ik mijn telefoon tevoorschijn om ook enkele momenten bij het crematorium vast te leggen, tot het me teveel werd. Het voelde zo onwerkelijk om foto's te maken van zijn lichaam dat vredig stil op een plank van hout lag en bedekt was met bloemenslingers. Ik stopte mijn telefoon weer in mijn zak en besloot gewoon aanwezig te zijn. Toen ik hem daar zag liggen, wilde ik heel graag dat hij opstond en ons een verhaal vertelde dat ons zou inspireren en aan het lachen zou maken en ons het gevoel zou geven dat alles goed zou komen. Maar hij lag daar gewoon, ogen gesloten en roerloos.

Na enkele rituelen, omsingelden de mannen in de familie van dokter Naram zijn lichaam en pakten het op. Dokter Naram's oudere broer, Vidyutt, wenkte me om mee te doen als een van de familieleden om het lichaam te dragen. We hebben het lichaam verschillende keren rond de stapel hout gelopen en het uiteindelijk er bovenop geplaatst.

Kort daarna hield Krushna een vlammend stuk hout voor zich uit, waardoor het laatste rustbed van dokter Naram ontstak. Terwijl ik zag hoe de vlammen begonnen op te stijgen en rond zijn lichaam te knetteren, dacht ik na over al die jaren dat ik hem zo vol leven en genezende energie had gezien. We bleven tot soms drie of vier uur 's ochtends in de kliniek en hij zou zelfs meer energie hebben dan aan het begin van de dag.

Terwijl Krushna naast het brandende lichaam stond, herinnerde ik me een onbetaalbaar moment van slechts een paar weken eerder met hen beiden. De laatste lange dag van de kliniek in India eindigde na middernacht en we dachten allemaal dat we naar huis gingen. Dokter Naram verraste echter zijn studenten en Krushna door ons allemaal mee te nemen naar de straten van Mumbai. De kofferbak van zijn auto lag vol dekens en de volgende paar uur brachten we door met het zoeken naar dakloze mannen, vrouwen en kinderen op straat en bedekten ze terwijl ze sliepen.

Hoewel het niet de eerste keer was dat we dit hadden gedaan, vroeg ik me af waarom dokter Naram aan het einde van een zeer lange dag met consulten ons allemaal zou willen meenemen om dit te doen. Hij vertelde me: "Clint, ook al is onze dag in de kliniek voorbij, deze mensen lijden nog steeds in de kou. We moeten ze helpen. Toen ik jong was en mijn huis uit werd gezet, moest ik de eerste nacht op straat slapen

Image shows a homeless person sleeping on a mat with a blanket.

en ik herinner me hoe koud en eenzaam ik was. 's Nachts legde een vreemdeling een deken over me heen. Ik merkte het pas toen ik wakker werd. Ik zal nooit weten wie dat was, maar ik heb ze gezegend en heb me in de toekomst toegewijd om anderen te helpen die misschien in nood zijn, zoals ik."

Ik stelde me voor hoe dankbaar hij moet zijn geweest, uit zijn huis gegooid en op straat sliep, om door liefde geraakt te worden op een kritiek moment waarop hij die het meest nodig had.

"Als je dit soort dingen anoniem doet, zonder dat je er iets voor terug hoeft te hebben, zegent God je uiteindelijk met het gevoel dat je met geen geld kunt kopen", zei hij.

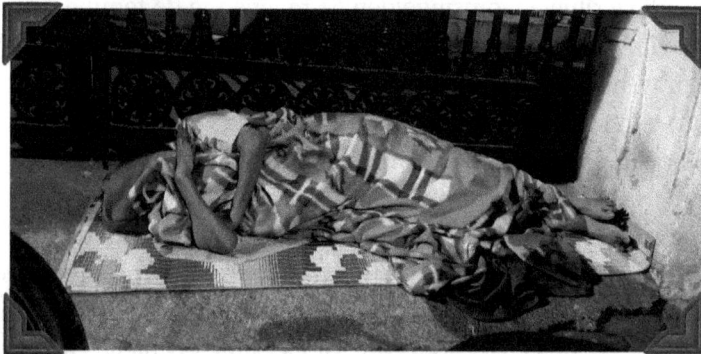

Een dakloze die de deken omhelsde die Krushna net over hem heen had gelegd.

Terwijl een deken van vuur nu het lichaam van dokter Naram verwarmde, herinnerde ik me in de jaren dat ik bij hem was alle honderden dekens die we op mensen hadden gelegd die op de straathoeken en onder bruggen sliepen, en de blikken op de gezichten van sommige mensen die wakker werden en de vriendelijkheid van vreemden ervoeren. Waar ik ook ging met dokter Naram, hij had altijd eten of geld in zijn auto of zak om aan iedereen in nood te geven die naar hem toe kwam - mensen, dieren, iedereen. Hij zei: "Mijn meester leerde me dat *Atithi Devo Bhawa* (gasten zijn gelijk aan God) niet alleen een concept is, maar een manier van leven."

Ik zag dat het waar was voor hem. Dokter Naram had altijd iets om dakloze kinderen te geven die op zijn autoraam kwamen aankloppen of koekjes om hongerige straathonden te geven die zijn pad kruisten. Het maakte hem niet uit hoe laat het was, of hoeveel hij al had gedaan.

Die avond, terwijl we rondreden en we deken na deken op mensen legden, zag ik dokter Naram steeds gelukkiger worden. Terwijl dokter Naram en ik Krushna over straat zagen lopen om dekens te leggen op een slapende dakloze vrouw en haar kinderen, zuchtte hij en zei hij tegen me: "Ik wil dat Krushna weet dat hoe groter een man is, hoe nederiger hij zou moeten worden. Mensen komen niet van over de hele wereld naar me toe omdat ik een 'geweldige dokter' ben. Ze komen omdat ik van ze hou, omdat ik ze begrijp en omdat ik oplossingen vind voor hun brandende problemen. Als ik Krushna dit met zoveel liefde zie doen, voel ik me zo trots. Ik realiseer me dat ik me geen zorgen meer over hem hoef te maken omdat hij weet dat er geen betere zegen is dan wanneer je mensen in nood echt kunt liefhebben en dienen."

De dood van een meester, de geboorte van een beweging

In mijn eerste radio-interview na het overlijden van dokter Naram, stelde de gastheer me een vraag waarvan ik denk dat zoveel mensen over de hele wereld zichzelf stelden. "Dokter Narams meester had zo lang geleefd, maar dokter Naram was zo jong, pas 65, toen hij stierf. Hoe kan dat?"

Ik begon de radiopresentator te antwoorden: "Van sommige dingen zullen we misschien nooit de reden weten ..." Ik veronderstel dat we waarschijnlijk allemaal als vanzelfsprekend hadden aangenomen en ervan uitgingen dat dokter Naram langer zou leven. Maar uiteindelijk zijn we, zelfs met de oude geheimen, allemaal sterfelijk. We weten niet wanneer onze laatste adem zal zijn. Ik dacht aan mijn ervaring met Rabbat op de ICU, voelde de lucht in en uit mijn longen komen en realiseerde me dat elke ademhaling een geschenk is.

Terwijl ik pauzeerde om te ademen, herinnerde ik me mooie woorden die mijn zus me had verteld; "De waarheid over de dood is dat niemand het voor altijd kan afhouden. En belangrijker dan hoe hij stierf, is hoe hij leefde en hoe hij liefhad."

In een flits dacht ik terug aan al degenen die dokter Naram had lief-gehad: zijn patiënten, zijn vrienden en zijn familie. Ik dacht aan veel van zijn studenten waar hij van hield, nog niet genoemd in dit boek, zoals Sandhya van Japan; Drs. Mehta, Sahaj, Pranita en anderen uit India; Alvaro en Videh uit Italië; Sarita, Sascha en Rebecca uit Engeland;

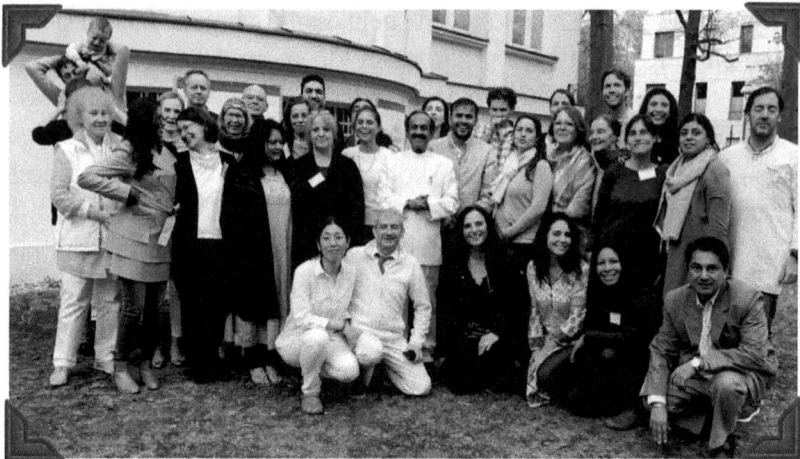

Dokter Naram met zijn studenten voor de certificeringscursus Ancient Traditions of Healing aan een universiteit in Berlijn.

Jutta uit Oostenrijk; Radu uit Roemenië; dokter Siddiqui uit Bangladesh; Richard uit Noorwegen; Dipika uit Australië; Suyogi, Elinor, Dubravka, Jonas, Mira, Anne, Pooja, Moksha en Shital uit Duitsland; en zoveel anderen. Ik was dankbaar voor alle andere doktoren en praktizerende genezers die hij in Italië had onderwezen en voor de vele anderen van over de hele wereld die hadden deelgenomen aan de certificeringscursus van dokter Naram via de universiteit in Berlijn. Gedurende meer dan zesendertig jaar had hij aan zoveel studenten lesgegeven, en ik vond het een eer om een van hen te zijn.

Ik dacht toen aan de vrouw van dokter Naram, dokter Smita, die al zoveel jaren bij hem was, de hele Panchakarma-kliniek in Mumbai leidde en andere doktoren trainde. Ik dacht aan zijn zoon, Krushna, en hoe dokter Naram zo trots was op de man die hij aan het worden was. Krushna was getraind in polsdiagnostiek sinds hij oud genoeg was om op de schoot van zijn vader te zitten, en zijn vermogen om mensen te helpen was inspirerend.

Ik dacht ook aan dit boek dat je nu aan het lezen bent en aan alle andere mensen die hierdoor over de oude geneeskunst zouden leren. In alles zag ik hoe de dood van deze meester niet het einde was, aangezien hij al de geboorte van een beweging in gang had gezet.

Het vredige gevoel in mijn hart inspireerde de rest van mijn antwoord. Aan de radiopresentator antwoordde ik met een Lao Tzu-citaat dat mijn

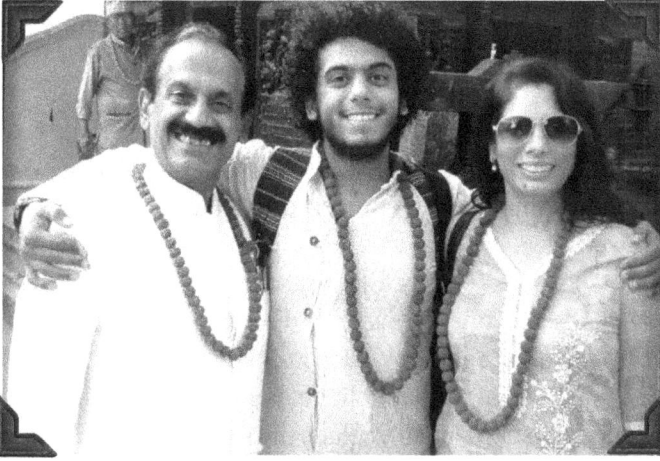

Dokter Naram, Krushna en Smita in Nepal.

vriendin Amrutha me zojuist had gestuurd. Het leek op dit moment te resoneren: "Als de student er klaar voor is, verschijnt de leraar. Als de student ECHT klaar is, verdwijnt de leraar."

Manifestaties van mystieke wonderen van liefde

Pas enige tijd later realiseerde ik me dat het probleem met het woord "verdwijnen" is dat het de indruk wekt dat als een persoon zijn lichaam heeft verlaten dit het einde is. Maar wat als iets anders de waarheid is? Wat als dokter Naram nooit echt is verdwenen, maar nu meer dan ooit bij ons is?

Sinds het overlijden van dokter Naram hebben veel mensen melding gemaakt van mystieke dingen die gebeuren. Verschillende spirituele leiders vertelden me in bijna exact dezelfde woorden: "Het universum / God moet een heel grote behoefte hebben gehad om dokter Naram zo snel tot zich te hebben genomen. Voor een ziel die een meester is zoals hij, om het lichaam op die manier te verlaten, moet er een belangrijke reden zijn. Nu wordt dokter Naram niet beperkt door een lichaam, hij kan genieten van zijn genezingswerk op een grotere manier dan ooit tevoren."

Ik heb gemerkt dat, zelfs als we ons niet volledig bewust zijn van de aanwezigheid van dokter Naram in de geest, er sinds zijn overlijden voortdurend mystieke, magische dingen gebeuren. Veel van hen lijken duidelijk door zijn hand te worden gedaan. Kun je je zijn glimlach van de andere kant voorstellen terwijl hij doorgaat met het helpen orkestreren van wonderen?

Als een voorbeeld hiervan hebben al tientallen mensen, waaronder Krushna, Smita, mijn vriend Mina (die destijds India bezocht) me verteld over opmerkelijke verschijningen die dokter Naram aan hen deed sinds zijn overlijden. Meestal was het in een droom, maar soms was het terwijl de persoon wakker was. Elke verschijning bracht een belangrijke genezende boodschap of ervaring voor die persoon over.

Er is een reden dat jij je ook aangetrokken voelde tot het lezen van dit boek en zijn verhaal. In het licht daarvan stel ik me voor dat dokter Naram zich met jou verbonden voelt en misschien zul je ook zijn aanwezigheid voelen. Hoewel ik hem persoonlijk niet meer heb gezien sinds hij is overleden, heb ik wel een heel onverklaarbare ervaring die ik met je wil delen.

Op de ochtend na de gebedsdienst voor dokter Naram werd ik om ongeveer 5.30 uur wakker met een bijzonder verloren en eenzaam gevoel. Een donkere wolk van een naderende depressie begon door mijn hoofd te spoken. Het was nog donker buiten, maar ik kon niet slapen. Dus ik stapte uit bed, trok mijn schoenen aan en ging wandelen. Twintig minuten na mijn doelloze wandeling, werd ik me plotseling bewust dat iemand me volgde. Eerst schrok ik ervan, maar toen zag ik dat het een hond was. Hij had bruine poten, kop en staart, met een zwarte vacht op zijn rug, het leek bijna als een jas. Zijn buik en een groot deel van zijn neus waren wit. Toen ik stopte om naar hem te kijken, stopte hij om naar mij te kijken. Toen ik doorliep, volgde hij me op de voet. Ik was verbijsterd. Waarom volgde deze hond mij?

Ik had geen eten bij me en mijn handen waren leeg. Het was een lange wandeling en het maakte niet uit welke kant ik op ging of welk pad ik nam, deze hond bleef bij me. Het was zowel grappig als verwarrend.

Deze gedachte brak door mijn verdriet; Ik herinnerde me dat dokter Naram altijd iets had voor honden of iemand die naar hem toe kwam. Ik hoorde zijn stem in mijn hoofd: "Athiti Devo Bhawa." (Behandel de onverwachte gast alsof god / godin zelf je komt bezoeken.) Toen de zon opkwam en de winkels open gingen, kocht ik wat biscuits voor deze onverwachte bezoeker, ondertussen zat hij geduldig op de grond op mij te wachten. Toen ik de koekjes echter voor hem op de grond legde, snoof de hond eraan en keek toen weer naar me op zonder een hapje te nemen of zelfs maar te likken.

Nu was ik nog meer perplex. Als hij geen honger had, wat wilde hij dan van mij?

Ik bleef lopen en ja hoor, hij stond op en volgde me, de koekjes achterlatend voor een andere hond of een geluksdier. Inmiddels was al het verdriet dat ik had gevoeld verdwenen, en in plaats daarvan was er een speels ontzag voor wat er gebeurde. Terwijl we samen liepen, begon ik me te herinneren dat veel dingen die dokter Naram me had geleerd, die in het licht van zijn overlijden op nieuwe manieren op mij van invloed waren. Omdat ik de waarde van dat alles en de magie van het uiterlijk van deze hond voelde, haalde ik mijn telefoon tevoorschijn en nam een live-video op Facebook op om met anderen te delen die misschien ook leden onder het nieuws van het overlijden van dokter Naram.

De reactie op de video was fenomenaal. Mensen over de hele wereld lieten opmerkingen achter over de manier waarop het hen hielp bij hun genezingsproces. Meteen daarna ontmoette ik Krushna die bij het zien van de hond ook herinneringen kreeg. We raakten enthousiast door de inzichten die ze brachten.

Die avond stond ik echter voor een uitdaging. Ik wist niet wat ik

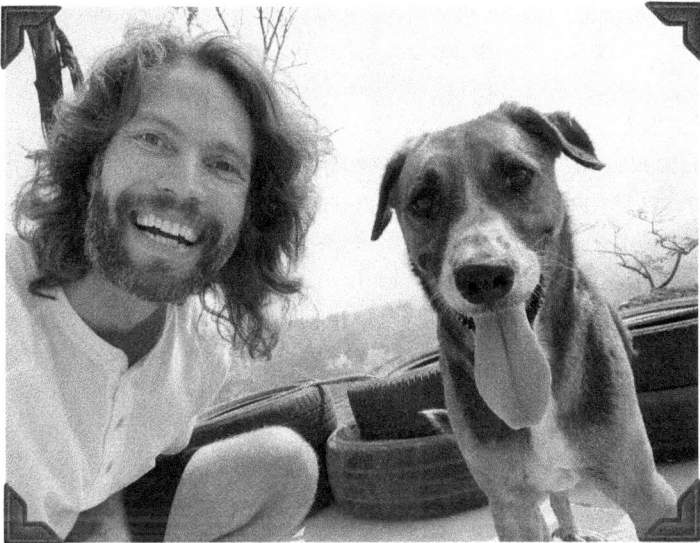

Wonderhond, Milo en ik na een van onze eerste wandelingen samen.

moest doen met deze hond die zou blaffen of janken als ik hem buiten de deur zou laten. Uiteindelijk besloot ik deze onverwachte gast echt te behandelen alsof God zelf was gekomen. Ik zou God toch niet buiten laten om op straat te slapen? Dus liet ik de hond voorzichtig binnen. Ik was aangenaam verrast dat hij geen meubels krabde of op de vloer plaste. God zij dank. Hij lag gewoon op de grond naar welke kamer ik ook ging en keek naar me op. Als het tijd was om te slapen, stopte hij alleen met piepen als hij naast mijn bed op de grond kon liggen met mijn hand op zijn hoofd.

Er is zoveel dat ik zou kunnen zeggen over deze goddelijke hond. Ik noem hem nu Bhairava (wat een goddelijke manifestatie van God is in de vorm van een hond) of wonder Milo (omdat ik hem vond toen ik op mijn dieptepunt was, maar zijn uiterlijk bracht me tot mijn liefde). Zijn magische verschijning leidde tot een diepe genezing. Zijn aanwezigheid heeft me laten zien dat we echt nooit alleen zijn. Er zijn overal om ons heen tekenen van goddelijke liefde, we hoeven het alleen maar te zien.

Toen ik voor het eerst hoorde over het overlijden van dokter Naram, dacht ik: "Is dit het einde? Wat volgt er nu?"

De genezing die Milo bracht herinnerde mij er zo goed aan dat zijn overlijden NIET het einde is. Alleen dat het verhaal een andere wending nam dan we hadden verwacht of wilden. Ik heb nog veel meer verhalen uit het verleden met dokter Naram om met jullie te delen, maar Milo leerde me ook dat er in de toekomst nog veel meer verhalen zullen komen.

Waar ik erg enthousiast over ben, is dat jij nu deel uitmaakt van het voortdurende verhaal. Ik ben erg benieuwd welke rol je gaat spelen in de rest van het verhaal en welk deel van dat verhaal we samen gaan beleven. Mijn tijd met Milo herinnerde me eraan dat we dit allemaal samen doen en dat niemand van ons ooit echt alleen is.

In die zin is hier een laatste ervaring die ik met je zal delen. Op de tweede dag was Milo bij mij, en mijn vriendin Mina en ik moesten naar de kliniek. Ik wist niet wat ik met Milo moest doen. Toen ik een Uber belde volgde Milo me naar de auto. Zodra Mina en ik in de auto stapten, sprong Milo meteen achter ons aan en plofte op mijn schoot. De Uber-chauffeur zag er niet blij uit, maar besloot gelukkig om ons toch te rijden.

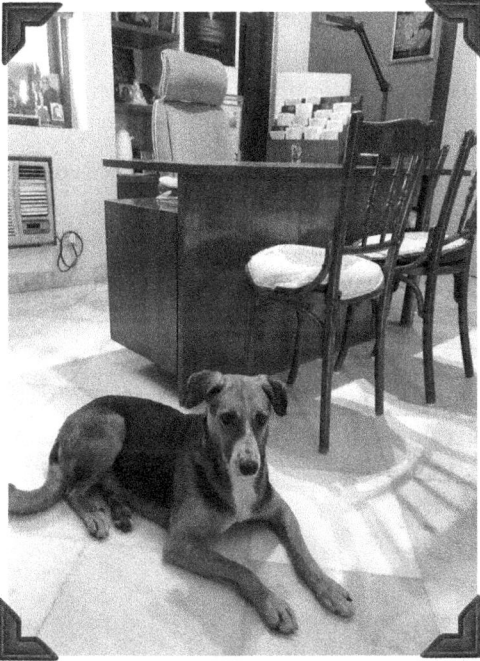

Milo, die voor het bureau van dokter Naram ligt.

Milo zat de hele rit van 35 minuten op mijn schoot. Mina merkte op hoe vreemd en interessant het was dat een straathond dit deed. Toen we bij de kliniek aankwamen sprong Milo uit de auto en begon meteen met zijn staart te kwispelen. Ik was zenuwachtig om hem met me mee te laten lopen in de gangen van de faciliteit, maar hij wilde het niet anders. Ik rechtvaardigde het in mijn gedachten door te bedenken dat aangezien veel mensen hun dieren hadden gebracht om dokter Naram te zien, ik aannam dat het personeel eraan gewend zou zijn. Eenmaal in de kliniek gebeurde er iets verbazingwekkends en dat legde ik ook vast op een live video op Facebook.

Op de tweede verdieping van het gebouw verliet de hond me en ging meteen naar het kantoor waar dokter Naram patiënten zag. Een medewerker deed de deur open en we waren allemaal totaal verrast toen Milo naar binnen ging en naar de foto van dokter Naram, Smita met de Dalai Lama keek en vervolgens naar de stoel waar dokter Naram zou zitten. Toen ging Milo recht voor het bureau zitten alsof hij daar thuis hoorde. De tranen begonnen over de wangen te rollen van het personeel dat Milo binnen had gelaten, zittend op de vloer voor het bureau van dokter Naram om getuige te zijn van deze mystieke gebeurtenis. Zelfs ik moest opnieuw mijn Facebook-livevideo bekijken om te zien of het echt zo was gebeurd of dat ik het me gewoon had ingebeeld. Omdat veel personeelsleden kwamen kijken en foto's van Milo maakten, hernieuwde de hele ervaring een gevoel van ontzag en verwondering in ons allemaal. Kort daarna sloot ik de deuren van het kantoor en Mina, Milo, en ik zaten daar een tijdje. Mina en ik sloten onze ogen om te mediteren en in de stilte kwam er een herinnering op aan een van mijn eerste keren in die kamer - van tien jaar geleden toen ik voor het eerst met Alicia India bezocht. Vlak naast waar Milo nu zat, had dokter Naram me weggetrokken uit de menigte mensen die wachtten. Ik vond het vreemd dat hij me had uitgekozen om te praten en dus luisterde ik nieuwsgierig terwijl hij sprak: "Ik weet niet waarom, Clint, maar ik geloof in jou." Hij pauzeerde. "Misschien is er een reden waarom je hier bent. Ik heb een sterk gevoel dat je iets groots in je leven zult doen, dat je succesvol zult zijn in de dingen die je wilt doen." Met zijn hand op mijn arm keek hij me in mijn ogen en zei: "De belangrijkste vraag is: wat wil je?"

Toen deze herinnering kwam, verspreidde zich een grote glimlach over mijn gezicht en barste ik in tranen uit die over mijn wangen rolden. En dat is de vraag, lieverd, waar ik je nu ook mee zal verlaten. *Wat wil je?*

✿

Wat nu?

Leef alsof je morgen zou sterven.
Leer alsof je voor altijd zou leven.
-Mahatma Gandhi

Dus wat is het volgende voor jou? Mensen vragen me: "Clint, nu dokter Naram is overleden, waar kan ik naartoe om de oude geheimen te ervaren?"

Dokter Naram leerde me dat tachtig procent van de tijd er eenvoudige dingen zijn die je kunt doen om jezelf te genezen. Je moet gewoon bepaalde principes toepassen en een beetje ondersteuning hebben. Hoe ontdek je meer?

Registreer nu op de gratis lidmaatschapswebsite::
www.MyAncientSecrets.com/Belong

1. Je krijgt links naar videotrainingen van dokter Naram, mijzelf en anderen, passend bij elk hoofdstuk, met huismiddeltjes, kruidengeneesmiddelen, marma en dieetgeheimen die je kunnen helpen.
2. Als je met iemand persoonlijk over jouw situatie wilt praten dan zie je daar hoe je in contact kunt komen.

3. Je krijgt links voor evenementen of trainingen (live en online) en je kunt ontdekken hoe je mij of iemand anders kunt uitnodigen om op jouw evenement te spreken.

4. Je komt meer te weten over een daarbij behorende werkmap, genaamd *Discover Yourself: Applying Ancient Secrets That Can Change Your Life* (inclusief geavanceerde inhoud die niet voorkomt in dit boek). Het helpt je om deze wijsheden eigen te maken en toe te passen voor jouw fysieke, mentale, emotionele en spirituele welzijn. Als leuke bonus hebben we een spel voor je gemaakt met de naam *30-Days to Unlocking Your Ancient Secret Power* [30-dagen om je oude geheime kracht te ontgrendelen].

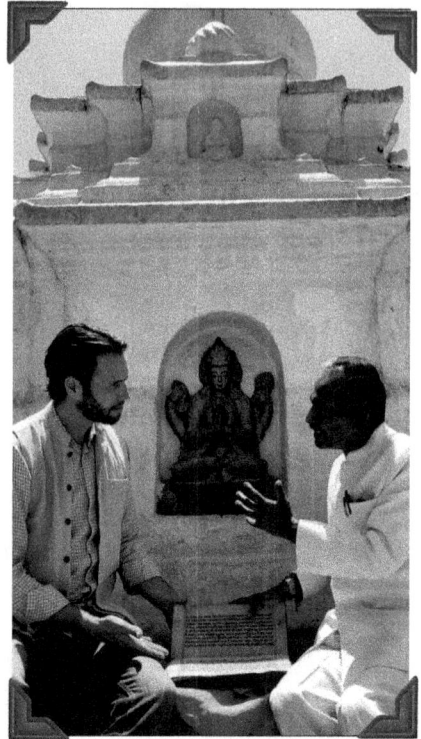

Dokter Naram en ik op exact dezelfde plaats waar hij in de leer was bij zijn meester.

Het kan je helpen om tijdens het spel een levendiger gezondheid, onbeperkte energie en gemoedsrust te ervaren.

5. Je bent direct verbonden met een gemeenschap van mensen die een verschil willen maken op deze planeet en je wordt een deel van onze familie.

Ik ben benieuwd wat er in je leven gebeurt als je je bij ons aansluit.

Opmerking: voor zover ik weet is dit het eerste boek dat in het Engels is gepubliceerd over de oude geheime geneeswijze van dokter Naram. Ik werd door niemand gevraagd of betaald om dit boek te schrijven. Ik voelde me geïnspireerd om het te schrijven. Dit boek is niet het definitieve werk over dokter Naram of Siddha-Veda, maar gewoon mijn perspectief. Ik hoop dat het de levendige en dynamische aard van deze speciale man en meester-genezer vastlegt en eert, evenals de emoties van degenen die hun verhalen met mij deelden. Sommige van de mensen die ik heb geïnterviewd vroegen om anoniem te blijven, daarom heb ik hun naam veranderd. De rest heeft toestemming gegeven om hun verhalen in het openbaar te delen en zei in sommige gevallen dat ik hun contactgegevens kon delen met iedereen die dat wil. In een paar van de gevallen heb ik andere personages geschetst om de mensen te helpen anoniem te blijven en om de vloeibaarheid in het verhaal te behouden. Alle mensen die hun ervaringen deelden spraken de hoop uit dat ze anderen kunnen inspireren wanneer ze dat het meest nodig hebben. Ik heb een vervolggesprek of video gedaan met veel mensen die in dit boek worden genoemd, zoals Rabbat, zodat je kunt zien wat er nu in hun leven gebeurt. Je kunt deze ook vinden op de lidmaatschapswebsite: MyAncientSecrets.com.

Speciale dank- en eerbetuiging: de lijst met te bedanken mensen is zo lang dat ik hem op de website MyAncientSecrets.com moest plaatsen. Voor al diegenen die op wat voor manier dan ook hebben geholpen met het delen van verhalen, het beoordelen, redigeren en het geven van feedback op dit boek wil ik enorm bedanken. De zegen van jouw liefde wordt op elke pagina van dit boek gevoeld.

Volgend boek: omdat dit boek slechts een handvol beschrijft van de talloze verhalen en huismiddeltjes die ik heb vastgelegd, ben ik al bezig met het volgende boek in de serie dat meer levensveranderende verhalen en geheimen bevat. Wanneer je je aanmeldt bij de lidmaatschapswebsite:, zie je hoe je op de hoogte kunt worden gehouden wanneer het volgende boek wordt gepubliceerd. MyAncientSecrets.com/Belong.

Jouw reis: Mahatma Gandhi verklaarde dat we allemaal met elkaar verbonden zijn. Elke keer dat een persoon lijdt, lijden we allemaal in dezelfde mate. Omgekeerd, wanneer één persoon wordt geholpen, wordt de hele mensheid in dezelfde mate opgetild. Als dit boek je op wat voor manier dan ook heeft geholpen, nodig ik je uit om een vijfsterrenrecensie achter te laten op Amazon.com en om wat je hebt geleerd te delen met degenen van wie je houdt. Voor elk leven dat je aanraakt en verbetert, profiteert de hele mensheid in dezelfde mate.

Dit boek gaat eigenlijk niet over dokter Naram, en dat was ook nooit de bedoeling. En het gaat ook niet over mij. Je zult ons misschien nooit ontmoeten of deze genezingsmethode volgen. Dit boek gaat over *Jou*, en dat is altijd de bedoeling geweest. Het gaat erom dat je het goddelijke in jezelf ziet, wat je kan leiden naar de juiste ervaringen, leraren en genezing die perfect voor jou zijn bestemd. Ik hoop dat je als resultaat van je deelname aan de reis door het lezen van dit boek meer liefde zult voelen, een groter verlangen om beter voor jezelf te zorgen en meer ontzag voor het wonder van al het leven zult ervaren.

Je bent echt een mooi, uniek en briljant onderdeel van het goddelijke weefsel van het bestaan. Het hele leven gebeurt voor je, niet tegen je. En je wordt geleid. Als bewijs van deze realiteit - lees je deze woorden nu.

Je hebt misschien zelfs geleide inspiratie gehad tijdens het lezen van dit boek over enkele acties die je zou moeten ondernemen, en ik wil je aanmoedigen om die dingen te gaan doen. Of misschien kwam er een gedachte op van iemand met wie je dit boek zou willen delen. Je weet nooit wie dat geschenk van liefde nu nodig heeft.

Ik heb nog een laatste klein verzoek voor je.

Ik nodig je uit om nu een paar minuten te pauzeren en ofwel je ogen te sluiten, of schrijf zo maar iets in de ruimte hieronder. Neem nu even de tijd en noteer hier elk moment, persoon, en ervaring die je kunt herinneren die heeft bijgedragen aan jouw leven en waarvoor je je dankbaar voelt:

_____

_____

_____

_____

_____

_____

_____

_____

_____

_____

_____

_____

Kijk nu nog eens naar je lijst en terwijl je ze allemaal leest, zeg je in je hart "dankjewel" tegen het leven. Zeg dan aan het einde "dankjewel" voor het geschenk om jou te zijn, precies zoals je bent, precies waar je bent, op dit exacte moment in de tijd. Dank je wel.

Net zoals ik werd geleid om mijn vader te helpen en daardoor veel mensen en ervaringen heb gehad die perfect op mijn pad zijn gekomen om me te leiden naar waar ik nu ben, is de waarheid dat jij ook bent geleid. Door liefde. Vertrouw erop dat je door liefde geleid blijft worden naar precies wat goed voor je is.

En ik hoop dat je je altijd zult herinneren dat voor elk probleem waarmee je te maken kunt krijgen, voor ieder een oplossing is. Nog beter, zoals dokter Naram zei: "Elk probleem of elke uitdaging heeft de zaden van gelijke of grotere kansen in zich."

Namaste,
Dokter Clint G. Rogers

P.S. Ik zou graag met je in contact blijven, om je verhaal te horen over hoe je naar dit boek bent geleid en over wat je hebt ervaring door het te lezen. Je kunt met mij in contact komen op Facebook, Instagram, of een e-mail sturen naar DrClint@MyAncientSecrets.com.

☙

Gids voor nieuwe woorden

Aam (of ama) = gifstoffen

Agni = oude term die wordt gebruikt om spijsverteringsvuur of -kracht te beschrijven

Allopathie of Allopathische Geneeskunde = een systeem van medische praktijk dat tot doel heeft ziekten te bestrijden door middel van geneesmiddelen (als medicijnen of chirurgie) die effecten produceren die verschillen van of onverenigbaar zijn met de oorzaak waarvoor de ziekte wordt behandeld (definitie van Merriam-Webster Medical Dictionary).

Amrapali = beschouwd als een van de mooiste vrouwen ooit geboren; met behulp van oude Siddha-Veda-jeugd en schoonheidsgeheimen die ze van Jivaka leerde, behield ze haar jeugd en schoonheid zo goed dat de jonge koning, die al een jonge en mooie vrouw had, verliefd werd op Amrapali, ook al was ze meer dan twintig jaar ouder dan hij.

Genezing uit de oudheid = niet over het "bestrijden van ziekten" maar over het creëren van evenwicht in het lichaam, vaak door zuivering van gifstoffen, waardoor het lichaam zichzelf geneest.

MyAncientSecrets.com Gratis lidmaatschapswebsite: = een geschenk voor jou voor het lezen van dit boek, en een bron om te leren hoe je deze oude geheime geneeswijze onmiddellijk in jouw eigen leven kunt toepassen. Begin hier: www.MyAncientSecrets.com/Belong.

Ancient Traditions of Healing (ATH) = de tweejarige gecertificeerde cursus in de oude geneesmethoden van dokter Naram en Siddha-Veda, oorspronkelijk aangeboden via een universiteit in Berlijn en verspreidt zich nu naar andere universiteiten over de hele wereld.

'Atithi Devo Bhava' = Indiaas gezegde dat betekent dat je elke gast behandelt, wie het ook is en hoe lastig hun bezoek ook is, alsof God zelf bij je thuis is gekomen. In de genezingslijn van Siddha-Veda nemen ze dit gezegde zeer ter harte en beschouwen ze elke persoon die komt als een manifestatie van God.

Atmiyata (uitgesproken als Aht-me-yah-tah) = krachtig levensprincipe onderwezen door Hariprasad Swamijii en beoefend door leden van de Yogi Divine Society: hoe iemand je ook behandelt, je kunt met liefde en respect reageren.

Ayurveda = wetenschap van het leven; meer dan 5.000 jaar oude medische wetenschap uit India die zich zowel richt op het overwinnen van ziekte als op wat voor soort levensstijl überhaupt helpt bij het voorkomen van ziekten.

Blokkades (fysiek, mentaal, emotioneel, relationeel, spiritueel, financieel, etc.) = waar het leven vastloopt en dan begint te stinken (en moeilijk wordt). Diepere genezing komt wanneer we de blokkades op een veilige, langdurige manier kunnen herkennen en verwijderen.

Boeddha = spiritueel leraar die oorspronkelijk Sidhartha Gautama heette, die ongeveer 2500 jaar geleden in India werd geboren; bekend om het opgeven van een leven vol privileges in een paleis om een pad naar verlichting te volgen en later te onderwijzen.

Bewust, onderbewust, bovenbewust = drie niveaus van bewustzijn, die worden geactiveerd door Marma Shakti.

Dard Mukti (uitgesproken als dahrd mook-tea) = Dard betekent "pijn" en Mukti betekent "vrijheid van"; oude genezingsgeheimen die verschillende soorten gewrichts- of spierongemakken helpen verlichten.

Dis-ease = hoe dokter Naram spreekt over onevenwichtigheden - dat er een onbalans is, ongemak of ziekte veroorzaakt, en wanneer je de blokkering opheft en het systeem opnieuw in evenwicht brengt, keert het gemak in je leven terug.

Diepere genezing = verder gaan dan de oppervlakkige symptomen om de oorzaak van een probleem op fysiek, mentaal, emotioneel en spiritueel niveau op te lossen.

Doshas = representaties in het lichaam van de elementen die in de natuur bestaan (d.w.z. kapha = aarde / water, vata = wind / ether, pitta = vuur); als onze dosha's in balans zijn, zijn we gezond, als ze uit balans zijn, veroorzaakt de onbalans ongemak.

Ghee = geklaarde boter gemaakt door de vaste stoffen uit melk te koken, vervolgens gebruikt bij het koken en voor medicinale doeleinden.

Gurudwara = plaats van aanbidding voor mensen met een Sikh-geloof.

Jivaka = meester-genezer die leefde rond het jaar 500 voor Christus. Bekend als de eerste meester van de Siddha-Veda-lijn, was hij ook de persoonlijke arts van Boeddha; Amrapali, beschouwd als een van de mooiste vrouwen ter wereld; en de Indiase koning Bimbisāra. Hij leerde het, legde het op in oude manuscripten en gaf zijn studenten de geheime kennis door die hij ontdekte over het bereiken van een levendige gezondheid, onbeperkte energie en gemoedsrust op elke leeftijd.

Kapha = de dosha, of levenselement, gerelateerd aan aarde / water.

Karmayog, bhaktiyog en gyanyog = verschillende paden naar moksha, een staat van verlichting of vervulling (d.w.z. pad van meditatie, pad van gebed, pad van succes in zaken of in de strijd).

Marma Shakti = een oude technologie van diepere transformatie, die op alle niveaus werkt - lichaam, geest, emoties en ziel. Iedereen is bewust of onbewust geprogrammeerd door de samenleving. Marma is een oude technologie om jezelf te herprogrammeren om je leven af te stemmen op je ware doel. Het kan helpen bij het verwijderen van blokkades en het opnieuw in evenwicht brengen van uw systeem. Niet alleen kan fysieke pijn verminderen of verdwijnen, deze oude technologie kan je ook helpen bereiken wat je maar wilt in het leven.

Moksha = staat van verlichting of vervulling

Namaste (uitgesproken als Nah-mah-stay) of Namaskar (uitgesproken als Nah-mah-skar) = begroeting in India gemaakt door de handen voor het hart samen te drukken, wat betekent 'de goddelijke god / godin in mij buigt voor de goddelijke god / godin in jou, en ik eer die plek waar jij en ik één zijn. "

Pakoda (spreek uit als pah-koh-dah) = een Indiaas gerecht met uienringen, dat dokter Naram gebruikte om van mijn intense hoofdpijn af te komen en het principe aantoonde dat alles een medicijn of een gif kan zijn, afhankelijk van hoe / wanneer / waar je het gebruikt.

Panchakarma of asthakarma (uitgesproken als pahnch-ah-kahr-mah en ahst-ah-kahr-mah) = een meervoudige reiniging en heropbouw van de kernsystemen van het lichaam, een van Siddha-veda's zes sleutels tot diepere genezing. Karma betekent 'actie' en pancha betekent 'vijf'. Dus panchakarma bestaat uit vijf acties om gifstoffen uit het lichaam te verwijderen of te reinigen. Bij asthakarma zijn er acht acties, of drie extra stappen, om het lichaam van binnenuit te reinigen, te zuiveren en weer in evenwicht te brengen.

Pankaj Naram (spreek uit als Pahn-kahj Nah-rahm) = de meester-genezer (dokter Naram) waarnaar in dit boek wordt verwezen, geboren op 4 mei 1955 en verliet zijn lichaam op 19 februari 2020.

Pitta = de dosha, of levenselement, gerelateerd aan vuur.

Polsdiagnose = een oude diagnosemethode waarbij de genezer de pols van de patiënt aanraakt en, op basis van de manier waarop de polsslag springt, kan bepalen welke onevenwichtigheden en blokkades in het lichaam aanwezig zijn, en hoe deze invloed hebben op fysieke, mentale, emotionele en spirituele gezondheid.

Seva (uitgesproken als say-vah) = vertaald betekent 'dienstbaarheid'.

Shakti = gedefinieerd als "kracht"; of de vrouwelijke goddelijke kracht om dingen te doen of dingen te creëren. Volgens dokter Naram is deze kracht al in jou, en Marma Shakti is een oud instrument dat helpt om het naar buiten te brengen - door samen te werken met de andere sleutels van Siddha-Veda om mensen te helpen een stralende gezondheid te ervaren.

Siddha-Veda (of **Siddha-Raharshayam**) = genezingslijn of denkrichting met geheimen voor diepere genezing die een stap verder gaan dan Ayurveda, onderwezen van meester op leerling, met geheimen of 'methode' om je te helpen ontdekken, bereiken en genieten van wat jij wil.

95 procent van de mensen op deze planeet weet niet wat ze willen; 3 procent weet wat ze willen, maar kan het niet bereiken;

1 procent weet wat ze willen, bereiken het, maar geniet er dan niet van.

Slechts 1 procent van de mensen weet wat ze willen, bereiken het en genieten ervan.

De zes sleutels van diepere genezing van Siddha-Veda = dieet, huismiddeltjes, kruidengeneesmiddelen, Marma Shakti, levensstijl en panchakarma / astha karma. Deze zorgen ervoor dat mensen er op elke leeftijd jong uitzien en zich jong voelen.

Vaidya = een Sanskriet woord dat "arts" betekent, gebruikt in India om te verwijzen naar een persoon die de inheemse Indiase geneeskundige systemen beoefent.

Vata = de dosha, of levenselement, gerelateerd aan wind / ether.

Yagna (uitgesproken als Yahg-nah) = een type ritueel met een specifiek doel.

Vergelijking van allopathie (moderne westerse geneeskunde), Ayurveda en Siddha-Veda

	Allopathie	Ayurveda	Siddha-Veda
Hoe oud is het?	200+ jaar oud, voor het eerst genoemd in 1810	5000+ jaar oud	2500+ jaar oud
Wie begon ermee?	Samuel Hahnemann (1755–1843) bedacht de term "Allopathie" om het van "Homeopathie" te onderscheiden	Een van de oorspronkelijke geleerden, Sushruta, die zei dat hij werd onderwezen in deze geneeswijze van Dhanvantari, die geïncarneerd was als koning van Varanasi in die tijd	Jivaka (lijfarts van Boeddha en andere beroemde tijdgenoten)
Hoe is het doorgegeven?	Medische scholen en instellingen	Boeken, universiteiten en practica	Opleiding van meester tot leerling in een ononderbroken afstamming
Wat is de basisfocus?	Behandeling van symptomen van ziekten met medicatie en operaties; breekt het lichaam in delen op met specialisten die zich focussen op de individuele delen.	Gedefinieerd als "wetenschap van het leven", gefocused op juist leven wat ook helpt om ziekten te voorkomen (toegepast op een geindividualiseerde basis afhankelijk van de persoon z'n dosha constitutie) - ziet een verbinding tussen alle delen van het lichaam, geest en emoties en maakt remedies die dit ondersteunen.	Helpt mensen om een stralende gezondheid, oneindige energie en vrede te krijgen (toegepast op een geïndividualiseerde basis afhankelijk van iemand's dosha (constitutie) - ziet een verbinding van alle delen van lichaam, geest en emoties en maakt medicijnen die dit ondersteunen; helpt ook mensen om te ontdekken wat ze willen en te genieten van wat ze hebben bereikt.

Op MyAncientSecrets.com vindt je meer verhalen over het onderscheid tussen de bovengenoemde drie methodologieën en andere vormen van traditionele en 'alternatieve' genezing.

What zijn de diagnose methoden?	Maakt gebruik van machines om data te meten (bijv. temperatuur, bloeddruk, bloedsuiker, etc.)	Maakt gebruikt van directe perceptie van de arts (door pols, tong, observatie of urine, etc.)	Maakt gebruik van directe perceptie van de arts (bijv. door pols en andere methoden, afhankelijk van de situatie)
Wat zijn de hoofdzakelijk instrumenten of methoden van genezing?	Medicijnen en operaties	Kruiden formules, huismiddeltjes, dieet, levenstijl, panchakarma	6 instrumenten of "sleutels" van genezing; huismiddeltjes, dieet, Marma Shakti, kruidenformules, panchakarma/asthakarma, levensstijl
Wat zijn de verificatiemethoden?	Dubbel-blind onderzoek (welke variabelen isoleren en hen testen in een gecontroleerde omgeving over een periode van maanden of jaren)	Impact van een middel op de directe gezondheid en observeren over een langere periode van diverse mensen over duizenden jaren	Impact van een middel op de directe gezondheid en observeren over een langere periode met diverse mensen over duizenden jaren
Wat zijn de sterke kanten?	Is vaak een snelle oplossing	Gefocused op voordeel op de lange termijn	Gefocused op diepere genezing en langetermijn voordeel; altijd hoge kwaliteit kruiden die vrij zijn van metalen
Wat zijn de nadelen?	Vaak zijn er negatieve bijwerkingen van de behandeling; ook moet je vaak een specialist bezoeken en een verzekering hebben of veel uit eigen zak betalen	Kost vaak veel tijd, moeite, leefstijlverandering en geduld om resultaten te zien; gevarieerde kwaliteit van artsen of kruiden; soms zijn er zware metalen gevonden in kruiden	Lang moeten wachten om een arts te zien door hoge vraag; kost vaak tijd, moeite en leefstijlverandering en geduld om resultaten te zien; kruiden zijn duur door de kwaliteit

Mijn dagboeknotities (bonusgeheim voor jou)
AMRAPALI'S GEHEIM

Drie eeuwenoude geheimen voor het ondersteunen van vrouwen van elke leeftijd (van 15 tot 60+) voor optimale hormoonspiegels *

1) Huismiddeltje - dokter Naram's Amrapali's Secret Home Remedy

250 g Venkelpoeder

250 g komijnpoeder

50 g Ajwain-poeder

50 g zwart zout

50 g dillezaden

25 g korianderpoeder

10 g Asafoetida / Hing-poeder

Meng alle ingrediënten door elkaar en verdeel het totaal in 60 gelijke pakketten. (Veel niet-traditionele ingrediënten kunnen online worden besteld.)

Om een pakje klaar te maken laat je het mengsel eerst 30-60 minuten in warm water weken en drink je de volledige inhoud op. Neem elke dag 4 pakjes, verspreid over de dag. Ga door met het proces gedurende minimaal 6 maanden.

2) Marma Shakti voor het geheim van Amrapali - tel op de linkerpols onder de duim drie vingers langs de arm en druk zes keer per dag op dat punt.

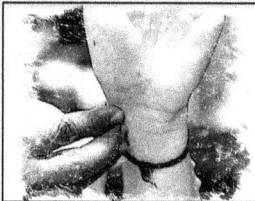

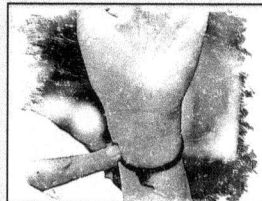

3) Kruidengeneesmiddelen - er is een vloeibare en een tabletvorm van kruiden om gezonde hormonen bij vrouwen te ondersteunen, waaronder ingrediënten als venkel, shatavari, selderij en chastetree-zaden.

* Bonusmateriaal: u kunt meer van Amrapali's geheimen online ontdekken op de lidmaatschapssite: MyAncientSecrets.com/Belong.*
Onthoud dat er een medische disclaimer van toepassing is op alles wat er in dit boek of online staat.

My Journal Notes (Bonusgeheim voor jou)

OUDE GEHEIMEN VOOR IMMUNITEIT

In hoofdstuk 12 hielp dokter Giovanni een bijenkorf om een virus te overwinnen, deels door ze kruiden en een huismiddeltje te geven om hun immuniteit te versterken. Hij kreeg deze oude geheimen van dokter Naram die ze gebruikte om veel mensen te helpen, hen een levendiger gezondheid, onbeperkte energie en gemoedsrust te geven.

1) Dieet - Kook plakjes gemberwortel in water met 1/2 theelepel kurkumapoeder en drink de hele dag door. Vermijd tarwe en zuivelproducten, evenals zuur en gefermenteerd voedsel. Eet in plaats daarvan mungsoep en gekookte groene bladgroenten.

2) Marma Shakti — Aan de rechterkant, middelvinger helemaal bovenaan, 6 keer drukken, vele keren per dag.

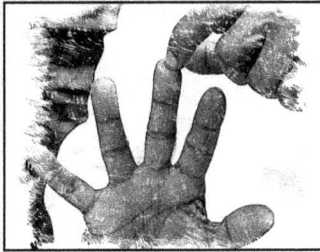

3) Huismiddeltje - dokter Naram's krachtige, eeuwenoude huis-middeltje om de immuniteit te ondersteunen:
1 theelepel honing
1/2 theelepel gembersap
1/2 theelepel kurkumapoeder
1/4 theelepel kaneelpoeder
11-12 Tulsi (Basilicum) bladeren
1/8 theelepel kruidnagelpoeder
1 teentje knoflook (maar als je om religieuze redenen knoflook vermijdt, hoef je dat niet te nemen)
–Meng alles in een half glas warm water en neem 2-4 keer per dag.

4) Kruidengeneesmiddelen - dokter Giovanni gaf een formule van kruiden om de immuniteit te ondersteunen, waaronder ingrediënten als granaatappelschil, Indiase tinospora, zoethout-wortels, holarrhena-schors, andrographis-wortels, gember en heilige basilicumbladeren.

* Bonusmateriaal: Je kunt online zien hoe deze marma wordt gedemon-streerd en hoe je dit middel maken op de lidmaatschapswebsite: MyAn-cientSecrets.com. Onthoud er een medische disclaimer van toepassing is op alles wat er in dit boek of online staat.

Kruidenformules vermeld in dit boek *

Dokter Naram creëerde meer dan 300 kruidenformules om mensen te helpen bij diepere genezing waarvoor hij in verschillende landen verschillende namen had. Hij creëerde deze formuleringen met behulp van de principes die hij leerde van zijn meester, van de oude manuscripten en van zijn uitgebreide ervaring met het helpen van meer dan een miljoen mensen gedurende meer dan 36 jaar. Ik zag hoe hij geheime oude processen gebruikte om de alchemistische voordelen van de combinatie van specifieke ingrediënten naar voren te brengen, en tegelijkertijd gebruikte hij moderne wetenschappelijke faciliteiten om reinheid, standaardisatie en veiligheid te garanderen. Mijn wens is dat iedereen die kruidenproducten maakt het met hetzelfde niveau van uitmuntendheid zal doen. Voor alle kruidensupplementen die je gebruikt, is het verstandig om te controleren of ze verse ingrediënten bevatten en of alles vrij is van zware metalen.

Alleen voor educatieve doeleinden is hier een overzicht van enkele ingrediënten in enkele van de kruidenformuleringen die in dit boek worden genoemd. Het is niet bedoeld als volledige en uitgebreide lijst. Zoek online of vind een goede leraar voor meer informatie over dit onderwerp.

* Ondersteund een gezonde functie van:	*Sommige kruidenformules kunnen ingredienten zoals deze bevatten:
Bloeddruk	arjuna-schors, Indiase waternavel, boerhavia, paarse tephrosia, knoflook
Hersenfunctie	dwerg ochtendglorie, gotuola, waterhysop, shatavri, witte pompoen, celastruszaadolie
Rust	ashwaganda, waterhysop, gotuola, dwerg-ochtendglorie, kurkuma en zoethout
Haar	sesamolie, emblic fruit, Indiase stuiver, eclipta, neem, sapindus fruit, hennabladeren
Immuniteit	granaatappelschil, Indiase tinospora, zoethoutwortels, holarrhena-schors, gember en heilige basilicumblaadjes
Gewrichten	gevleugelde boombastschors, Indiase wierook, kuisboombladeren, gember en guggulgomhars

Lever	phlanthus, Indiase tinospora, boerhavia, chebulic myrobalin, andrographus, kappertjesstruik
Longen	granaatappelfruit, gele fruitwortels, malabar-notenboombladeren, zoethoutwortels, heilige basilicum, baëlboomwortels, geurige padri-boomwortels
Hormonen van mannen	sesamzaad, tribulus, Indiase tinospora, ashwaganda-wortels, Indiase kudzu-wortelstok en fluweelboonzaden
Spieren / gewrichten "dard" reliëf	pepermunt, wintergroenolie, oroxylum, pluchea, kaneelolie, gember, cyperuswortels, kurkuma, chasetree-bladeren
Huid	neem, kurkuma, kokosolie, heilige basilicum, zoete indrajao, kaneel, kardemom, Indiase labur num, emblic, sal tree en zwarte peper
Vrouwenhormonen	venkel, shatavari, selderij, chastetree-zaden, duivelskatoen, asoka-boomschors en komijn

Noot over Kruiden geneesmiddelen en huismiddelen

Als sommige ingredienten niet verkrijgbaar zijn in jouw land, maak je geen zorgen. Je hebt nog zoveel andere dingen die je kunt doen.

Herinner je je de zes sleutels van Siddha-Veda nog? Je kunt je dieet veranderen, Marma Shakti-punten indrukken of huismiddeltjes maken met dingen uit je eigen keuken. Dokter Naram paste vaak de ingrediënten in remedies voor mensen aan op basis van hun toestand, constitutie, leeftijd, geslacht en soms ook locatie. Hij zou ook letten op wat er in hun lichaam gebeurde terwijl ze ze innamen, en zo nodig veranderingen aanbrengen. Luister dus bij alles wat je doet naar je lichaam en zoek, als je kunt, een goede genezer om je te helpen. Dokter Naram zou zeggen: "De reis van duizend mijl begint met een enkele stap. Begin met datgene waar je toegang toe hebt en doe wat je kunt doen. " Vertrouw er dan op dat je wordt geleid als je nog iets anders nodig hebt.

---

* Lees de medische disclaimers met betrekking tot remedies in dit boek of online.

Leuke foto's en zegeningen

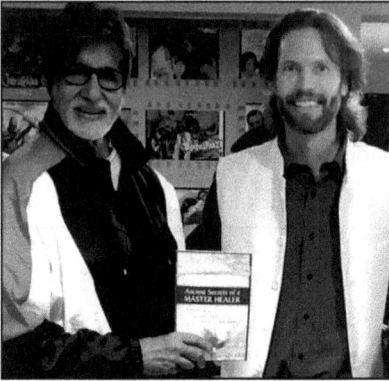

Dr. Clint G. Rogers met Bollywood
Superstar Amitabh Bachchan.

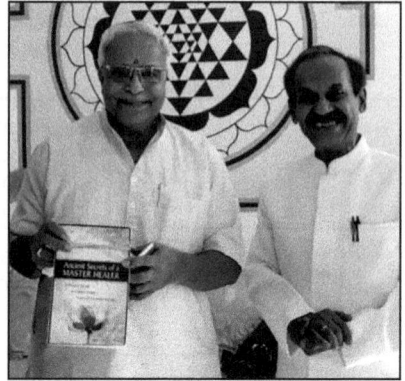

RSS-leider Bhayya Joshi:
"Deze geheimen zijn een onschatbare
schat, waar mensen uit India en de rest
van de wereld trots op kunnen zijn."

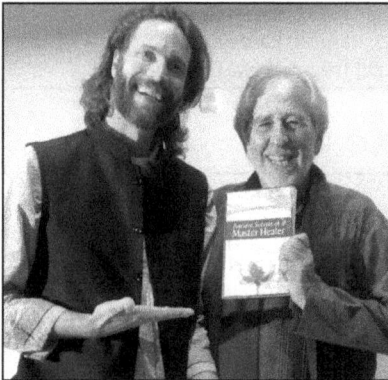

Dr. Clint G. Rogers met Dr. Bruce
Lipton, bioloog en bestsellerauteur.

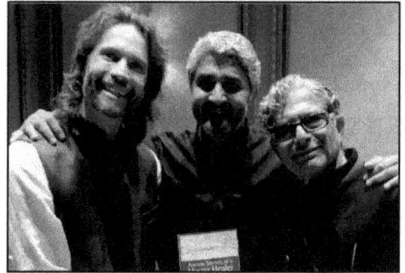

Dr. Clint G. Rogers met Poonacha
Machaiah en Dr. Deepak Chopra.

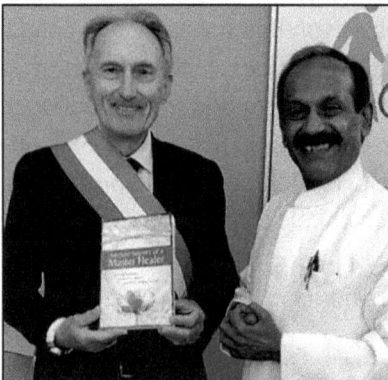

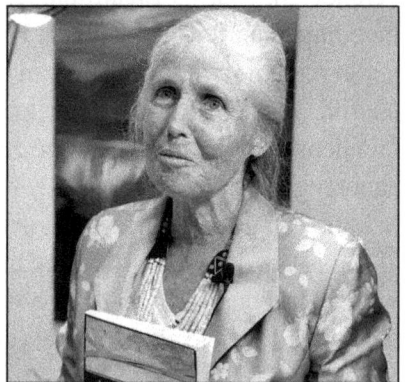

Pietro Tanzini, de burgemeester van Bucine
(AR), in Toscane, Italië, verwijst naar dokter
Naram als een "HEALING GURU."

Dr. Dagmar Uecker, een gerespecteerde
Duitse arts, bracht dokter Naram elk jaar naar
haar kliniek in Duitsland om gevallen op te
lossen die niemand anders wist te helpen.

Goed nieuws! Speciale zegeningen voor allen die dit boek bezitten en delen, zijn gegeven door vele grote heiligen en meesters, waaronder:

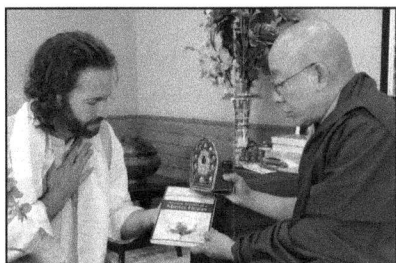

Het Orakel van H.H. de 14e Dalai Lama

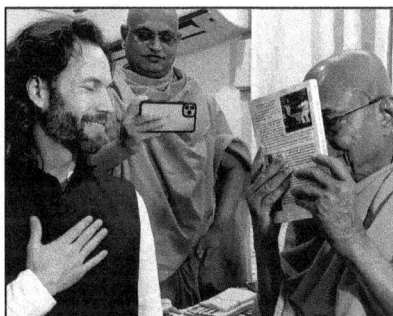

H.H. Hariprasad Swami

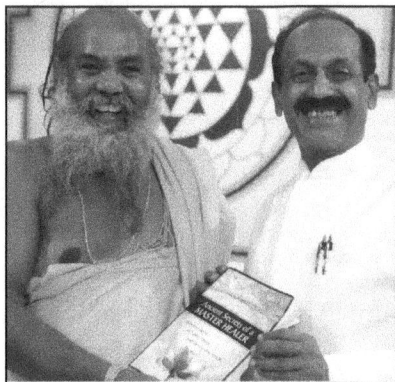

Swami Omkar Das Ji Maharaj

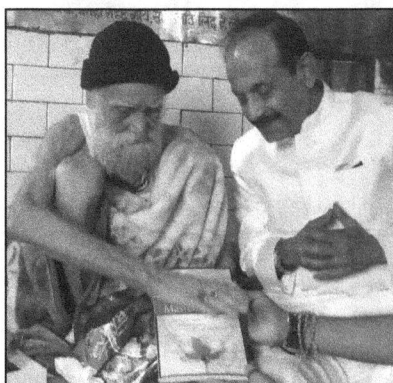

Dr. Tyaginath Aghori Baba

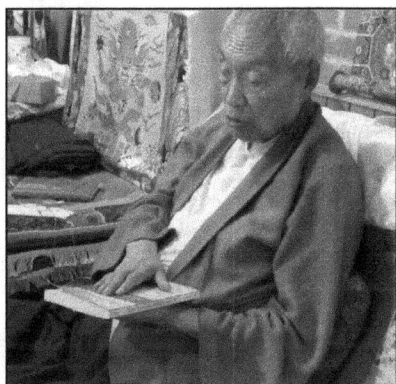

Zijne Eminentie Namkha Drimed Ranjam Rinpoche

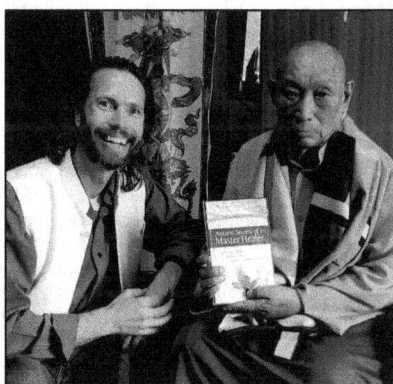

Dr. Yeshi Dhonden, Tibetaanse medicijnman

* Meer over hun zegeningen, en andere gegeven door spirituele leiders van vele tradities, is te vinden op MyAncientSecrets.com

Brieven van heiligen, geleerden en ondersteuners:

Zijne Heiligheid Hariprasad Swami, Yogi Divine Society

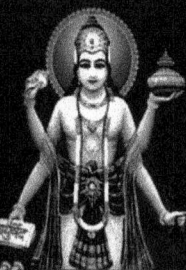

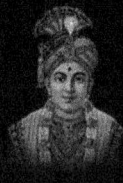

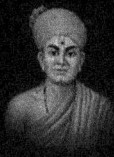

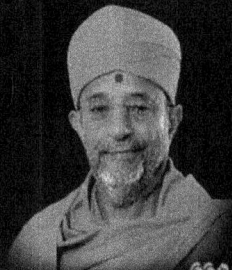

Swami Shreeji

● H. H. HARIPRASAD SWAMIJI

YOGI DIVINE SOCIETY   Haridham, SOKHADA - 391 745, Dist: Vadodara, Guj., INDIA

"Dr. Clint Rogers heeft een geweldige dienst bewezen (Seva) met dit boek. De wereld heeft grote hulp nodig, omdat het niet alleen wordt vervuild in de manier waarop we geloven.

Er is ook mentale, emotionele, spirituele en relationele vervuiling. Dit boek kan helpen bij dit soort vervuiling.

De oude geneeswijze die dokter Naram onthuld in dit boek vertegenwoordigt een diepgaande oplossing voor de grootste problemen in de wereld van vandaag.

Ik ontmoette en respecteerde dokter Naram al meer dan 40 jaar, sinds 1978. Persoonlijk ontmoette ik de leraar van dokter Naram, Baba Ramdas, en ik ken de kracht van deze ononderbroken lijn van genezers die rechtstreeks is afgeleid van Jivaka, de persoonlijke lijfarts van Boeddha Gautama. Dokter Naram heeft de kracht (Siddhi) van genezing uitgezonden van de genade van zijn leraar.

Wanneer de volgelingen van mijn spirituele gemeenschap dringende hulp nodig hadden, stuurde ik ze naar hem. Zelfs wanneer andere artsen niet langer hoop hadden, ontwikkelde dokter Naram een transformatieve oplossing. Ik zag hem gebruik maken van de oude principes van genezing van zijn leraar en zijn afstamming om de mensen te helpen die hem hebben gestuurd om problemen van reumatoïde artritis, epilepsie, dysmenorroe, hepatitis, longontsteking, multiple sclerose, hartstilmatigheid, kanker, onvruchtbaarheid, cardiacum, kanker, onvruchtbaarheid, aambeien, diabetes, schildklier, complicaties in zwangerschap, cholesterol, hoge bloeddruk, haaruitval, ascites, urinewegaandoeningen, stoccyx fractuur, stress, hernias, psoriasis, autisme, eczeem, cervicale spondylose en hersenschade, Om maar iets te noemen. De oude geheimen van genezing van deze traditie, onthuld in dit boek, zijn nu meer dan ooit nodig als een tegengif voor verontreiniging. Malaise is er op alle niveaus."

Sadhu Hariprasaddas

Orakel van Zijne Heiligheid de 14e Dalai Lama

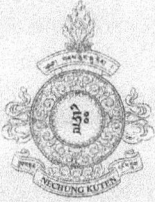

༄༅། །གནས་ཆུང་སྐུ་རྟེན། །

Ven. Thupten Ngodup

(The Medium of Tibet's Chief State Oracle)
Nechung Dorje Drayangling Monastery

"Ik ben erg geïnteresseerd in het boek en publicatie 'oude geheimen van een meester-genezer' van dr. Clint G. Rogers, omdat het precies gerelateerd is aan de leringen van de Boeddha: 'Oh monniken en wijze mannen, evenals goud is geëvalueerd door het te wrijven, het te snijden en hem te stichten, onderzoek en kijk op dezelfde manier naar mijn woorden en accepteerd ze. Maar niet omdat je mij respecteerd.'

Clint Rogers heeft een diepgaand onderzoek uitgevoerd over de traditie van oude technieken om een groot aantal ziektes te genezen, vooral in deze eeuw waar zoveel verschillende ziektes zijn. Het is echt nodig om oude en moderne genezingstechnieken te integreren. Mijn zegeningen en gebeden gaan naar dit boek en naar de duizenden mensen die het zullen lezen; Dat hun leven gezegend zal zijn met diepe genezing, geluk en gemoedsrust."

Ven. Thupten Ngodup (Medium of Tibet's Chief State Oracle)

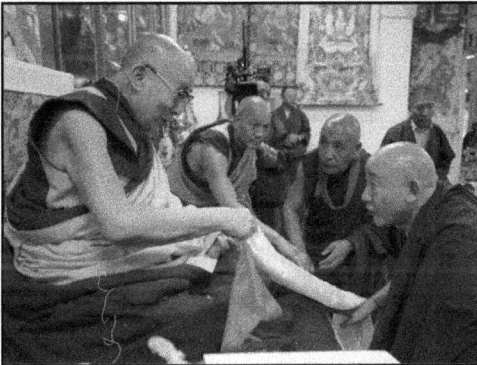

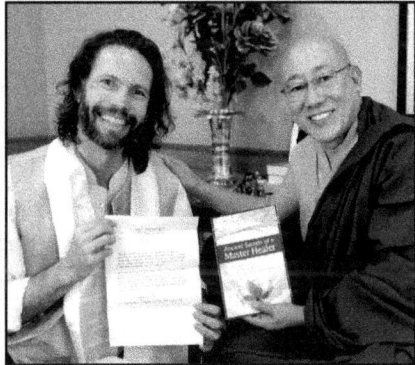

Miss World Supermodel & Harvard opgeleide arts

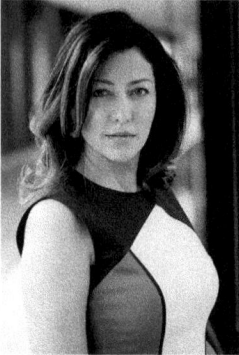

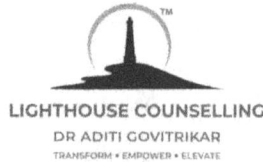

LIGHTHOUSE COUNSELLING
DR ADITI GOVITRIKAR
TRANSFORM • EMPOWER • ELEVATE

Deze "oude geheimen van een meester-genezer" door dr. Clint G. Rogers is een geschenk, en ik zou graag willen dat het niet alleen wordt gelezen door de mensen waar ik van hou, maar door elk individu op deze planeet. Het is geschreven met het hart, met een oneindige geïntegreerde wijsheid in al zijn boeiende geschiedenis, en werkt als een "bijbel" van huismiddeltjes die door de loop van de tijd zijn getest die op elke behoefte kan worden toegepast.

Het eerste hoofdstuk zat ik zo in het verhaal dat ik het niet wilde neerleggen.. zo overtuigend was het. Eenvoudig en gemakkelijk te lezen, hij hield me genageld aan de stoel en ik vroeg me voortdurend af 'Wat zal er nu gebeuren?'

Ik waardeerde hoe de verhalen worden geïntercaleerd door diepe parels van tijdloze wijsheid (in India noemen we ze 'gyan'). Het is praktisch en inspirerend - het liet me belangrijke vragen stellen om mijn leven beter te maken vanuit - fysiek, emotioneel en spiritueel oogpunt.

Dit boek is als de reis (of de Bijbel, de Koran, enz.), Op elke leeftijd of fase in het leven je ook bent, je zult voordeel ervaren door het te lezen. Iedereen kan wijsheid hierin vinden die past op wat jij ervaart op dit moment in je leven.

Als moeder zou ik willen dat elk kind hem leest. Als een vrouw en model ben ik blij met het gebruik van de oude geheimen om er jonger uit te zien en te voelen. Als psycholoog waardeer ik hoe deze oude genezingswetenschap het lichaam vanuit de diepte reset.

Ik heb begrepen dat alleen ego elke arts of genezer afhoudt van het accepteren van de effectiviteit van andere vormen van behandeling anders dan wat ze persoonlijk beoefenen.

Na de onverwachte heengaan van dokter Naram is dit boek meer dan ooit nodig. Naarmate het laatste hoofdstuk naderde, merkte ik dat ik verlangde dat de geschiedenis nooit eindigt. Ik kijk ernaar uit dat Clint G. Rogers het volgende boek publiceert!

V Care Polyclinic, La Magasin, Above Roopkala Showroom, SV Road, Santacruz-54
022-26050846, 91-9820108600 | info@lighthousecounsellingcentre.com

Voorzitter van L&T, een van de meest gerespecteerde zakenwereld van India

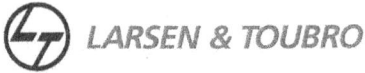

LARSEN & TOUBRO

A. M. Naik
Group Chairman

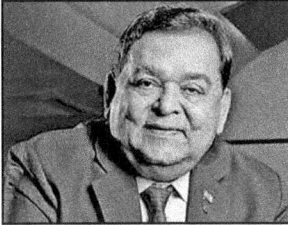

September 05, 2018

Ancient Secrets of a Master Healer

Ik ken Dr. Naram al meer dan 30 jaar, en ik heb zijn missie om genezing te verspreiden over de hele wereld door te tijd zien groeien.

Ik ben verheugd dat ik ben gevraagd om een aanbeveling voor dit boek te schrijven omdat we dezelfde waarde van integriteit, hard werken en allerbelangrijkst, een onwrikbare passie hebben voor wat we ook doen - inclusief het verspreiden van het belang van de oude leringen voor genezing in de moderne samenleving .

Dokter Naram heeft de oude geneeskunde in de wereld verspreid die in de loop van generaties verloren waren gegaan. Bovendien hielp hij hen te demystificeren en ze te delen, zodat iedereen ze kan gebruiken.

Zelfs na het beïnvloeden van het leven van miljoenen mensen in de wereld heeft de toewijding van hem tot deze missie hem in de loop van de tijd steeds sterker gemaakt. Op een leeftijd waarop de meeste mensen met pensioen zouden gaan, was hij meer gepassioneerd dan ooit in de bescherming, het behoud en verspreiding van de oude geheimen van genezing, eigenschappen van de oude manuscripten van de Himalaya-meesters, om te helpen effectief deze wereld te genezen.

Ik weet zeker dat je de geschiedenis van dokter Naram's leven, zoals verteld door de Universitaire Onderzoeker Clint G. Rogers, echt fascinerend en een inspiratie voor je zal zijn als je parels zult ontdekken in dit boek van de oude wijsheid om toe te passen in je dagelijkse leven.

Ik wens hem het beste in dit nobele werk.

Cari saluti.

A. M. Naik
Group Chairman - Larsen & Toubro
A. M. Naik - Amministratore Delegato della Larsen & Toubro

Larsen & Toubro Limited, Landmark Bldg., 'A' Wing, Suren Road, Chakala, Andheri (East), Mumbai - 400 093, INDIA
Tel: +91 22 6696 5333 Fax: +91 22 6696 5334 Email: amn@Larsentoubro.com www.Larsentoubro.com
Registered Office: L&T House, N. M. Marg, Ballard Estate, Mumbai - 400 001, INDIA CIN: L99999MH1946PLC004768

Hare Heiligheid, Goddelijke Premben

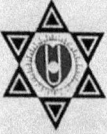

"Dr. Pankaj Naram was een wereldautoriteit in de oude geheime geneeswijze.

Mijn meester zijn Heiligheid Hariprasad Swami Maharaj (oprichter en president van de goddelijke maatschappij Yogi) kende Dokter Pankaj Naram voor meer dan veertig jaar.

Dit boek inspireert degenen die het lezen om zijn oude geheime geneeswijze in het dagelijks leven te integreren. Het biedt mensen eindeloze energie, gezondheid en geluk door dieet, levensstijl, kruiden en thuisremedies.

Ik was altijd geraakt door dokter Pankaj Naram's missie om voordelen in elk hart en in elk huis op aarde te brengen door de oude geheime geneeswijze.

Ik neem zijn supplementen voor diabetes en cholesterol, met buitengewone resultaten. Veel zusters in Bhakti's Ashram nemen zijn remedies met ongelooflijke resultaten, in sommige gevallen krijgen ze een complete genezing. Of het nu gaat om diabetes, schildklier, artritis, gewrichtspijn, rugpijn, astma of andere. Zijn marma werkt wonderbaarlijk op mensen met een kritieke conditie. Dokter Naram heeft velen van ons op een veganistische en glutenvrije dieet gezet samen met zijn supplementen, oefening en Panchakarma. In alle gevallen met uitstekende resultaten.

Ik dank dr. Clint G. Rogers voor dit prachtige boek dat ieder mens moet lezen."

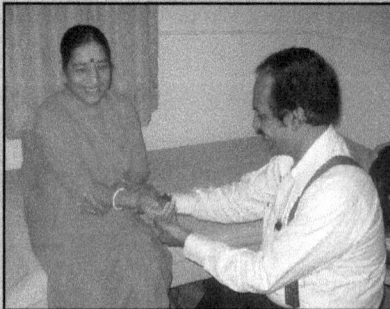

Sadhvi Suhrad

shadhvi suhrad.

The Offices Of

Joel Fuhrman, M.D.

'Ik waardeer de vriendschap en broederschap van Clint. Hij was echt geïnteresseerd in het geweldige onderzoek dat ik heb gedaan naar hoe een voedingsdieet aandoeningen zoals diabetes, hoge bloeddruk, hartproblemen, obesitas, auto-immuunziekten en meer volledig kan genezen. Mijn levensonderzoek, gedeeld via mijn boeken en mijn toespraken op televisie bij PBS, laat zien hoe de gezondheidsproblemen waarmee we worden geconfronteerd rechtstreeks verband houden met het voedsel dat we eten, en hoe een verandering in ons dieet de gezondheid aanzienlijk beïnvloedt, fysiek, mentaal en emotioneel.

Belangrijke verhalen van mensen die hersteld zijn van allerlei ziekten en kwalen zijn geen 'medische wonderen'. Deze resultaten zijn voorspelbaar wanneer bepaalde principes worden gevolgd. Gezondheid is uw recht, voor iedereen toegankelijk. Het probleem is het giftige voedsel, de medicijnen die de meesten van ons nemen en de levensstijl die we hebben, die onze organen jaar na jaar belasten, totdat ze afbreken. Het goede nieuws is dat we vrijwel van elke ziekte kunnen herstellen en het begin ervan kunnen voorkomen, als we dat willen. Het menselijk lichaam is van nature een wonderbaarlijke machine die zichzelf herstelt en geneest wanneer het wordt gevoed door het juiste voedsel en de juiste levensstijl.

Wat ik leuk vind aan Clint is dat hij een waarheidzoeker is met een nieuwsgierigheid die hem op een uniek pad en missie heeft geleid. Hij bezit een ongelooflijke kennis van de zeer bruikbare, maar meestal onbekende, oude geneeswijze. Eens, in Mexico, leed mijn vrouw aan een ernstig spijsverteringsprobleem (algemeen bekend als de wraak van Montezuma). Clint hielp haar onmiddellijk met een remedie die hij van dokter Naram had geleerd, zo verheugd en blij verrast waren we omdat ze de volgende dag al beter was. Wat ik het meest respecteer, is het hart van Clint en zijn krachtige verlangen om goed te doen voor alle mensen. Ik wens dit boek het allerbeste en zijn verheven missie om de mensheid te helpen."

Joel Fuhrman, M.D.

President Nutritional Research Foundation

6 times NY Times Bestselling Author

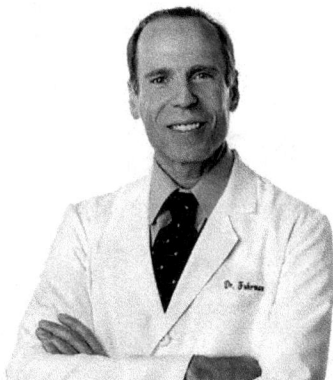

Nog meer mooie brieven zijn online te vinden.

Nog een leuk verhaal voor jou

❀

In Kathmandu, Nepal, staat een tempel genaamd Swayambunath (voor bekenden op een hartelijke manier ook wel de "apentempel" genoemd). Dit is de plek waar dokter Naram voor het eerst van zijn meester onderwijs kreeg in de polsdiagnostiek. Ter voorbereiding op de publicatie van dit boek zijn dokter Naram en ik (dr. Clint) naar de tempel gegaan om dank te zeggen.

Op een gegeven moment legde ik het boek neer om wat foto's te maken met de mooie achtergrond. . . en het meest onverwachte gebeurde!

Aghori Kabiraj, een informele verzorger voor de meer dan vier honderd apen die vrij rondlopen op het terrein, was in shock toen hij de foto's zag. Hij zei dat hij nog nooit zoiets had zien gebeuren. Volgens hem is dit niet zomaar een aap.

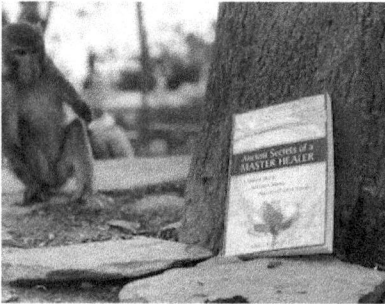

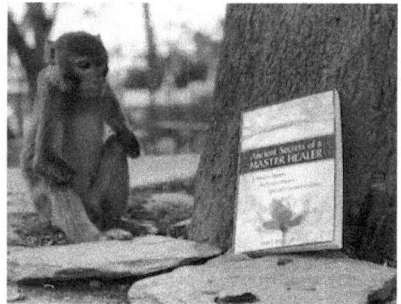

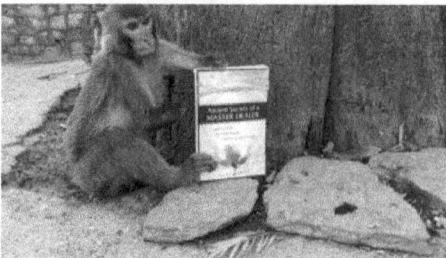

"Tantric Monkey" zonder handen liepen over het boek, pakte het op en hield het zorgvuldig vast.

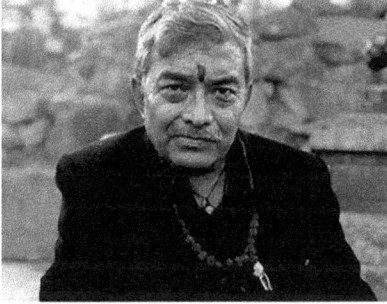
Aghori Kabiraj

Hij is gemakkelijk herkenbaar en omdat hij geen handen heeft wordt hij beschouwd als de krachtigste "tantrische aap" in de tempel en een directe vertegenwoordiger van heer Hanuman, de apengod.

"Ik geloof mijn ogen niet," zei hij. "Je hebt een wonder!" Aghori Kabiraj benadrukte de unieke kracht van deze zegen. "Wat er ook in dit boek staat, wordt gezegend door Hanuman en wie een van deze boeken in zijn huis en in zijn leven heeft, zal gezegend worden met die goddelijke bescherming, genezing en het verwijderen van eventuele obstakels."

Als "westerse scepticus" wist ik eerlijk gezegd niet wat ik van deze hele situatie moest denken. Maar aangezien ik de zegen van goddelijke kracht voelde bij de creatie van dit boek, was ik dankbaar dat deze aghori-meester het feit erkende dat als je nu dit boek in handen hebt, het ook een sterk teken is van goddelijke zegeningen in je leven.

Namaste.

Over de auteur

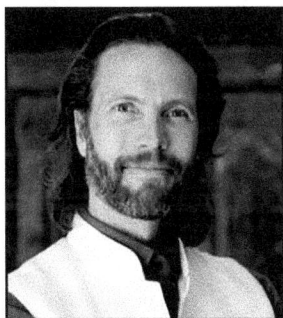

Dr. Clint G. Rogers, PhD is een universitaire onderzoeker die geen tijd had voor 'alternatieve geneeswijzen'. Als scepticus van alles wat buiten het gebied westerse wetenschap lag, ontdekte hij de oude wereld van genezing van dokter Naram met een instelling die klaar stond om een oordeel te geven en te ridiculiseren van wat hij zag.

Dat was totdat de moderne geneeskunde zijn eigen vader faalde waardoor dr. Clint wanhopig op zoek ging naar een oplossing om zijn vader in leven te houden. Door zijn TEDx-lezing, die miljoenen heeft bereikt, en dit nieuwe baanbrekende boek, *Ancient Secrets of a Master Healer*, onthult dr. Clint hoe het de liefde voor zijn vader was die hem over de barrières duwde van wat hij dacht dat logisch of mogelijk was, in een wereld waarin 'genezende wonderen' een dagelijkse ervaring zijn. Vanaf de publicatie van dit boek heeft dr. Clint meer dan 10 jaar met dokter Naram gereisd, de oude geheimen gedocumenteerd en meer mensen geholpen door bekendheid te geven dat ze bestaan.

Naast dit boek en zijn TEDx-lezing, ontwierp en doceerde dr. Clint samen met dokter Naram een gecertificeerde Universitaire cursus in Berlijn-Duitsland, voor briljante doktoren van over de hele wereld die de oude geheime geneeskunde wilden leren en toepassen.

Dr. Clint is momenteel de CEO van *Wisdom of the World Wellness*, een organisatie van dromers en doeners die op zoek zijn naar de beste wijsheid op de planeet, zodat iedereen hiervan kan profiteren.

Hij is ook een trustee van de *Ancient Secrets Foundation* die humanitaire inspanningen ondersteunt waar dokter Naram van hield.

Dr. Clint is gepassioneerd over het delen van deze vorm van diepere genezing. Hoewel niet iedereen ervoor kan kiezen, moeten ze tenminste weten dat ze een keuze hebben.

GRATIS BONUS

Ontdek oude geheime geneeswijze die jouw leven kunnen veranderen

Heb jij, of iemand van wie je houdt, een probleem op het gebied van:
- ✓ Fysiek
- ✓ Mentaal
- ✓ Emotioneel
- ✓ Spiritueel

Heb je iets dat je jarenlang kweld en wil je verlichting?
Onze GRATIS lidmaatschapswebsite: heeft alle links, video's en bronnen van dit boek, als mijn geschenk aan jou.
Je kunt je nu aanmelden bij:
www.MyAncientSecrets.com/Belong

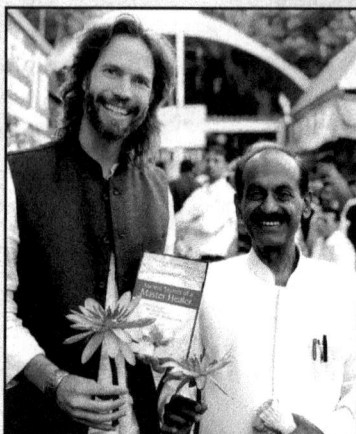

dr. Clint G. Rogers & dokter Naram

In jouw GRATIS Lidmaatschapswebsite: ontdek je:
- ✓ Hoe je angst onmiddellijk kunt verminderen
- ✓ Hoe af te vallen en het eraf te houden
- ✓ Hoe je jouw immuniteit en energie kunt versterken
- ✓ Hoe gewrichtspijn te verlichten met voedsel
- ✓ Hoe je jouw geheugen en focus kunt verbeteren
- ✓ Hoe je het doel van jouw leven kunt ontdekken
- ✓ En nog veel meer …

Je krijgt video's die bij elk hoofdstuk passen, waarin de geheimen in dit boek worden gedemonstreerd, zodat je jezelf en anderen kunt helpen.
Je kunt ook een krachtig spel ervaren, genaamd *30-Days to Unlocking Your Ancient Secret Power*. Terwijl je speelt, zul je ontdekken hoe je de eeuwenoude geheime geneeswijze onmiddellijk in je leven kunt toepassen. (OPMERKING: dit omvat geavanceerde inhoud die niet in het boek staat.)

Ontdek nu op: MyAncientSecrets.com/Belong

www.ingramcontent.com/pod-product-compliance
Lightning Source LLC
Chambersburg PA
CBHW070055030426
42335CB00016B/1894